Therapeutic Endoscopic Ultrasound

治疗性超声内镜学

原著　[希] Evangelos Kalaitzakis
　　　[丹] Peter Vilmann
　　　[美] Manoop S. Bhutani
主审　李兆申
主译　金震东　张敏敏

中国科学技术出版社
·北京·

图书在版编目（CIP）数据

治疗性超声内镜学 / (希) 埃万耶洛斯·卡莱扎基斯（Evangelos Kalaitzakis），(丹) 彼得·维曼 (Peter Vilmann)，(美) 曼诺普·S. 布塔尼 (Manoop S. Bhutani) 原著；金震东，张敏敏主译. — 北京：中国科学技术出版社，2020.9

书名原文：Therapeutic Endoscopic Ultrasound

ISBN 978-7-5046-8757-9

Ⅰ. ①治… Ⅱ. ①埃… ②彼… ③曼… ④金… ⑤张… Ⅲ. ①内窥镜检—超声波诊断 Ⅳ. ① R445.1

中国版本图书馆 CIP 数据核字 (2020) 第 153096 号

著作权合同登记号：01-2020-4721

First published in English under the title

Therapeutic Endoscopic Ultrasound

edited by Evangelos Kalaitzakis, Peter Vilmann, Manoop S. Bhutani

Copyright © Springer Nature Switzerland AG 2020

This edition has been translated and published under licence from Springer Nature Switzerland AG.

All rights reserved.

策划编辑	焦健姿	孙 超
责任编辑	孙 超	
装帧设计	佳木水轩	
责任印制	李晓霖	

出　　版	中国科学技术出版社
发　　行	中国科学技术出版社有限公司发行部
地　　址	北京市海淀区中关村南大街 16 号
邮　　编	100081
发行电话	010-62173865
传　　真	010-62179148
网　　址	http：//www.cspbooks.com.cn

开　　本	889mm×1194mm　1/16
字　　数	380 千字
印　　张	15
版　　次	2020 年 9 月第 1 版
印　　次	2020 年 9 月第 1 次印刷
印　　刷	天津翔远印刷有限公司
书　　号	ISBN 978-7-5046-8757-9 / R·2594
定　　价	168.00 元

译者名单

主　审　李兆申

主　译　金震东　张敏敏

副主译　潘　雪　王凯旋　徐　灿

译　者（以姓氏汉语拼音为序）

安　薇　薄陆敏　陈　燕　傅增军　高　杰

郭杰芳　黄浩杰　蒋　斐　李　军　李诗钰

刘　翠　刘　晓　刘亚萍　吕顺莉　彭立嗣

沈祥国　苏晓菊　孙　畅　孙力祺　王　雷

王天骄

内容提要

　　本书引进自世界知名的 Springer 出版社，是一部全面介绍治疗性超声内镜学领域最新进展的著作。书中所述不仅涵盖目前治疗性超声内镜设备及配件的使用、超声内镜诊疗相关镇静与镇痛等知识，还重点介绍了超声内镜引导下胆管引流术、胰管引流术、胆囊引流术等多种引流技术，以及超声内镜引导下消融治疗、基准标记物植入、抗肿瘤药物注射、近距离放射治疗等治疗性内镜超声在抗肿瘤方面的应用，同时涉及超声内镜引导下腹腔神经丛阻滞术/溶解术、血管介入治疗及胃空肠吻合术的内容。本书内容丰富、深入浅出，还包含大量超声内镜诊疗技术相关的精美图片及视频资料，适合从事治疗性超声内镜工作的医生、技师、医学生参考阅读。

主译简介

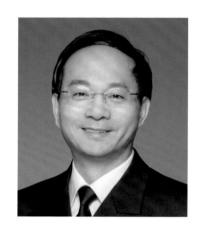

金震东 海军军医大学第一附属医院（长海医院）消化内科执行主任，教授，博士研究生导师，主要从事超声内镜在消化系统疾病的应用研究。第十七届国际超声内镜大会执行主席，亚太超声内镜联盟执行委员，国家消化内镜质量控制中心专家委员会委员，中华医学会消化内镜学分会候任主任委员，中国医师协会介入医师分会副会长兼消化内镜介入专业委员会主任委员，中国医师协会消化内镜专业委员会副主任委员，中国医师协会超声内镜专家委员会主任委员，中国医师协会消化医师分会常务委员，上海市医学会消化内镜专业委员会前主任委员，《Endoscopic Ultrasound》《中华消化内镜杂志》《中华胃肠内镜电子杂志》副主编。曾获国家科技进步二等奖、国家教学成果二等奖、上海市教学成果一等奖、上海市科技进步一等奖和军队科技进步二等奖等奖项。2017年获首届国之名医卓越建树奖。主编《消化超声内镜学》等专著十余部。

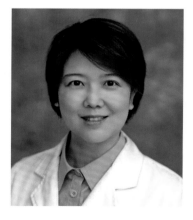

张敏敏 长海医院消化内科副主任医师（现为上海交通大学医学院附属瑞金医院消化内科副主任医师），医学博士，副教授，长期从事内镜超声诊疗、早癌筛查与内镜下治疗、胆胰疾病内镜微创及综合治疗等临床与科研工作。世界内镜组织（WEO）EUS论坛执行主席，国家消化道早癌防治中心联盟理事，中国医师协会消化内镜分会健康管理专委会委员，中国抗癌协会肿瘤内镜专委会青年委员会委员，上海市医师协会消化内科分会委员。2012—2013年赴美国约翰·霍普金斯大学附属医院任访问学者，2017年获国家卫健委与日中交流中心资助赴日本顺天堂大学附属医院深造，2018年获亚洲青年内镜医师奖励（AYEA）资助赴韩国釜山国立大学附属医院任访问学者。副主编、参编专著多部。

译者前言

现代胃肠道内镜检查发展至今已有近 100 年的历史，超声内镜诊疗技术亦从最初仅用于辅助诊断，逐步发展为可用于灵活进行各项介入诊疗，不仅打破了消化道管壁的壁垒，模糊了内外科治疗的界限，更为广大患者的生命安全及生存质量带来了重大影响，显著改善了患者的预后！

回顾 20 世纪 90 年代，国内开展超声内镜诊疗的医院及医生屈指可数，且面临着学习资源匮乏、学习条件艰苦等巨大障碍。尽管如此，我们仍然培养出了超声内镜领域众多的栋梁之材，创新性地灵活运用各交叉学科理论，创建了超声内镜引导下放射粒子植入术等微创术式，在世界范围声誉卓著。不仅如此，经过 30 年的发展，我国超声内镜领域形势喜人，超声内镜设备逐渐普及，超声内镜介入诊疗普遍开展，超声内镜相关教育培训等也已形成体系。但我们与欧美国家之间仍存在一定距离，部分项目仍在追赶。

Therapeutic Endoscopic Ultrasound 由世界著名内镜学专家 Evangelos Kalaitzakis 教授、Peter Vilmann 教授及 Manoop S. Bhutani 教授共同主编，于 2020 年出版，旨在为广大超声内镜医师提供最新、最系统、最全面的超声内镜诊疗技术的参考资料。应中国科学技术出版社邀请，由本人牵头，张敏敏副教授、潘雪副教授、王凯旋教授及徐灿副教授共同审订修改，在多位青年超声内镜同道们的精心编译下，中文翻译版《治疗性超声内镜学》即将面世。本书条理清晰，言简意赅，通俗易懂，囊括了治疗性超声内镜领域最前沿的内容，可为不同层次的超声内镜工作者提供充分的技术讲解与临床思路。相信本书会为我国内镜治疗整体水平的进一步提高提供助力。在此，对原书作者、为本书的翻译出版工作付出辛勤劳动的各位译者及出版社人员表示衷心的感谢。由于医学技术发展日新月异，加之中外语言表达习惯的差异，书中所述可能偶有疏忽之处，感谢各位读者的包涵。

___ 海军军医大学第一附属医院（长海医院）
主任医师，教授，博士研究生导师

原书前言

经历了 40 年的发展，超声内镜（EUS）成像已成为一种具有明确适应证的主流内镜技术。该技术可用于胃肠系统及非胃肠系统相关疾病的诊疗及评估，包括胰胆管病变、胃肠道原发恶性肿瘤、胃淋巴瘤、上皮下病变、纵隔病变和腹腔淋巴结疾病等。EUS 引导下细针抽吸（EUS-FNA）技术，自 1991 年被首次报道以来，已逐渐成为公认的胃肠道及邻近组织病变检查方法。内镜方面的改进（如电子线性换能器技术的发展及钳道尺寸的增大等），为 EUS 用于进一步引导各种干预措施提供了新的可能。

通过内镜医师，人们清楚地了解了 EUS 的独特介入成像平台，其不仅可为胃肠道壁创建通道，还可为消化道邻近器官及结构创建通道，这使得 EUS 应用领域得到了极大扩展。许多既往无法想象的内镜操作逐步衍生，包括使用塑料或金属支架进行 EUS 引导下囊肿、脓肿或各种腔外结构的内引流，注射各种液体进行抗肿瘤治疗，以及射频消融、腹腔神经丛溶解和血管干预治疗等。近年来，EUS 引导下腔道间吻合术对传统内镜下腔内支架置入术及外科手术中的肠造瘘术不断提出挑战。尽管 EUS 引导下的各种治疗措施仍处于起步阶段，但我们相信，随着新型智能配件的开发，EUS 在未来的应用价值一定会大幅提升。

本书囊括了治疗性 EUS 领域的最新研究成果，各章均由来自欧洲、美国及亚洲等地的知名专家撰写，分别侧重于 EUS 技术的某一特定方面。书中不仅详细介绍了多种 EUS 诊疗技术，还包括丰富的常规内镜及 EUS 图像及视频，便于读者进一步了解相关技术。我们相信，本书会为从事内镜诊疗工作的相关人员提供非常有价值的学习参考信息。

Evangelos Kalaitzakis

Peter Vilmann

Manoop S. Bhutani

目 录

第一篇 绪 论

第二篇　超声内镜引导下引流术

第三篇　超声内镜引导下抗肿瘤治疗

第一篇　绪　论

Introduction

Therapeutic Endoscopic Ultrasound

治疗性超声内镜学

第1章 治疗性超声内镜设备及配件

Equipment and Accessories for Therapeutic Endoscopic Ultrasound

Mihai Rimbaş   Alberto Larghi **著**

安　薇　薄陆敏 **译**

潘　雪　张敏敏　金震东 **校**

内容要点

- 治疗性超声内镜必须有直径 3.7～4.0mm 的工作孔道，允许在实施介入手术时各个配件通过。
- 标准的 19G 穿刺针最常用于引流术和（或）吻合术，可通过导丝进行机械性或电热性腔道扩张。
- 通过放置胆道塑料支架或自膨胀式金属支架等，可实现跨壁引流，自膨式金属支架已逐渐被双蘑菇头金属支架或双侧法兰全覆膜金属支架所替代。
- 通过新型增强型电灼自膨式支架置入系统，可实现直接跨壁引流，无须事先进行穿刺及扩张。
- 常规或专用针头可用于超声内镜引导下肿瘤内药物注射或放射性粒子植入治疗及基准标记物植入。
- 借助于超声内镜专用配件，可实现超声内镜引导下肿瘤消融治疗，如激光消融、射频消融、低温热疗消融及光动力疗法。

一、概述

在过去几十年中，超声内镜（EUS）已经从单纯的诊断性检查迅速发展为更具治疗性的介入治疗技术。这种转变是由具有大工作孔道的超声内镜设备的出现促成的，此类设备不仅允许用于获取组织样本的穿刺针通过，还允许执行更高级别操作所需的大配件通过。尽管更多相关辅助工具及一些新技术仍在研发中，但目前 EUS 在多种疾病诊疗方面已获得许多进展，如 EUS 引导下胰周积液引流术、胆胰管引流术、胆囊引流术、胃肠道吻合术及胃肠道出血的治疗。此外，在 EUS 引导下，主要是进行针对胰腺肿瘤的局部治疗，如射频消融、激光消融、肿瘤内放射性粒子植入等；已经取得一定进展并应用于体内实验。相对切除性手术而言，EUS 引导下微创治疗同样是有效的治疗手段。然而，需要注意的是，技术的进步并不一定意味着良好的治疗结果，手术的安全性及成功率主要取决于选择合适的患者、操作人员的技能和专业知识、内镜设备的配置以及进行紧急介入放射治疗和

本章视频来源：**Electronic Supplementary Material** The online version of this chapter (https://doi. org/10.1007/978-3-030-28964-5_1) contains supplementary material, which is available to authorized users.

外科手术的可能性。

本章主要介绍目前应用于临床的治疗性 EUS 设备及其配件。

二、设备

（一）线阵超声内镜

治疗性线阵（CLA）EUS 设备常用于介入诊疗，该设备具有前斜视的内镜视野、5～12MHz 超声频率及 3.7mm 或 3.8mm 工作孔道。线阵超声内镜与置入工作孔道的器械位于同一纵向平面上，因此能够在整个操作过程中实时显示超声图像并引导治疗。必要时，可通过抬钳器实现配件的轨迹变化；操作抬钳器时，配件在超声图像平面中呈向下运动。目前，所有线阵超声内镜均为电子内镜，可用于各种形式的多普勒超声扫查，有助于识别血管结构。世界三大超声内镜制造厂商（Olympus 公司、Pentax 公司及 Fujifilm 公司）均可提供具有上述特性的线阵超声内镜（图 1-1 至图 1-3）。不同的设备在设计和操控性方面（超声探头的形状、可操作性和仪器"镜感"）略有不同（表 1-1）。每家生产厂商结合自身技术优势，其生产的设备所获得的超声图像及视野（120°～180°）

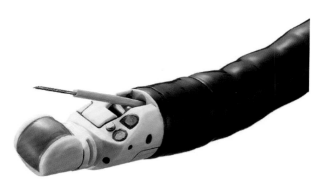

▲ 图 1-1　**Olympus GF-UCT180 线阵超声内镜**
（图片由 Olympus Medical Europe，Hamburg，Germany 提供）

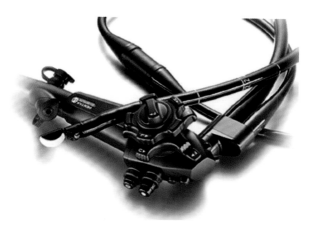

▲ 图 1-2　**Pentax EG-3870UTK 线阵超声内镜**
（图片由 Pentax Medical Europe，Hamburg，Germany 提供）

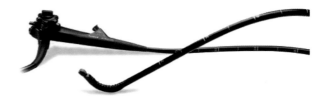

▲ 图 1-3 **Fujifilm EG-580UT 线阵超声内镜**
（图片由 Fujifilm Europe，Dusseldorf，Germany 提供）

表 1-1 临床常用的治疗性线阵超声内镜

生产厂商	型号	频率（MHz）	超声视野	内镜视野	内镜直径（mm）	工作孔道（mm）	兼容主机
Olympus	GF-UCT180	5、6、7.5、10	180°	斜视	12.6	3.7	EU-ME1/2 Premier Plus SSD α5/10 Aloka ProSound F75 ARIETTA 850
	TGF-UC180J	5、7.5、10、12	90°	前视	12.6	3.7	EU-ME1/2 Premier Plus SSD α5/10 Aloka ProSound F75
Pentax	EG-3870UTK	5、6、7.5、9、10	120°	斜视	12.8	3.8	Hitachi HI Vision Preirus Hitachi Noblus ARIETTA V60/V70
	EG38-J10UT	5、6、7.5、9、10、13	150°	斜视	14.3	4.0	Hitachi HI Vision Preirus Hitachi HI Vision Avius Hitachi Noblus ARIETTA V60/V70
Fujifilm	EG-530UT2	5、7.5、10、12	124°	斜视	13.9	3.8	EPX-4400HD EPX-4400 SU-1
	EG-580UT	5、7.5、10、12	150°	斜视	13.9	3.8	SU-1

各有差异。一般而言，Olympus 探头轮廓鲜明、前端呈圆形，可获得较好的图像质量。Pentax 线阵超声内镜具有频率及空间的高复合特性，更适用于从多个角度进行扫查。

近期，Olympus 公司研发出与既往设备具有完全不同设计的前视超声内镜（FV-EUS）（图 1-4）。这种内镜的基本特征是内镜和超声图像的方向都是前视的。这一变化可能会为临床诊疗提供更多的帮助。在介入治疗过程中，允许配件从与内镜纵轴平行方向穿出，可在配件的前端施加所有作用力，从而理论上使介入操作更为容易[1, 2]。此外，FV-EUS 扫描角度从 180° 大幅降至 90°，基于其设计变化可实现对难以通过 CLA 设备检查的胃肠道区域进行检查[3-6]。然而，这种超声内镜没有抬钳器，无法协助配件调整轨迹，亦无法维持配件更换期间导丝的稳定性，而这些都是介入操作过程中所需要的。

Pentax 新型 EG38-J10UT 超声内镜具有较好的可操作性、较短的硬端、圆形头端及大范围的弯曲角度（图 1-5）。该超声内镜还具有 150°　超声扫查角度（既往设备的扫查角度为 120°　）及 4.0mm 工作孔道，且整个内镜管道尺寸也略有增加，允许通过的配件直径为 12Fr（1Fr ≈ 0.33mm）。

（二）超声处理器（主机）

每台超声内镜都需要有一个特定的超声处理器来进行超声成像。不同型号超声内镜兼容的处理器见表 1-1。各大生产厂商设计生产了不同成像和增强功能的超声处理器。Fujifilm 开发并集成了 ZONE 超声及声速校正技术，将其转化为高质量的超声图像。使用新型紧凑型超声 SU-1 处理器可获得 5MHz、7.5MHz、10MHz 及 12MHz 下的基本成像，8MHz 及 10MHz 的组织谐波成像，以及复合谐波成像、声速成像和弹性成像功能（图 1-6）。

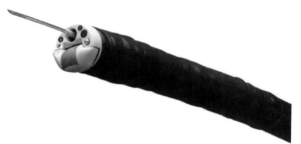

▲ 图 1-4　**Olympus TGF-UC180J 前视线阵超声内镜**
（图片由 Olympus Medical Europe，Hamburg，Germany 提供）

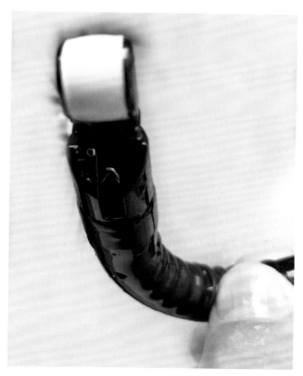

▲ 图 1-5　**Pentax 新型 EG38-J10UT 超声内镜**
具有圆形头端及 4mm 工作孔道，能够通过 12Fr 配件（图片由 Marc Giovannini 博士提供）

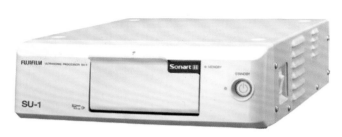

▲ 图 1-6 **Fujifilm SU-1 超声处理器**
（图片由 Fujifilm Europe，Dusseldorf，Germany 提供）

对于 Pentax 内镜，Hitachi 超声平台提供有 5MHz、6MHz、7.5MHz、9MHz 及 10MHz 的基本成像频率；HI-VISION Preirus 超声平台结合 Hi-Compound 与 Hi-Resolution 成像，有利于观察不同结构之间增强的边界，同时可减少角度相关伪影。EG-3870UTK 超声内镜及新型 EG38-J10UT 超声内镜与 Hitachi 超声处理器 Ascendus、Preirus、Avius、Noblus 及 ARIETTA V60/V70 兼容（图 1-7）。

Olympus 内镜可适配 2 种不同的超声平台。第一种是 Aloka ProSound F75，成像频率分别为 5MHz、6MHz、7.5MHz 及 10MHz（图 1-8）。在多种成像增强功能中，对比声波特性（eFlow）技术的发展使得血管的显示达到毛细血管水平，从而提高了显示低速流动的敏感性，尤其是在评估理想通路时，其具有较强的实用性。另一种是 EU-ME2 Premier Plus，成像频率高达 12MHz，其在保持紧凑型设计的同时，提供了近似于大型超声处理器的图像质量（图 1-9）。

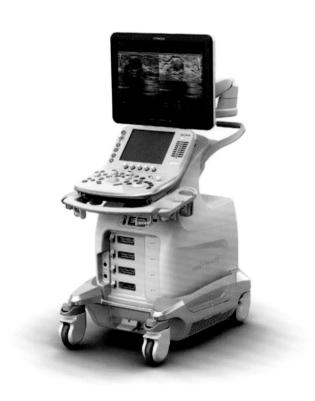

▲ 图 1-7　**ARIETTA V70 超声处理器**
（图片由 Hitachi Medical Systems，Steihausen，Switzerland 提供）

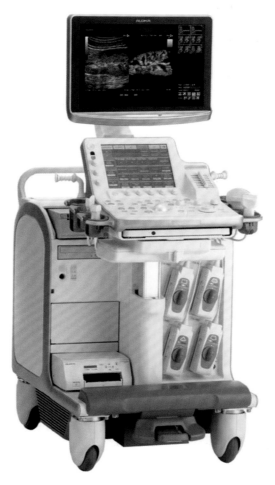

▲ 图 1-8　**Hitachi Aloka ProSound F75 超声处理器**
（图片由 Hitachi Medical Systems，Steihausen，Switzerland 提供）

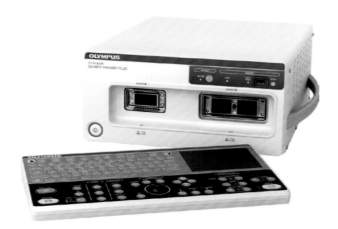

▲ 图 1-9　**EVIS-EUS EU-ME2 Premier Plus 超声处理器**
（图片由 Olympus Medical Europe，Hamburg，Germany 提供）

截至目前，每种超声平台只可适配一家生产厂商的线阵超声内镜；但在不久的将来，Hitachi 新型 ARIETTA 850（图 1-10）有望同时支持 Pentax 及 Olympus 超声内镜。如果在同一内镜中心同时配备有这两种类型的超声内镜，意味着可大幅节约成本。

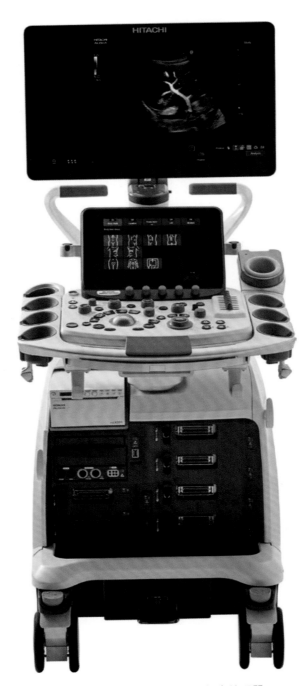

▲ 图 1-10　ARIETTA 850 超声处理器
（图片由 Hitachi Medical Systems，Steihausen，Switzerland 提供）

三、配件

配件是指用于协助完成 EUS 引导下诊疗的设备。根据手术类型不同，目前有多种配件可用于治疗性 EUS。

（一）腔内孔道配件

1. 穿刺针

在大多数情况下，进行治疗性 EUS 操作时使用的是标准的 19G 或 22G 细针，许多制造厂商可提供此类穿刺针。19G 细针更适合建立孔道，因为其可容纳 0.035in 导丝（1in≈2.54cm），从而保证随后介入操作的稳定性。然而，当超声内镜在十二指肠降段极为弯曲处或穿过特别坚硬的胰腺实质时，此类细针有时难以或完全无法使用。

几乎所有的穿刺针在针鞘、针芯的合金成分及针尖、操作手柄的设计方面各有不同。一些生产工艺，如激光刻蚀、机械压痕或针尖喷砂等，有利于增加针尖回声，从而获得更好的超声显示效果。此外，更锋利的针尖可使穿刺即便从倾斜角度也可更加顺畅；而与不锈钢合金相比，钴铬结构的硬度更高，更易进针。

目前市面上只有一种穿刺针是专门为腔内孔道建立而设计的，即 EchoTip Ultra HD 超声穿刺针（Cook 公司）（图 1-11）。这种穿刺针具有一个便于针穿透人体组织的锐利的斜面针芯，其位于一个钝的非斜面 19G 针鞘内，这是为了减少操作过程中导丝被剪切或因其他原因发生断裂而设计的。

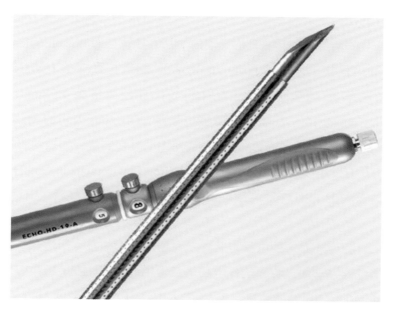

▲ 图 1-11　**EchoTip Ultra HD 超声穿刺针，具有一个锐利的斜面针芯，便于穿透人体组织，其位于一个钝的非斜面 19G 针鞘内**
（图片由 Cook Medical，Bloomington，IN，USA 提供）

2. 导丝

目前市面上的用于内镜下逆行胰胆管造影（ERCP）的一次性直头或斜头长导丝（＞400cm）可用于治疗性 EUS 操作。在 ERCP 中，导丝对于维持通路、穿过管腔狭窄段、放置和交换配件（如用于处理管腔狭窄或窦道扩张的配件）以及支架置入是不可或缺的。目前，各制造厂商均提供有多种导丝。为了优化某些方面的性能，这些导丝在材料、长度、直径及设计上有所不同。一般来说，使用医用蒸馏水或生理盐水冲洗针腔后，导丝更易插入。能穿过狭窄段的理想导丝具有不同于放置支架和进行配件交换所需导丝的特性。前者首选亲水性更强的导丝；而对于后者，需要更硬的导丝，因为固定导丝位置对于安全有效地进行治疗性 EUS 操作至关重要。

如前所述，0.035in 的导丝只能与 19G 针配合使用，如果使用小口径针，则需更细的导丝，如一根 22G 针最多可容纳直径为 0.021in 的导丝。虽然导丝在成角的穿刺针内来回操作，导丝外涂层保护膜被破坏的风险很小[7]，但涂层导丝通常仍比不锈钢导丝更受青睐。由于具有亲水的尖端，这种导丝具有很好的可操作性，当与电凝切手术设备（如囊肿切开刀）一并使用时，还能够有效防止短路。一些学者推荐使用 19G 针及 0.025in 导丝，因为与 0.035in 导线相比，其在理论上降低了被剪切的风险[8]。较细（0.021in 或 0.018in）的导丝也可用于通过弯曲和（或）严重狭窄的部位，但其在透视下不易显示且因缺乏一定的硬度而极易打结。因此，很难将其用于放置和交换配件或支架置入。通常会使用更粗且硬度更高的导丝进行操作。

在一些由于胆管扭曲或狭窄而造成操作困难的病例中，可使用十二指肠乳头括约肌切开刀、ERCP 导管（如 MTW 公司的 ERCP 导管）或定向导管（如 Olympus 公司的 SwingTip 导管），以便于在引导和插入导丝的同时防止导丝折断。

3. 腔道扩张配件

许多主要为 ERCP 而研发的现有设备已被用于各种 EUS 引导的介入治疗中的窦道扩张。在放置导丝后，可使用非烧灼装置，如具有锥形尖端的 ERCP 导管（如 Boston Scientific 公司的 Contour ERCP 导管、Conmed 内镜技术公司的 Proforma 导管）、胆道扩张探条（如 Cook 公司的 5～8.5Fr Soehendra 胆道扩张探条）、球囊扩张器（2～4cm 长，直径通常为 4～8mm；如 Kaneka 公司的 REN 胆道扩张导管、Cook 公司的 Titan 胆道球囊扩张器、Olympus 公司的 Max Pass 球囊扩张器及 Boston Scientific 公司的 Hurricane 球囊扩张器）；或使用电凝切装置，如括约肌切开刀（如 Cook 公司的针刀）或囊壁切开刀，连接常规高频电设备（如 Erbe Elektromedizin GmbH 公司的 VIO300/200 高频电刀或 Olympus 公司的 ESG-100 高频电刀）。所有这些配件都可以从内镜的工作孔道经导丝插入。

值得一提的是，囊肿切开刀这种电凝切装置，在器械的远端有一个透热环，通过这个透热环，能量被传递至胃肠道壁内，从而进行穿透性电切。最常用的是 6～10Fr 囊肿切开刀（如 Cook 公司的囊肿切开刀或 Endo-Flex 公司的囊肿切开刀）（图 1-12）。Cook 公司的 10Fr 囊肿切开刀还配有一个额外的 5Fr 导管和一个单独的针刀头，可用于直接腔内穿刺，从而避免使用细针穿刺及造影剂注射。用烧灼法进一步推入 10Fr 导管的透热环，可扩大新形成的窦道。10Fr 囊肿切开刀的内腔可同

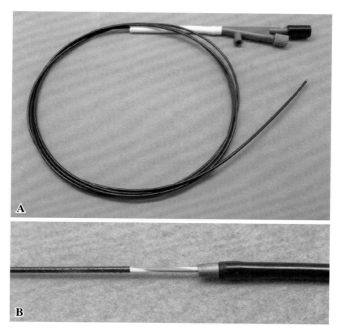

▲ 图 1-12　常用的囊肿切开刀

A. Endo-Flex 6Fr 囊肿 - 胃切开刀（Endo-Flex GmbH，Voerde，Germany）；B. 经由 0.035in 导丝导入的金属电热尖端装置（引自 Kawakami H，et al. Gastrointest Endosc 2014；79：338-43[47]）

时容纳两个 0.035in 的导丝，便于插入两套引流装置（两个支架，或一个支架及一根引流管）。既往这种刀的尺寸很大，目前 Endo-Flex 公司的 6～8.5Fr 小号囊肿切开刀相比于已几乎完全被废弃的 10Fr 大号囊肿切开刀在欧洲更为常用。尤其在胆管和胰管引流术中，使用尺寸较大的装置可能会增加并发症的风险。事实上，透热性导管会在窦道周围引起急性及迟发性热损伤，从而导致严重的并发症，包括胆瘘、胰腺炎及出血[9]。这就是为什么一些学者更推荐使用机械扩张而非带有电凝切功能的配件，而这需要通过导丝进行多个配件的逐个交换[10]。

（二）引流

EUS 引导下引流术可采用鼻胆管、鼻囊肿引流管或鼻胰管来进行，也可采用多种胆道支架，如塑料支架及常规自膨式金属支架或专用自膨式金属支架（包括双蘑菇头金属支架及双侧法兰全覆膜金属支架）进行引流。

1. 引流管

鼻胆管或鼻囊肿引流管通常用于持续的管腔或囊腔引流，例如对囊壁完整的胰腺假性囊肿进行引流或在持续感染的情况下进行引流（脓肿或逆行性胆管炎的引流等，在感染控制后引流管易于取出）。可在透视引导下经导丝置入引流管。目前，鼻胰管在临床中很少使用，但一些学者倾向先放置鼻胰管，之后在第二次介入治疗中使用塑料支架替换[11]。

2. 塑料支架

用于 EUS 引导的引流术的塑料（通常为聚乙烯）支架有不同的大小、长度、形状及构造，直径为5~10Fr（主要与管腔或囊腔的直径有关）。理论上，塑料支架在结构上应该有"猪尾"（通常为"双猪尾"）或有侧翼，并且应该足够长，以防止支架向内部或向外移位。EUS引导下胰管引流支架通常有多个侧孔，以便于引流。在窦道扩张形成后（直径通常为4mm），可使用推送器经导丝置入支架。

在前一次放置多个导丝之后，可并排放置多个塑料支架。对于胰腺假性囊肿患者通常需要这样处理，以减低支架堵塞及继发感染的发生率。

3. 自膨式金属支架（SEMSs）

在EUS引导的手术中，可使用标准胆道自膨式金属支架。EUS引导下胆管引流术中，可经腔道或顺行性置入SEMSs[12]。在设计方面，SEMSs必须至少覆盖经腔道的区域（如Boston Scientific公司的Wallstent支架、Standard Sci Tech公司的Bonastent支架、Taewoong Medical公司的Niti-S胆道支架及Geyonggi-do公司的Gimpo-si支架）[13, 14]。SEMs直径为8~10mm，其可充分贴合窦道并提供良好的引流。大多数SEMs由不锈钢或镍钛合金制成，镍钛合金具有高弹性，有利于抗扭结。镍钛合金的透射性比不锈钢差，通过对不透射X线的区域进行标记，便于支架定位。支架设计在不断创新发展中，例如已研发出在支架置入过程中或置入后长度不会缩短的支架（VIABIL胆道支架）[15]，其可保证支架放置的准确性，同时可沿支架锚定止血夹或其他抗移位装置（如Standard Sci Tech公司的DEUS支架或Zeon Medical公司的Zeostent支架）[16]。在腔道与囊腔之间建立窦道时，这些支架对于治疗性EUS而言尚不完善，因为可能由于支架过长导致潜在的组织损伤，也可能导致对侧消化壁的延迟穿孔或出血。

对于EUS引导下经肝胃途径胆管引流术，最初使用较长的全覆膜SEMSs（长度通常≥8cm，在胃内长度>3cm，防止支架向内移位至腹腔）[17]。然而，支架肝内段的覆膜设计可能引起肝内胆管阻塞，已有形成肝脓肿或导致局灶性胆管炎的报道[18]。此外，该设计也妨碍了支架肝内段的固定。从既往的治疗经验来看，新一代支架肝内远端部分裸露1cm的弹道金属支架（即裸端型支架，如Taewoong Medical公司的Niti-S型支架）可用于EUS引导下经肝胃途径胆管引流术。GIOBOR支架（Taewoong Medical公司）是第一种用于EUS引导下经肝胃途径胆管引流术的支架（图1-13）[19]，其远端部分为裸支架，近端部分为覆膜支架，长度为8~10cm，直径为8~10mm。目前其他专用支架也可用于该操作：Hanarostent支架（M. I. Tech公司）具有较短（3cm）的远端未覆膜部分及较长（7cm）的近端覆膜部分，并在胃腔侧有蘑菇头以防止支架向腹腔内移位（图1-14）[20]；Bonastent胆道混合支架（Standard Sci-Tech公司）的长度为5~10cm，直径为8~10mm，近端及中部具有抗移位的功能以减低支架移位的发生率。支架可通过一个8Fr的推送器置入，在任何角度释放支架均较为容易[21]。

此外，还有一种专用于EUS引导下胰管引流的自膨式金属支架[22]，其直径为6mm，已成功用于慢性胰腺炎的良性胰管狭窄的治疗，与大尺寸的SEMSs相比，其对胰管的损伤较小。

标准胆道SEMSs置入术步骤包括EUS引导下细针穿刺、置入导丝及扩张窦道；随后可在透视引导下放置和释放支架。目前相关领域最重要的进展之一可能是开发了一步到位的专用支架置入器

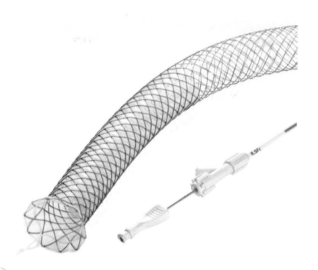

▲ 图 1-13 Niti-S GIOBOR 胆道支架，专用于 EUS 引导下经肝胃途径胆管引流术，其在肝内段无覆膜，在跨胃壁及胃腔内段有覆膜

（图片由 Taewoong Medical Co.，Ltd.，Gimpo-si，Geyonggi-do，South Korea 提供）

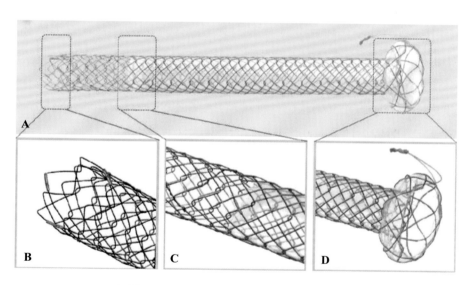

▲ 图 1-14 用于经肝胃途径胆管引流术的支架

A. Hanarostent 支架，由 M. I. Tech Co.，Ltd.，Pyeongtaek-si，Gyeonggi-do，South Korea 设计；B. 未覆膜的远端部分；C. 覆膜的近端部分；D. 胃腔内的蘑菇头，可有效防止支架向腹腔移位（图片由 M. I. Tech 公司提供[20]）

（Standard Sci Tech 公司的 Bonastent 胆道支架），其具有 4Fr 的锥形金属尖端，用于机械扩张消化道壁，并在 7Fr 一体式装置上配备预加载的 SEMSs（图 1-15）[8]。使用这个装置可大幅简化操作过程，不需要单独进行窦道扩张。该支架因其具有未覆膜部分（直径 8mm，长 15mm），当被放置在肝脏中时能够更好地锚定和防止分支胆管的阻塞；其覆膜部分（硅胶膜，直径 6mm，长度 35～85mm）经腹腔延伸，可有效防止胆汁渗漏至腹腔。支架的远端部分设计了抗移位装置，以减少支架向腹腔内移位。

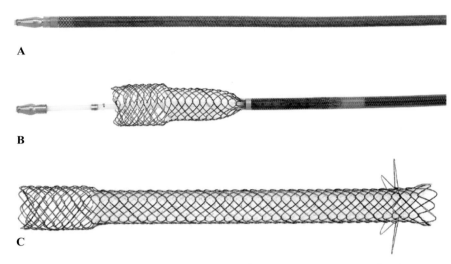

▲ 图 1-15 用于 EUS 引导下经肝胃途径引流的 Bonastent 胆道支架

A. 4Fr 的锥形金属尖端及 7Fr 一体式支架置入装置；B. 支架部分释放；C. 支架全部释放（图片由 Do Hyun Park 博士提供 [48]）

4. 双蘑菇头自膨式金属支架与双侧法兰全覆膜金属支架

在过去几年中，双蘑菇头自膨式金属支架（LA-SEMSs）或双侧法兰全覆膜金属支架（BF-SEMSs）被用于多种疾病的临床治疗（表 1-2）。市面上所有 LA-SEMSs 及 BF-SEMSs 均由具有宽侧翼的镍钛合金网制成，并完全覆盖硅胶膜，以防止管道泄漏，并易于回收（图 1-16 和图 1-17）。其优点包括长度短，可有效防止支架移位；且对于 LA-SEMSs 而言，能够通过特殊设计将压力均匀分布至管壁并锚定在管腔。理论上，该支架的内径较大（可达 20mm），有利于降低支架阻塞率，同时也为通过标准前视镜进行腔内介入治疗（如内镜下坏死清除术、胆囊镜检查及胆管镜检查）提供了可能。尽管两者间有许多相似之处，但不同 LA-SEMSs 与 BF-SEMSs 间仍存在多种差异，包括尺寸、形状、交换机制及使用广泛性等。

目前市面上的 LA-SEMSs 及 BF-SEMSs 均可用于胰周积液的治疗。在进行胰周引流时，使用哪一种支架取决于当地医疗机构医师的使用习惯及专业知识。为有效引流并清除坏死物，建议使用直径＞ 10mm 的支架。使用这些支架的其他适应证包括胆囊引流术、胆管引流或胃空肠吻合术。目前仅有 AXIOS（Boston Scientific 公司）及 Spaxus（Taewoong Medical 公司）这两种支架的相关研究较为广泛 [23]。

（1）LA-SEMSs

① AXIOS 支架及 AXIOS 增强电灼推送系统：LA-SEMSs 最初是为了进行胰腺假性囊肿引流而研制的 [24]。最早的 LA-SEMSs 为 AXIOS 支架，是由 Xlumena 公司研发的，在 2015 年售予 Boston Scientific 公司 [23]。支架外观呈哑铃状，具有两个大直径的蘑菇头，内径为 6～20mm，鞍部长度为 8～10mm。AXIOS 增强电灼推送系统的操作手柄锁定在超声内镜的工作孔道入口，类似于标准的细针抽吸（FNA）穿刺针，完全由内镜医师控制。医师可选择在超声、透视引导下或在内镜检查引导下推送及释放支架。释放装置在支架远端及近端之间提供了一个卡点，以防止支架误放。借助于

表 1-2　用于超声内镜引导下介入治疗的各种双蘑菇头自膨式金属支架（LA-SEMSs）或双侧法兰全覆膜金属支架（BF-SEMSs）

支架类型	制造厂商	内径/导管直径（mm）	支架体部长度（mm）	推送导管直径（Fr）	材质	覆膜	一体式（是/否）	操作
AXIOS	Boston Scientific 公司	10/21 15/24	10	10.8	镍钛合金	硅胶	否	PFC、EUS-BD、EUS-GBD、EUS-GJ
AXIOS 增强电灼推送系统	Boston Scientific 公司	6/14 8/17	8	9	镍钛合金	硅胶	是	PFC、EUS-BD、EUS-GBD
		10/21 15/24 20/29	10	10.8	镍钛合金	硅胶	是	PFC、EUS-BD、EUS-GBD、EUS-GJ
Spaxus	Taewoong Medical 公司	8/23 10/25 16/31	20	10	镍钛合金	硅胶	否	PFC、EUS-GBD、EUS-GJ
NAGI	Taewoong Medical 公司	10/20 12/20	10、20、30	9	镍钛合金	硅胶	否	PFC、EUS-GBD
		14/20 16/20	20、30	10	镍钛合金	硅胶	否	PFC、EUS-GBD
AIX	Leufen Medical 公司	10/25 15/25	30	10	镍钛合金	硅胶	否	PFC
Hanarostent Plumber	M. I. Tech 公司	10/22 12/24 14/26 16/28	10、20、50	10.5	镍钛合金	硅胶	否	PFC

PFC. 胰周积液引流术；EUS-BD. 超声内镜引导下胆管引流术；EUS-GBD. 超声内镜引导下胆囊引流术；EUS-GJ. 超声内镜引导下胃空肠吻合术

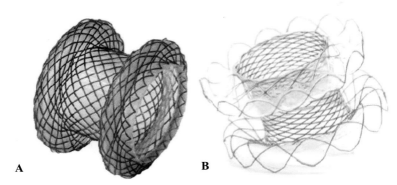

▲ 图 1-16 双蘑菇头自膨支架

A. AXIOS 支架（图片由 Boston Scientific 公司提供）；B. Spaxus 支架（图片由 Taewoong Medical 公司提供[49]）

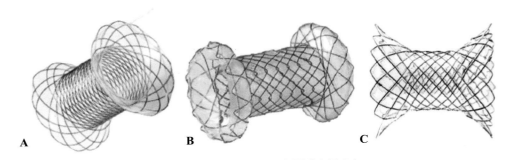

▲ 图 1-17 双侧法兰全覆膜金属支架

A. NAGI 支架（图片由 Taewoong Medical 公司提供）；B. Hanarosent Plumber 支架（图片由 M. I. Tech 公司提供）；C. AIX 支架（图片由 Leufen Medical 公司提供[50]）

导管上的两个不透射 X 线的标记物，可在透视引导下控制支架置入与释放；通过内镜下所见黑色标记，则可确定支架近端应释放到胃肠腔的位置。

AXIOS 支架被安装在一个烧灼装置上，即 AXIOS 增强电灼推送系统（Boston Scientific 公司）；该系统中包括两个薄的透热电极，成 180° 汇聚在设备的锥形尖端（图 1-18）。使用这种设备时无须预先进行 FNA 穿刺，可直接使用纯电切模式进行窦道扩张[25]。9Fr 或 10.8Fr 的支架推送导管可分别容纳 6/8mm 及 8/8mm 支架，或容纳 10/10mm、10/15mm 及 10/20mm 支架，并可通过一步法完成窦道建立及支架置入（视频 1-1）。

取出 AXIOS 支架时，可在其腰部放置一个圈套器，或用异物钳抓住其一侧的金属结构，轻微用力将其取出。

② Spaxus 支架：Spaxus 支架（Taewoong Medical 公司的 Niti-S Spaxus 支架）具有与 AXIOS 支架相似的固定组织的特性[26]。该支架总长度为 20mm，两端之间的距离为 7mm，内径分别有 8mm、10mm 及 16mm 规格，外径分别有 23mm、25mm 及 31mm 规格，支架推送导管直径为 10Fr，包含有位于支架末端及中心的不透射 X 线的标记物。该支架的取出方法与用圈套或异物钳取出 AXIOS 支架相似。

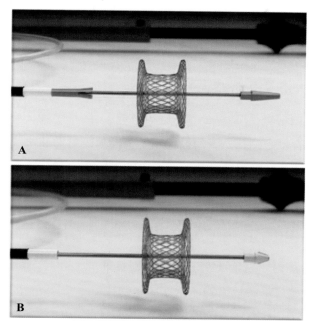

▲ 图 1–18　两种 AXIOS 支架系统
A. 不带有电切装置；B. 带有增强电切装置（图片由 Boston Scientific 公司提供）

（2）BF-SEMSs

① NAGI 支架：Niti-S NAGI 支架（Taewoong Medical 公司）是一种编织类 BF-SEMSs，两侧头端膨大，有多种尺寸（内径分别为 10mm、12mm、14mm 及 16mm；长度分别为 10mm、20mm 及 30mm），因此无论囊壁厚度如何，均可用于 EUS 引导的引流治疗。与 Spaxus 支架类似，NAGI 支架的推送器（无论 9Fr 或 10Fr）中含有不透射 X 线的标记物。与 LA-SEMSs 不同的是，作为 BF-SEMSs 的 NAGI 支架在远侧弯曲处连接有一根回收管，便于拆卸[27]。

② AIX 支架：AIX 支架（Leufen Medical 公司）是一种广泛使用的 BF-SEMSs，采用非损伤折线设计，在两端有 25mm 宽的膨大头端，以降低对组织的损伤。其内径为 10mm 或 15mm，长度为 30mm。该支架可通过一个 10Fr 的推送器置入，该推送器的两端有不透射 X 线的标记物[28]。

③ Plumber 支架：Plumber 支架（M. I. Tech 公司）的内径有 10mm、12mm、14mm 及 16mm 规格，外径为 22～28mm，长度为 10mm 或 30mm。该支架可通过一个 10.5Fr 推送器置入，导管两端和支架中心均有不透射 X 线的标记物，以便在透视下进行定位[29]。

5. EUS 引导下置入的其他自膨式金属支架

多个制造厂商均已研发出全覆膜的自膨式金属支架，在 EUS 引导下置入这种支架，可用于胰腺假性囊肿或胆囊引流。Bonastent 胆道支架（Standard Sci Tech 公司）是一种专为 EUS 引导下胆囊引流而设计的特殊支架。在其两端有两个膨大的头端，以防止支架移位。该支架的直径可为 10mm 或 16mm，长度比其他可用于胆囊引流的 BF-SEMSs 更长（30mm 或 100mm）。该支架可适配于较细（8Fr）的推送系统，便于操作。

（三）腹腔神经丛溶解术

超声内镜引导下细针抽吸（EUS-FNA）常规的 22G 和 19G 穿刺针可用于腹腔神经丛无水无水乙醇注射及通过注射麻醉药物来进行神经溶解。目前已开发出一种用于神经溶解的专用针，即 EchoTip Ultra 腹腔神经丛溶解针（Cook 公司）（图 1-19）。这是一种 20G 针，具有圆锥形的针尖，没有留置针芯，针尖远端有多个侧孔，专门设计用于神经丛注射而非常规注射。尽管理论上其具有优势，但尚无研究证实这种针在腹腔神经丛溶解术中优于标准的 FNA 穿刺针[30]。

（四）注射及植入治疗

1. 肿瘤内药物注射

超声内镜引导下细针注射（EUS-FNI）是指使用标准的 FNA 穿刺针在肿瘤内进行免疫治疗、基因治疗及化疗[31-33]。微型可降解植入物（siG12D LODER）一个较新的概念，其包含一种用于治疗胰腺癌的特异性 siRNA（抗突变型 K-ras 静默 RNA），可在 EUS 引导下使用常规的 19G 针头将其注入肿瘤中以达到治疗目的[34]。在肿瘤内，通过该植入物可使局部药物在数月内缓慢释放，同时确保特异性 siRNA 不被降解。

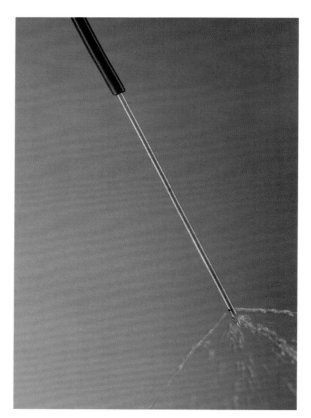

▲ 图 1-19 **ECHO-20-CPN EchoTip Ultra 腹腔神经丛溶解针，其远端有多个侧孔，专用于向腹腔神经丛注射药物**
（图片由 Cook Medical，Bloomington，IN，USA 提供）

2. 近距离放射治疗

EUS 引导下近距离放射治疗是指在 EUS 引导下向肿瘤内部或腹腔神经节水平植入放射性粒子，以进行肿瘤组织的破坏及疼痛控制。最常见的植入物为 ^{125}I 粒子，但也可使用 ^{192}Ir 或 ^{103}Pd 粒子[35]。近距离放射治疗用 ^{125}I 粒子，其胶囊盖由钛合金制成，用激光密封；每个粒子源的长度为 4.5mm，直径为 0.8mm，可通过常规 19G FNA 穿刺针置入肿瘤内部。然而，在致使内镜处于弯曲状态的肿瘤内置入这些形态相对较长的粒子是比较困难的。在这种情况下，一种特别设计的 19G 镍钛针（Boston Scientific 公司的 Expect 19G Flex 针）应运而生，其在理论上有助于粒子植入，但近期研究数据并不支持这一观点[36, 37]。这些粒子的平均光子能量为 27~35keV（γ 射线），初始辐射剂量为 7cGy/h，每个粒子在人体组织中的穿透距离仅为 1.7cm，从而可实现肿瘤内破坏性辐射的精确定位，并将对周围正常组织的损伤降至最低[35]。然而，负责植入这些放射性粒子的医师需要有足够的防护措施以应对辐射暴露[35]。

3. 基准标记物植入

基准标记物为不透射 X 线的粒子（微球或线圈），将其植入肿瘤内或肿瘤附近的作用是更好地定位肿瘤组织并引导放射治疗[35]。通过立体定向放射治疗（SBRT）技术，可依靠植入的基准标记物进行空间分界定位，向肿瘤组织进行高辐射剂量的治疗，同时有效减少对正常组织的损伤[35]。目前主要有两种专门为基准标记植入而设计的穿刺针。Echotip 基准标记针（Cook 公司）是一种 22G 针，含有 4 个基准标记物，长度为 5mm，直径为 0.43mm（图 1-20）。螺纹型的外鞘管使得穿刺针顺应性更好，从而便于在技术上有挑战性的区域进行放置，针芯尾端安置有一个指环，以便在植入基准标记物时进行操作。类似的穿刺针还有 FNF 针（Medtronic 公司），有 22G 及 19G 两种规格，预装有两个 5mm 长的基准标记物（22G 针的直径为 0.43mm，19G 针的直径为 0.75mm）并采用脊状外观设计，减少了移位（图 1-21）。使用这两种均无须事先进行基准标记物安装。每一个基准标记物

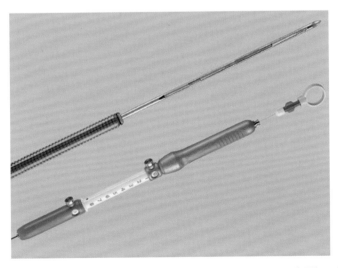

▲ 图 1-20　新型 22G ECHO-22-F EchoTip Ultra 基准标记针（Cook 公司），有 4 个基准标记物
（图片由 Cook Medical，Bloomington，IN，USA 提供）

都能够在 EUS 下表现出清晰的回声信号。Boston Scientific 公司并未开发特殊的基准定位针，而是用金属铂制成基准标记物，即 LumiCoil 基准标记（图 1–22），在直线或螺旋形装置中使用，与由金制成的基准标记物相比显影更加清晰，尤其是在 MRI 下观察时。

（五）肿瘤消融术

已有多种方法可用于 EUS 引导下肿瘤治疗，如激光消融[38]、射频消融（RFA）、光动力疗法[39]及电激法[40]等。

其中，EUS 引导下 RFA（EUS–RFA）是目前最有效、可行的，目前市面上常见有两种射频消融系统[41]。一种是 Habib EUS 的 RFA 探针（EMcision 公司，近期已并入 Boston Scientific 公司），

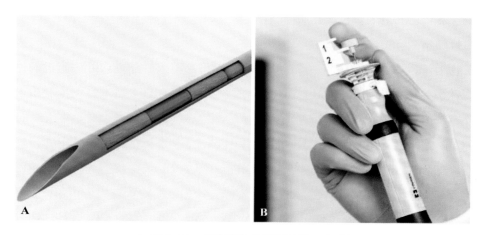

▲ 图 1–21　具有脊状外观设计的 FNF 针

A. Beacon FNF 针的头端（Medtronic 公司），预先在针芯中安装有 2 个基准标记物；B. 基准标记物可由内镜医师操作植入（图片由 Medtronic Plc，Fridley，Minnesota，USA 提供）

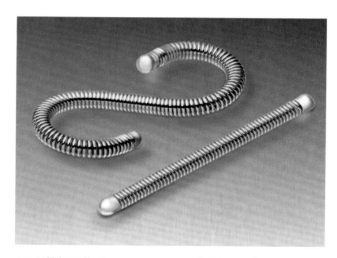

▲ 图 1–22　LumiCoil 铂标记物（**Boston Scientific** 公司），具有 **5mm** 长的直线型及 **10mm** 长的螺旋型形态，**0.018in** 的标记物可通过 **22G EUS–FNA** 针置入

（图片由 Boston Scientific Corp.，Marlborough，MA，USA 提供）

其为单极 1Fr 导管，220cm 长，可插入常规 22G FNA 针（图 1-23）。该设备可与常用的射频主机一并使用。另一种 RFA 系统为 Taewoong Medical 公司的 EUS-RFA 系统，由一个直径为 7Fr 的 19G 针状电极（长度 140cm）、一个射频发生器及一个内部冷却系统组成（图 1-24）。除其头端 5～30mm 用于能量输送外，内部金属大部分在其整个长度上都是绝缘的。针状电极被连接至专用射频电流发生器（VIVA 射频发生器；Taewoong Medical 公司），以调节物理功率及阻抗参数。需要注意的是，通过内部冷却系统可在不会严重损伤邻近组织的情况下烧灼大量的肿瘤组织。

目前关于冷热消融探针的临床使用经验有限。冷热消融探针为可屈的双极 RFA 探针，内部含有长度为 1.5m 的 CO_2 冷却系统（图 1-25），可在 EUS 引导下置入[42]。该探针外部有保护管覆盖，可以安全地通过治疗性 EUS 的 3.8mm 工作孔道。探针的尖端尖而硬，可顺利穿过消化道和胰腺实质，导电部分长为 20mm，直径为 1.8mm。RFA 热能力由 VIO 300D 射频发生器（Erbe Elektromedizin GmbH 公司）提供，冷却由 ERBOKRYO CA 系统（Erbe Elektromedizin GmbH 公司）提供[42]。

最初对胰腺肿瘤进行激光消融的方法是在 EUS 引导下于肿瘤内插入一个 300μm 的细光纤，以波长为 1064nm 的激光传递能量（Elesta s.r.l. 公司的 Echolaser 介入超声系统）（图 1-26）[38]。此外，EUS 引导下光动力疗法也有研究报道，其通过对胰腺癌患者注射光敏剂后以波长为 630nm 的光波进行治疗（图 1-27）[39]。

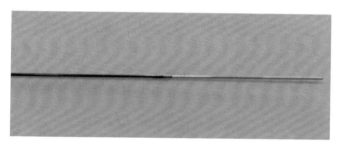

▲ 图 1-23　用于超声内镜引导下射频消融的 1Fr Habib 导管（EMcision 公司）
（引自 Rustagi T, et al. Dig Dis Sci 2017；62：843-50.[51]）

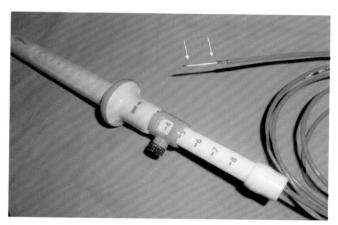

▲ 图 1-24　超声内镜引导下射频消融设备（Taewoong Medical 公司），箭示暴露的活性针头
（引自 Crinò SF, et al. J Gastrointestin Liver Dis 2018；27：67-72.[52]）

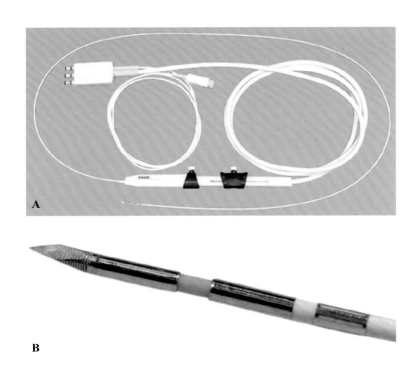

▲ 图 1-25 具有 CO_2 冷却系统的冷热消融针

A. 用于超声内镜引导下低温消融的 HybridTherm 装置（直径为 3.1mm）；B. 该装置的尖端易于穿透消化道及靶器官（图片由 Erbe Elektromedizin GmbH，Tübingen，Germany 提供）

▲ 图 1-26　用于超声内镜引导下激光消融的细光纤

（图片由 ELESTA s.r.l. 提供）

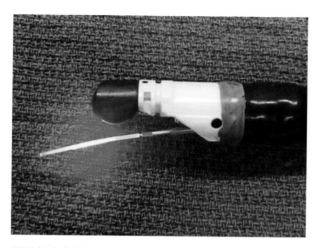

▲ 图 1-27　用于超声内镜引导下光动力疗法的光纤导管（长度为 **1cm**，可通过 **19G FNA** 针）
（引自 DeWitt JM，et al. Gastrointest Endosc 2018 Sep 14. pii：S0016-5107(18)33033-5. https://doi.org/10.1016/j. gie.2018.09.007. [Epub ahead of print].[39]）

（六）血管治疗

借助于 EUS 可确评估胃肠道出血责任血管，这些血管无法通过普通内镜来确定或成功治疗。在 EUS 引导下，可使用常规 FNA 针进行血管治疗，精确地在血管内注射硬化药或置入栓塞弹簧圈，以达到止血的目的。EUS 引导下血管治疗与普通内镜手术使用的硬化药相同[43, 44]，最常用的是氰基丙烯酸酯胶。EUS 引导下血管栓塞术可使用金属弹簧圈进行栓塞。这些弹簧圈是由铂金或其他软金属合金制成的金属丝紧密缠绕而成，多家厂商均可生产制造。一些弹簧圈使用合成纤维束缠绕制成，以促进血栓形成（如 Cook 公司的 MReye 弹簧圈）（图 1-28）。然而，虽然缺少专用于 EUS 引导下的置入系统，但仍可通过 EUS 引导下标准 FNA 针置入弹簧圈，使用针芯推进或注射盐水推进置入，最终将弹簧圈输送至目标血管结构中（如胃静脉曲张）[45, 46]。重要的是，应根据目标血管管腔大小来选择所需弹簧圈的尺寸，以达到最佳效果；0.018in 及 0.035in 弹簧圈分别可通过 22G 及 19G EUS 针置入。

四、结论

在研制用于介入性 / 治疗性 EUS 的专用配件方面，各制造厂商均做出了巨大努力。同时，EUS 设备也在不断发展以适应更大口径的配件，从而促进 EUS 技术的发展，使其进入一个新时代。介入性 / 治疗性 EUS 配件装备库的创立，使得那些从 ERCP 配件中引进而来但并不最适合于 EUS 治疗的配件逐渐被替代。我们相信，这些努力将会促进介入性 / 治疗性 EUS 适应证范围的扩大并促进微创手术的发展，以取代传统的更具侵袭性及破坏性的干预措施。在器械发展的推动下，经过多年的等待，属于介入性 / 治疗性 EUS 的时代终将到来。

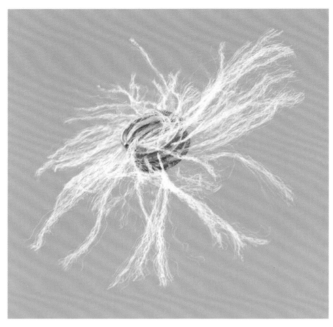

▲ 图 1-28　用于外周动静脉血管栓塞的 **MReye** 栓塞弹簧圈
（图片由 Cook Medical，Bloomington，IN，USA 提供）

参 考 文 献

[1] Voermans RP, Eisendrath P, Bruno MJ, et al. Initial evaluation of a novel prototype forward-viewing US endoscope in transmural drainage of pancreatic pseudocysts (with videos). Gastrointest Endosc. 2007;66:1013–7.

[2] Trevino JM, Varadarajulu S. Initial experience with the prototype forward-viewing echoendoscope for therapeutic interventions other than pancreatic pseudocyst drainage (with videos). Gastrointest Endosc. 2009;69:361–5.

[3] De Lusong MA, Shah JN, Soetikno R, et al. Treatment of a completely obstructed colonic anastomotic stricture by using a prototype forward-array echoendoscope and facilitated by SpyGlass (with videos). Gastrointest Endosc. 2008;68:988–92.

[4] Uchida N, Galasso D, Seerden TC, et al. EUS-FNA of extracolonic lesions by using the forward-viewing linear echoendoscope. Gastrointest Endosc. 2010;72:1321–3.

[5] Galasso D, Attili F, Scaldaferri F, et al. Endoscopic ultrasound-guided fine-needle tissue acquisition from a subepithelial lesion in the distal ileum using the forward-viewing echoendoscope. Endoscopy. 2014;46:E214–5.

[6] Nguyen-Tang T, Shah JN, Sanchez-Yague A, et al. Use of the front-view forward-array echoendoscope

to evaluate right colonic subepithelial lesions. Gastrointest Endosc. 2010;72:606–10.

[7] Sharma M, Toshniwal J, Vashistha C, et al. Shearing of the sheath of the guidewire: a complication of endoscopic ultrasound-guided rendezvous procedure. Endosc Ultrasound. 2013;2:171–2.

[8] Paik WH, Lee TH, Park DH, et al. EUS-guided biliary drainage versus ERCP for the primary palliation of malignant biliary obstruction: a Multicenter randomized clinical trial. Am J Gastroenterol. 2018;113: 987–97.

[9] Matsunami Y, Itoi T, Sofuni A, et al. Evaluation of a new stent for EUS-guided pancreatic duct drainage: long-term follow-up outcome. Endosc Int Open. 2018;6:E505–12.

[10] Chapman CG, Waxman I, Siddiqui UD. Endoscopic ultrasound (EUS)-guided pancreatic duct drainage: the basics of when and how to perform EUS-guided pancreatic duct interventions. Clin Endosc. 2016;49:161–7.

[11] Itoi T, Yasuda I, Kurihara T, et al. Technique of endoscopic ultrasonography-guided pancreatic duct intervention (with videos). J Hepatobiliary Pancreat Sci. 2014;21:E4–9.

[12] Nguyen-Tang T, Binmoeller KF, Sanchez-Yague A, et al. Endoscopic ultrasound (EUS)-guided transhepatic anterograde self-expandable metal stent (SEMS) placement across malignant biliary obstruction. Endoscopy. 2010;42:232–6.

[13] Talreja JP, Shami VM, Ku J, et al. Transenteric drainage of pancreatic fluid collections with fully covered self-expanding metallic stents (with video). Gastrointest Endosc. 2008;68:1199–203.

[14] Jang JW, Lee SS, Park DH, et al. Feasibility and safety of EUS-guided transgastric/transduodenal gallbladder drainage with single-step placement of a modified covered selfexpandable metal stent in patients unsuitable for cholecystectomy. Gastrointest Endosc. 2011;74:176–81.

[15] Bang JY, Navaneethan U, Hasan M, et al. Stent placement by EUS or ERCP for primary biliary decompression in pancreatic cancer: a randomized trial (with videos). Gastrointest Endosc. 2018;88:9–17.

[16] Ito K, Fujita N, Noda Y, et al. Endosonography-guided biliary drainage with one-step placement of a newly developed fully covered metal stent followed by duodenal stenting for pancreatic head cancer. Diagn Ther Endosc. 2010;2010:426534.

[17] Mandai K, Uno K, Yasuda K. Relationship between the intraperitoneal stent length in endoscopic ultrasound-guided hepaticogastrostomy and surgically altered upper gastrointestinal anatomy in patients with malignant biliary obstruction. Gastroenterol Res. 2018;11:305–8.

[18] Hara K, Yamao K, Mizuno N, et al. Endoscopic ultrasonography-guided biliary drainage: who, when, which, and how? World J Gastroenterol. 2016;22:1297–303.

[19] Giovannini M, Pesenti C, Bories E, et al. EUS guided hepatico-gastrostomy using a new design partially covered stent (GIOBOR stent). Gastrointest Endosc. 2012;75(Suppl):AB441.

[20] Coro O, Caillol F, Poincloux L, et al. Hepaticogastrostomy under EUS guidance for a patient with a history of bypass surgery with a new stent design (with video). Endosc Ultrasound. 2018; https://doi.org/10.4103/eus.eus_15_18.

[21] Song TJ, Lee SS, Park DH, et al. Preliminary report on a new hybrid metal stent for EUS-guided biliary drainage (with videos). Gastrointest Endosc. 2014;80:707–11.

[22] Oh D, Park DH, Cho MK, et al. Feasibility and safety of a fully covered self-expandable metal stent with antimigration properties for EUS-guided pancreatic duct drainage: early and midterm outcomes (with video). Gastrointest Endosc. 2016;83:366–73.

[23] Stier MW, Waxman I. Lumen-apposing metal stents: which one and why? Gastrointest Endosc Clin N Am. 2018;28:207–17.

[24] Siddiqui AA, Adler DG, Nieto J, et al. EUS-guided drainage of peripancreatic fluid collections and necrosis by using a novel lumen-apposing stent: a large retrospective, multicenter U.S. experience (with videos). Gastrointest Endosc. 2016;83:699–707.

[25] Rinninella E, Kunda R, Dollhopf M, et al. EUS-guided drainage of pancreatic fluid collections using a novel lumen-apposing metal stent on an electrocautery-enhanced delivery system: a large retrospective study (with video). Gastrointest Endosc. 2015;82:1039–46.

[26] Moon JH, Choi HJ, Kim DC, et al. A newly designed fully covered metal stent for lumen apposition in EUS-guided drainage and access: a feasibility study (with videos). Gastrointest Endosc. 2014;79:990–5.

[27] Chandran S, Efthymiou M, Kaffes A, et al. Management of pancreatic collections with a novel endoscopically placed fully covered self-expandable metal stent: a national experience (with videos). Gastrointest Endosc. 2015;81:127–35.

[28] Belle S, Collet P, Post S, et al. Temporary cystogastrostomy with self-expanding metallic stents for pancreatic necrosis. Endoscopy. 2010;42:493–5.

[29] Mukai S, Itoi T, Baron TH, et al. Endoscopic ultrasound-guided placement of plastic vs biflanged metal stents for therapy of walled-off necrosis: a retrospective single-center series. Endoscopy. 2015;47:47–55.

[30] Levy MJ, Chari ST, Wiersema MJ. Endoscopic ultrasound-guided celiac neurolysis. Gastrointest Endosc Clin N Am. 2012;22:231–47. viii

[31] Hecht JR, Bedford R, Abbruzzese JL, et al. A phase I/II trial of intratumoral endoscopic ultrasound injection of ONYX-015 with intravenous gemcitabine in unresectable pancreatic carcinoma. Clin Cancer Res. 2003;9:555–61.

[32] Chang KJ, Nguyen PT, Thompson JA, et al. Phase I clinical trial of allogeneic mixed lymphocyte culture (cytoimplant) delivered by endoscopic ultrasound-guided fine-needle injection in patients with

advanced pancreatic carcinoma. Cancer. 2000;88:1325–35.

[33] Levy MJ, Alberts SR, Bamlet WR, et al. EUS-guided fine-needle injection of gemcitabine for locally advanced and metastatic pancreatic cancer. Gastrointest Endosc. 2017;86:161–9.

[34] Golan T, Khvalevsky EZ, Hubert A, et al. RNAi therapy targeting KRAS in combination with chemotherapy for locally advanced pancreatic cancer patients. Oncotarget. 2015;6: 24560–70.

[35] Jin Z, Chang KJ. Endoscopic ultrasound-guided fiducial markers and brachytherapy. Gastrointest Endosc Clin N Am. 2012;22:325–31. x

[36] Attili F, Fabbri C, Yasuda I, et al. Low diagnostic yield of transduodenal endoscopic ultrasound-guided fine needle biopsy using the 19-gauge flex needle: a large multicenter prospective study. Endosc Ultrasound. 2017;6:402–8.

[37] Laquière A, Lefort C, Maire F, et al. 19 G nitinol needle versus 22 G needle for transduodenal endoscopic ultrasound-guided sampling of pancreatic solid masses: a randomized study. Endoscopy. 2018; https://doi.org/10.1055/a-0757-7714.

[38] Di Matteo FM, Saccomandi P, Martino M, et al. Feasibility of EUS-guided Nd:YAG laser ablation of unresectable pancreatic adenocarcinoma. Gastrointest Endosc. 2018;88:168–174.e1.

[39] DeWitt JM, Sandrasegaran K, O'Neil B, et al. Phase 1 study of EUS-guided photodynamic therapy for locally advanced pancreatic cancer. Gastrointest Endosc. 2018. pii: S0016-5107(18)33033-5.; https://doi.org/10.1016/j.gie.2018.09.007.

[40] Lee JM, Choi HS, Chun HJ, et al. EUS-guided irreversible electroporation using endoscopic needle-electrode in porcine pancreas. Surg Endosc. 2018; https://doi.org/10.1007/s00464-018-6425-4.

[41] Scopelliti F, Pea A, Conigliaro R, et al. Technique, safety, and feasibility of EUS-guided radiofrequency ablation in unresectable pancreatic cancer. Surg Endosc. 2018; https://doi.org/10.1007/s00464-018-6217-x.

[42] Arcidiacono PG, Carrara S, Reni M, et al. Feasibility and safety of EUS-guided cryothermal ablation in patients with locally advanced pancreatic cancer. Gastrointest Endosc. 2012;76:1142–51.

[43] Romero-Castro R, Pellicer-Bautista F, Jimenez-Saenz M. EUS-guided injection of cyanoacrylate in perforating feeding veins in gastric varices: results in 5 cases. Gastointest Endosc. 2007;66:402–7.

[44] Gubler C, Bauerfeind P. Safe and successful endoscopic initial treatment and long-term eradication of gastric varices by endoscopic ultrasound-guided histoacryl (N-butyl-2-cyanoacrylate) injection. Scand J Gastroenterol. 2014;49:1136–42.

[45] Weilert F, Binmoeller KF. EUS-guided vascular access and therapy. Gastrointest Endosc Clin N Am. 2012;22:303–14.

[46] Rose S. Mechanical devices for arterial occlusion and therapeutic vascular occlusion utilizing steel coil technique: clinical applications. AJR Am J Roentgenol. 2009;192:321–4.

[47] Kawakami H, Kuwatani M, Kawakubo K, et al. Transpapillary dilation of refractory severe biliary stricture or main pancreatic duct by using a wire-guided diathermic dilator (with video). Gastrointest Endosc. 2014;79:338–43.

[48] Park DH, Lee TH, Paik WH, et al. Feasibility and safety of a novel dedicated device for one-step EUS-guided biliary drainage: a randomized trial. J Gastroenterol Hepatol. 2015;30:1461–6.

[49] Saumoy M, Arvanitakis M, Kahaleh M. Pancreatic fluid collections and necrosectomy with plastic stents *versus* lumen-apposing stents. Endosc Ultrasound. 2017;6:S132–7.

[50] Tonozuka R, Yunoki S, Itoi T, et al. Ex vivo assessment of anchoring force of covered biflanged metal stent and covered self-expandable metal stent for interventional endoscopic ultrasound. J Gastroenterol Hepatol. 2018; https://doi.org/10.1111/jgh.14307.

[51] Rustagi T, Chhoda A. Endoscopic radiofrequency ablation of the pancreas. Dig Dis Sci. 2017;62:843–50.

[52] Crinò SF, D'Onofrio M, Bernardoni L, et al. EUS-guided radiofrequency ablation (EUS-RFA) of solid pancreatic neoplasm using an 18-gauge needle electrode: feasibility, safety, and technical success. J Gastrointestin Liver Dis. 2018;27:67–72.

第2章 临床开展治疗性超声内镜工作的注意事项

Setting Up an Interventional EUS Service

Riadh Sadik Per Hedenström **著**

刘 翠 傅增军 **译**

潘 雪 张敏敏 金震东 **校**

内容要点

本章着重围绕以下几个有关治疗性超声内镜（EUS）的问题进行介绍。

- 开展治疗性 EUS 工作前需进行哪些方面的评估？
- 如何获得同事的认可和支持？
- 如何提高自己和团队的专业能力？
- 如何进行 EUS 介入诊疗科室规划？
- 如何保持和提高医疗水平？

本章将结合当前文献报道及个人经验总结来重点阐述临床开展治疗性超声内镜（EUS）工作相关的一些问题，在建立诊疗科室并制订初步诊疗步骤方面提供一些实用的建议。其中，还有一些个人思考，期望能为读者提供更多帮助。

一、评估超声内镜诊疗的临床需求

相信很多人都参加过有现场手术演示的有关内镜方面的学术会议，也会觉得这个展示过程很有趣，也想自己操作。对内镜技术的热爱是良好操作表现的驱动力，但是绝不能忘记"兴趣并不是做好内镜操作的保证"；同时，进取心和卓越的技术的作用也并不能取代临床经验和良好的判断力。技术的娴熟及丰富的经验都是内镜操作者不可或缺的特质。

那么，在开展治疗性 EUS 工作及建立诊疗科室前，需要考虑到哪些重要事项呢？

治疗性 EUS 的主要适应证是上消化道疾病及恶性肿瘤。因此，开展治疗性 EUS 工作及建立诊疗科室首先应考虑医院是否能收治足够数量的此类患者[1]。如同一家医院内已有开展治疗性 EUS

工作的科室，那么加入其中开展合作也许要比建立一个新科室相互竞争更为明智，因为相互的竞争可能会因各自收治病例数量减少而导致诊疗质量下降。

内镜医师应与接诊患者的临床医师进行讨论，充分关注患者需求及现有治疗方案的潜在缺陷，并提供建议。如与传统外科治疗相比，治疗性 EUS 同样有效性[2, 3]，则应充分权衡利弊选择合适的治疗方式。

尽管如此，仍会存在不同的见解。基于以下两方面与临床医师进行沟通更有利于获得认同和支持：一方面，应充分听取临床医师对患者情况的介绍；另一方面，应充分考虑到可能出现由于手术不成功导致的不良反应及并发症。此外，对热心于微创手术（特别是 EUS 介入治疗）的其他科室医师应积极给予专业上的帮助。

此外，在工作中可定期组织多学科团队会议，以讨论患者病情及治疗适应证。

在以上措施的基础上，应首先开展经过临床验证的常规技术，这也有利于评估介入治疗措施的成功率、并发症发生率等[4, 5]。不鼓励进行实验性干预或开展新技术，这更应由经验丰富的内镜医师进行。

熟练地学习和掌握超声内镜介入诊疗技术需要多年时间，需有很大的决心和耐心。坚持不懈的努力会得到患者的满意和同事的认可，同时也会有更多的就诊及转诊病例。

二、保持谨慎的态度及专业能力

如经评估该医院在病例方面适合开展 EUS 介入诊疗，此时需要评估医师自身的相关能力。

（一）自我反省意识及良好的判断力

部分人员对学习诸如 EUS 介入诊疗等先进的内镜技术很感兴趣，虽然他们也认为学习 EUS 具有挑战性，但仍急于开展复杂操作，有时甚至在未经正规培训的情况下开展治疗性 EUS 工作，这是极为不负责任的行为。

具备相应的专业能力并懂得适时谨慎使用相关操作十分重要。

（二）专业背景及相关经验

对于胆管引流及胰腺假性囊肿引流而言，既可经内镜进行引流（内引流）又可经腹部外科手术进行引流（外引流）[6-10]。熟练掌握经腹超声的知识对于医师进行治疗性 EUS 操作是有益的，但却不是必须的[11]。

既往具备 ERCP 技能同样具有重要的价值，但这也不是必须的[12]。作为 ERCP 医师，应熟悉导丝、支架植入的使用及透视检查。此外，还应充分了解 EUS 与 ERCP 之间的区别，例如治疗性 EUS 操作过程中无法固定导丝，因此建议使用长导丝；支架植入胆管需要一些力量，但如果在胰腺假性囊肿中使用同样的力量释放支架，则整个支架就会进入假性囊肿，因此建议选择中间有标记的塑料支架（图 2-1），这个标记有助于指导支架应该推进假性囊肿的程度。

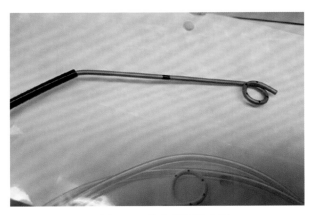

▲ 图 2-1 带有标记的支架

即使已经能够熟练操作 ERCP，仍应在超声内镜方面进行学习和练习。在超声内镜检查时，需将探头尽可能靠近靶器官，以获得更高质量的超声图像并更有效地操控配件。EUS 的视野非常局限，且是在相对宽阔的胃腔中进行检查。与之相比，ERCP 过程中十二指肠镜的重新定位相对容易。而在 EUS 操作中，由于导丝如果不在视野中的话是无法观察到的，因此诊疗过程中保持内镜稳定至关重要。但 EUS 也有其优势，即使因有囊液从腔内流出而模糊了内镜视野，也并不妨碍操作。

扎实的内镜基础知识至关重要。在学习的过程中，耐心、决心和谦逊的态度非常重要。如果有专项资金支持则更具优势。但最重要的是，需要掌握线性超声仪器显示的解剖学知识[13]。如果无法正确识别这些解剖结构，就无法进行介入操作，即"无视野、勿操作"。

在进行 EUS 诊疗时，了解不同的病变类型并做出准确诊断至关重要。不同的内镜医师其 EUS 学习曲线不同[14]。此外，为巩固已掌握的 EUS 技术，每年需要进行一定例次的诊疗操作，但这也是因人而异的。尽管如此，为掌握不同类型治疗性 EUS 技术，建议每年完成相关操作＞ 150 例次[15]。对于未经正规培训的内镜医师来说，鉴别胰脏假性囊肿与大的肾囊肿、胆囊或腹水有一定难度，因为胃与假性囊肿之间的观察窗非常有限，很难探测到。一名经验丰富的内镜医师正确诊断出某患者的胰腺病变为自身免疫性胰腺炎而非癌症，使患者免于外科手术。由此可见，临床干预的成功与否不应以创面大小或释放支架的数量作为评价指标，而应以患者是否获益来评价。

作为一名经验丰富的介入内镜医师，需了解可能发生的不良事件，并知晓如何避免及紧急处理。

（三）理论及培训

在其他章节中将详细讨论 EUS 的培训，在此仅提供几个建议。

大量阅读是学习的重要途径。初学者需要花费大量的时间和精力阅读该领域内的论文和书籍，在不同疾病 EUS 诊疗的适应证、有效性、干预措施的优缺点等方面获得有价值的前沿知识。然而，阅读相关论文和书籍应持谨慎的态度，警惕其的错误观点及不实描述。同时，随着文献数量不断增加及 EUS 介入技术日趋成熟，相关研究也不断深入。

参观其他医疗机构的介入手术及参加学术会议均可作为阅读学习的补充。此外，邀请本领域的专家来参观和指导同样具有重要价值，这样就有机会在专家的指导下进行操作，而不只是观看专家的操作。

三、内镜超声诊疗团队建设

复杂 EUS 操作绝不是"一个人的表演"。操作过程及患者的临床结局均高度依赖于团队中医师整体的技术熟练程度，团队成员的能力素质对成功进行治疗性 EUS 操作至关重要。

（一）内镜助手

内镜助手可能是团队中最重要的人。他们与内镜操作医师的合作最密切，这种合作应该是顺利且有效的。

如果之前在 ERCP 胆道支架植入或肠镜 EMR 操作中两人有过默契配合，将会有一定的优势，在不同配件使用方面的共同经验也有利于 EUS 操作。此外，团队成员在面对压力时的反应也十分重要，做出正确而迅速的反应有赖于良好的自我控制力及保持理性。有才能的助手可针对复杂情况提出自己的思考和建议。

当然，内镜医师与助手共同练习非常重要，但这也需要与助手共同参加一些研讨会或大型学术会议，既可拓展知识，又可加强团队整体的技能。

很多操作需要有两名助手来辅助。导丝、球囊、支架的操控及标本获取等，双人辅助要优于单人辅助，因此团队中有两名对 EUS 感兴趣的得力助手加入是完成高质量 EUS 操作的重要保障（图 2-2）。

（二）麻醉师

介入治疗的成功不仅依赖于手术人员的技术，还依赖于充分的手术准备和对患者的护理。在 EUS 诊断中，使用芬太尼和（或）异丙酚镇静是合理且安全的[16, 17]。麻醉过程应由专业麻醉师完成，采用高流量鼻给氧可最大化降低对全身麻醉的需求[18]。

然而，在治疗性 EUS 操作过程中，内镜医师是非常繁忙的。由于某些操作的精度要求高，需特别注意手术视野及对 EUS 配件的控制。同时，需密切关注内镜、超声、透视显示屏。操作过程中，如患者位置移动，有可能导致操作失败。因此，对患者进行全身麻醉，从而使其处于安静状态，有利于治疗。

胃肠内镜检查需要的时间较长，且检查过程中需对重要生命体征进行密切监测。健康人群中（包括老年人），胃充气膨胀会造成交感神经兴奋，进而通过胃血管反射致使血压升高[19, 20]。另一方面，丙泊酚类镇静最常见的并发症是低血压[21]。胃内注气可显著提高腹内压力及吸气压力峰值[22]。

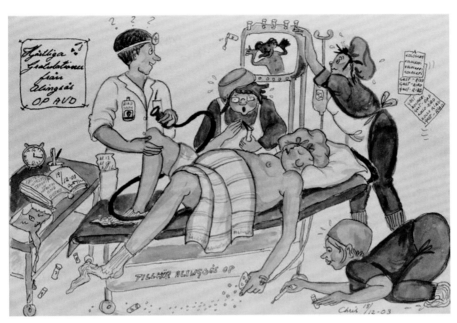

▲ 图 2-2　关于超声内镜的漫画：是梦之队还是梦魇队？诊疗过程中秩序井然还是混乱无序？
（图片由 Christina Andersson 提供）

因此，通气情况及患者血压在操作过程中会受到显著的影响，这应引起麻醉师的关注。

此外，应避免胃内容物或胃酸进入气道，例如胰腺假性囊肿引流过程中大量囊液引流至胃内，存在反流及误吸风险，全身麻醉气管插管是较为安全的处理措施。出于同样的原因，也可以考虑术后放置胃管。

尽管大多数情况下，治疗性 EUS 操作是安全的，但也可能出现大出血等严重不良事件 [2, 10]。出血是胆道梗阻 EUS 引流中潜在的并发症 [9]。虽然在由专业麻醉师对患者进行全身麻醉的情况下极少发生严重的并发症，但仍需引起足够的重视。

作者的个人经验是，全身麻醉在介入手术中十分重要，尤其是在操作时间较长的复杂介入操作过程中。

（三）介入放射医师

建议在团队中配备介入放射医师，特别是在进行胰腺假性囊肿引流或胆管引流等复杂操作时，他们的作用十分重要 [1]。然而，在 EUS 诊疗过程中，放射医师不必全程在场，而是在出现内镜医师无法控制的严重出血等情况时作为"援军"紧急救援。

（四）普通外科医师

同样，普通外科医师也无须全程在场，但在 EUS 诊疗过程中应有技术娴熟的外科医师值班，且其应参与复杂、特殊病例的讨论。在少数发生严重并发症或在特殊紧急情况下，需要外科手术治疗，例如在内镜下对术后支架移位的干预失败时需通过外科手术来处理 [23]。

（五）小组讨论

治疗性 EUS 操作过程要求掌握较多机器、配件等的操作，这需要通过整个团队配合来完成。每一个步骤的失败都有可能导致整个介入操作的失败。因此，不仅要求术者自己了解操作过程，还需与团队进行沟通。整个团队均需熟悉所要使用的配件及操作程序，对相关指示的执行必须清晰无误。

建议术前团队做短暂休整[24]，花费几分钟时间来熟悉操作步骤及所需使用的配件，这在一定程度上可有效避免并发症的发生。

四、治疗性超声内镜科室规划

不同医疗机构中治疗性 EUS 科室的规划各有不同，可结合实际情况根据预定目的进行调整。尽管如此，在准备建立 EUS 诊疗科室时应牢记以下几方面。

（一）超声内镜及配件

有关超声内镜及配件的内容已在其他章节有所介绍。尽管如此，在此仍有两个建议。

第一，确定主要投资预算不仅是一台超声内镜设备，而是两台。一台具有 3.8mm 较大孔道的治疗性线阵式超声内镜及一台具有 2.8mm 较小的孔道的适用于诊断性穿刺的超声内镜，都是必要的。

第二，花时间正确选择及采购配件（如不同类型的支架）。术前检查所有配件（可能非常多）处于备用状态。

（二）超声主机及监视器

应优先考虑超声主机的使用便捷性。应将其放置在便于使用的位置上，因为术中可能需多次优化超声图像，且与附近的大型设备之间应无干扰（图 2-3）。

（三）CO_2

与空气相比，CO_2 被胃肠道黏膜吸收的速度更快[25]，可减少胃肠镜检查后的肠胀气。然而，CO_2 在 EUS 中的应用研究仍较少[26]，但其在 ERCP[27]、黏膜下切除（ESD）[28]中的应用价值已得到证实。

尽管目前尚缺乏足够的证据支持，但根据我们的经验还是强烈建议在治疗性 EUS 操作中使用 CO_2，这不一定会减少操作时间，但可减轻肠胀气症状。CO_2 的快速吸收在避免因穿孔导致的气腹方面也具有潜在优势。此外，治疗性 EUS 操作过程中存在空气栓塞的风险，使用 CO_2 可将这种风险降至最低。

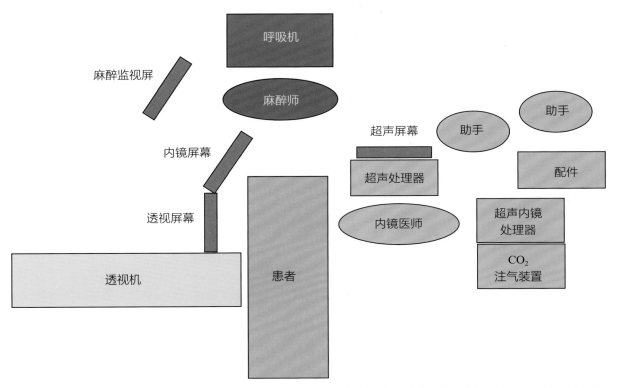

▲ 图 2-3　推荐的治疗性超声内镜工作人员布局，助手可位于内镜医师和超声处理器之间，有利于配件传递和操作

（四）透视设备

在治疗性 EUS 操作中，透视具有重要作用[1]。但在 EUS 引导下胰腺假性囊肿引流术中使用透视的必要性受到一些同行的质疑[29]。我们的惯例是常规引流不使用透视，但对于胆道和胰管引流及鼻胆 / 胰管的放置仍需进行透视引导。在介入操作前，应配备有透视设备并学会正确使用。同时，还应花费一些时间来思考透视屏幕相对于内镜和超声屏幕的最佳放置位置（图 2-3）。

框 2-1　治疗性 EUS 医师的关注点是什么？

我们作为治疗性 EUS 医师，是一群致力于拓展内镜诊疗操作范围的内科医师、外科医师或其他科室的医师，我们专注于治疗的成功。然而，我们应该记住，控制自身的情绪对于治疗而言并不是无关紧要的，如果某一操作没有成功，我们可能在接下来的几个小时会感到不开心，但是这对患者来说是完全不同的，他们可能会因未能达到治疗目的而面临继续无法进食或继续存在黄疸，让自己保持最好的状态才能更好地救治患者。

我们要把关注点由成功的操作转移到患者病情改善上来。您可能会想"这有什么区别吗？如果成功了患者会好起来！"对于这个问题，我们给出以下两个理由。

第一个理由可用一个病例来说明。患者将进行 EUS 引导下胰腺假性囊肿穿刺引流，一些医学同道前来观摩学习。在 EUS 检查时发现囊肿已经缩小，但仍易于引流，所以医师决定继续执行引流操作，因此得到大家的赞赏和掌声。一周后该患者因严重败血症再次入院，医师继续扮演英雄的角色通过内镜实施坏死组织清除术并放置支架。在这种情况下，医师的关注点在于操作的成功。但如果没有进行囊肿引流，患者就不需再次入院治疗。也许采取保守治疗更为合适，可使患者免于不必要的痛苦；此外，还可节省医疗资源。这就是将关注点放在患者病情改善上的选择，"克制就是获得"。

第二个理由是，如果我们将注意力集中在患者病情改善上，而不是集中在成功的操作上，会感到更加放松和平静，而保持放松状态，更有利于在治疗中发挥出更高的水平。我们积累了多年经验才认识到其重要性。

五、思考后开始实践

想要最大限度地提高治疗性 EUS 的操作成功率，需花费一定的时间针对不同病例进行评估，不仅需考虑指征，还需考虑是否存在潜在的禁忌证。

（一）风险评估和拒绝手术的勇气

患有肥胖、高血压、心力衰竭等疾病的患者在复杂内镜诊疗过程中发生并发症的风险高[30]，因此术后需对患者密切观察，及时发现并处理可能出现的并发症。任何手术，无论是否为微创手术，都有可能会导致严重的并发症，术前与有经验的医师详细讨论适应证和替代治疗方法，且需有外科医师和放射医师参与。

安全原则是毋庸置疑的。治疗性 EUS 在一定程度上是由于探索而推动的新兴学科，因此需有审慎的态度来进行操作，有时也需要一定的勇气拒绝某些操作。

在所有复杂内镜诊疗过程中，择期治疗效果往往优于急诊处理（图 2-4），也就是说，提前制订详细的介入操作计划并有充足的时间来实施，对潜在的不良事件采取相应防范措施，可将发生严重并发症的风险降至最低。这有助于获得较高的诊疗质量并将风险维持在合理的水平。当然，在EUS 引导的肝胃吻合术或胃肠吻合术等前沿和尚未成熟的技术中同样有效。

（二）准备好第一例操作

在进行第一次介入手术前，应该考虑哪些要点呢？

1. 所要治疗程序应由术者与患者经过沟通达成一致意见，术前应对患者充分告知治疗风险及预期疗效。复杂病例的治疗均应经过多学科会诊。

2. 刚刚开始从事治疗性 EUS 工作时应尽量避免复杂病例的处理。如果可能，开展首例治疗时可邀请请有经验的专家进行现场指导。此外，建议对患者进行全身麻醉，以便提供更合适的手术条件。

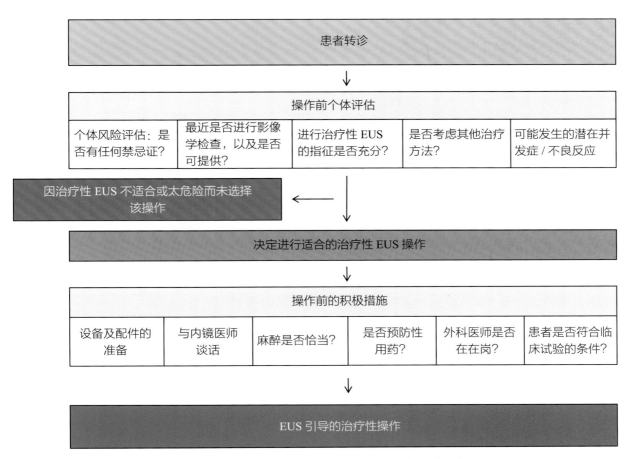

▲ 图 2-4　推荐的治疗性超声内镜（EUS）术前工作流程

3. 注意避免时间压力。要牢记，大多数内镜医师并不是全天都能保持良好的状态，在上午（尤其是早上）一般会有更好的工作表现[31]。此外，一旦有严重不良反应及并发症发生，早上获得其他科室同事的支持也会比下午或更晚的时间更加容易。

4. 制订完善的治疗计划，并对每一步骤在脑海中进行演练。所需的常规和特殊配件均应准备到位。如果有些东西对团队成员来讲是之前未接触过的，术前应预留充足的时间向其说明操作步骤、所要使用的配件及如何使用，这有利于团队整体的良好表现。然而，如果有团队成员在诊疗过程中的表现没有达到预期，也应保持冷静和专注，此时愤怒和指责毫无意义，反而会进一步影响大家的表现。

5. 团队共同完成整个操作后，应积极讨论本次操作的亮点和不足，并与其他科室有相关操作经验的同事共同探讨，思考如何进一步提高技术水平，并制订下一步的学习计划。

6. 此外，术前一天尽量不要和您的家庭成员发生争吵，保持愉悦的心情并尽早休息，是第二天顺利完成手术的重要保障。

框 2-2 如何避免因小失大？

即使医师出于好意，工作中也同样有可能会出错，这应该引起警惕。在这里举一个例子来说明。

有 1 例转诊患者拟接受 EUS 及 ERCP。根据资料，EUS 的适应证是诊断胰腺病变并进行胆管引流，患者在之前就诊的医院已经做过 ERCP，但未成功，也没有可用的图像。本次转诊治疗的重点是找到黄疸的原因并减轻胆道梗阻。这两个操作都是需要在患者镇静状态下实施的，迫于时间压力，EUS 探头直接推进至十二指肠以便检查胰头。常规的操作和建议是先在胃内检查胰体、胰尾和部分胰头，但当时的医师没有坚持那个程序，尽管在做 EUS，但却扮演了 ERCP 医师的角色。在十二指肠乳头预切开处可见一明显的血管，EUS 显示胆管内多发息肉导致胆道梗阻。为避免胆管或十二指肠乳头出血导致 ERCP 操作困难，医师并未摘除息肉，而是对胆管附近的一个肿大的可疑淋巴结进行了穿刺。然后，更换十二指肠镜，刷检胆管并放置金属支架引流，同时压迫可见血管。经过治疗，患者很高兴地出院了。一星期后医师又接诊了 1 例新的转诊患者，怀疑胰体存在较大的病变，这竟然又是之前经过治疗后出院的那位患者。然而这次该患者并不高兴。医师按照惯例首先检查了胰体胰尾，在胰体又发现了一个很大的病变。很明显，这位患者之前有两处病变，但在上一次检查中漏诊了一处！

这对医师来说是件尴尬的事情。

我们可以从这个案例中学到什么呢？

(1) 术前应尽可能多地收集关于患者的信息。这是转诊医师和接诊的内镜医师双方共同的责任。

(2) 对于通过干预想要实现的目的，应有明确的实施计划。

(3) 进行治疗性 EUS 操作应重新评估患者的病情，例如应注意到在转院过程中及 EUS 诊疗期间，胰腺假性囊肿可能会增大，也可能会缩小。

(4) 医师应秉承言行一致，知行合一。

六、实施后反复思考

EUS 干预措施的有效性及安全性如何？医师的表现如何？这些都是在建立 EUS 诊疗科室并开展 EUS 引导下介入诊疗工作之后需要思考的问题。

质量管理

在现代医学中，持续的质量评估是强制性的[32]。当然，如果您的同事把他生病的奶奶介绍给您来治疗，这是个好的迹象，说明您的专业水平得到了他的认可。然而，这并不是一个客观的专业素质评估。因此，在设立 EUS 诊疗科室后，应尽早开展质量评估。

我们强烈建议从事 EUS 诊疗工作的单位针对每个病例都提交一份关于 EUS 诊疗过程的伦理申请，原因有很多。首先，数据的收集将为医师 EUS 学习情况、手术技能及患者安全方面的评估提供重要信息。其次，这有助于发表治疗性 EUS 的前瞻性研究结果及分享相关经验，而目前这些信息是相对缺乏的，这对于医师自身及整个内镜学界都将是有价值的。类似的工作应在医师刚刚开始从事 EUS 诊疗时进行。最后，严格的伦理管理会提高医疗机构的可信度，此后会有更多的转诊患者。

经过多年的 EUS 诊疗工作后，您已经从向资深专家的学习以及自己的经验总结中获得丰富的知识和技能。您应该向缺乏经验的医师传授知识和技能，这种教学对患者和医学界都是有好处的。此外，您还可以通过向别人传授知识来进一步敦促自我学习，逐渐成长为这一领域的专家。

参 考 文 献

[1] Teoh AYB, Dhir V, Kida M, Yasuda I, Jin ZD, Seo DW, et al. Consensus guidelines on the optimal management in interventional EUS procedures: results from the Asian EUS group RAND/UCLA expert panel. Gut. 2018;67(7):1209–28.

[2] Bang JY, Navaneethan U, Hasan MK, Sutton B, Hawes R, Varadarajulu S. Non-superiority of lumen-apposing metal stents over plastic stents for drainage of walled-off necrosis in a randomised trial. Gut. 2019;68(7):1200–9.

[3] Artifon EL, Loureiro JF, Baron TH, Fernandes K, Kahaleh M, Marson FP. Surgery or EUS-guided choledochoduodenostomy for malignant distal biliary obstruction after ERCP failure. Endosc ultrasound. 2015;4(3):235–43.

[4] Sadik R, Kalaitzakis E, Thune A, Hansen J, Jonson C. EUS-guided drainage is more successful in pancreatic pseudocysts compared with abscesses. World J Gastroenterol. 2011;17(4):499–505.

[5] Wyse JM, Battat R, Sun S, Saftoiu A, Siddiqui AA, Leong AT, et al. Practice guidelines for endoscopic ultrasound-guided celiac plexus neurolysis. Endosc Ultrasound. 2017;6(6):369–75.

[6] Guo J, Saftoiu A, Vilmann P, Fusaroli P, Giovannini M, Mishra G, et al. A multi-institutional consensus on how to perform endoscopic ultrasound-guided peri-pancreatic fluid collection drainage and endoscopic necrosectomy. Endosc Ultrasound. 2017;6(5):285–91.

[7] Lee TH, Choi JH, Park Do H, Song TJ, Kim DU, Paik WH, et al. Similar efficacies of endoscopic ultrasound-guided transmural and percutaneous drainage for malignant distal biliary obstruction. Clin

Gastroenterol Hepatol. 2016;14(7):1011-9.e3.

[8] Teoh AY, Dhir V, Jin ZD, Kida M, Seo DW, Ho KY. Systematic review comparing endoscopic, percutaneous and surgical pancreatic pseudocyst drainage. World J Gastrointest Endosc. 2016;8(6):310–8.

[9] Wang K, Zhu J, Xing L, Wang Y, Jin Z, Li Z. Assessment of efficacy and safety of EUS-guided biliary drainage: a systematic review. Gastrointest Endosc. 2016;83(6):1218–27.

[10] Varadarajulu S, Christein JD, Tamhane A, Drelichman ER, Wilcox CM. Prospective randomized trial comparing EUS and EGD for transmural drainage of pancreatic pseudocysts (with videos). Gastrointest Endosc. 2008;68(6):1102–11.

[11] Polkowski M, Larghi A, Weynand B, Boustiere C, Giovannini M, Pujol B, et al. Learning, techniques, and complications of endoscopic ultrasound (EUS)-guided sampling in gastroenterology: European Society of Gastrointestinal Endoscopy (ESGE) Technical Guideline. Endoscopy. 2012;44(2):190–206.

[12] Meenan J, Anderson S, Tsang S, Reffitt D, Prasad P, Doig L. Training in radial EUS: what is the best approach and is there a role for the nurse endoscopist? Endoscopy. 2003;35(12):1020–3.

[13] Hedenstrom P, Sadik R. The assessment of endosonographers in training. World J Clin Cases. 2018;6(14):735–44.

[14] Wani S, Keswani R, Hall M, Han S, Ali MA, Brauer B, et al. A prospective multicenter study evaluating learning curves and competence in endoscopic ultrasound and endoscopic retrograde cholangiopancreatography among advanced endoscopy trainees: the rapid assessment of trainee endoscopy skills study. Clin Gastroenterol Hepatol. 2017;15(11):1758-67.e11.

[15] Eloubeidi MA, Tamhane A. EUS-guided FNA of solid pancreatic masses: a learning curve with 300 consecutive procedures. Gastrointest Endosc. 2005;61(6):700–8.

[16] Singh SA, Prakash K, Sharma S, Dhakate G, Bhatia V. Comparison of propofol alone and in combination with ketamine or fentanyl for sedation in endoscopic ultrasonography. Korean J Anesthesiol. 2018;71(1):43–7.

[17] Yusoff IF, Raymond G, Sahai AV. Endoscopist administered propofol for upper-GI EUS is safe and effective: a prospective study in 500 patients. Gastrointest Endosc. 2004;60(3):356–60.

[18] Schumann R, Natov NS, Rocuts-Martinez KA, Finkelman MD, Phan TV, Hegde SR, et al. High-flow nasal oxygen availability for sedation decreases the use of general anesthesia during endoscopic retrograde cholangiopancreatography and endoscopic ultrasound. World J Gastroenterol. 2016;22(47):10398–405.

[19] Rossi P, Andriesse GI, Oey PL, Wieneke GH, Roelofs JM, Akkermans LM. Stomach distension increases efferent muscle sympathetic nerve activity and blood pressure in healthy humans. J Neurol Sci. 1998;161(2):148–55.

[20] van Orshoven NP, Oey PL, van Schelven LJ, Roelofs JM, Jansen PA, Akkermans LM. Effect of gastric distension on cardiovascular parameters: gastrovascular reflex is attenuated in the elderly. J Physiol. 2004;555(Pt 2):573–83.

[21] Amornyotin S, Leelakusolvong S, Chalayonnawin W, Kongphlay S. Age-dependent safety analysis of propofol-based deep sedation for ERCP and EUS procedures at an endoscopy training center in a developing country. Clin Exp Gastroenterol. 2012;5:123–8.

[22] von Delius S, Karagianni A, Henke J, Preissel A, Meining A, Frimberger E, et al. Changes in intra-abdominal pressure, hemodynamics, and peak inspiratory pressure during gastroscopy in a porcine model. Endoscopy. 2007;39(11):962–8.

[23] Minaga K, Kitano M, Yamashita Y, Nakatani Y, Kudo M. Stent migration into the abdominal cavity after EUS-guided hepaticogastrostomy. Gastrointest Endosc. 2017;85(1):263–4.

[24] Dillon KA. Time out: an analysis. AORN J. 2008;88(3):437–42.

[25] Brandt LJ, Boley SJ, Sammartano R. Carbon dioxide and room air insufflation of the colon. Effects on colonic blood flow and intraluminal pressure in the dog. Gastrointest Endosc. 1986;32(5):324–9.

[26] Lo SK, Fujii-Lau LL, Enestvedt BK, Hwang JH, Konda V, Manfredi MA, et al. The use of carbon dioxide in gastrointestinal endoscopy. Gastrointest Endosc. 2016;83(5):857–65.

[27] Shi H, Chen S, Swar G, Wang Y, Ying M. Carbon dioxide insufflation during endoscopic retrograde cholangiopancreatography: a review and meta-analysis. Pancreas. 2013;42(7):1093–100.

[28] Takano A, Kobayashi M, Takeuchi M, Hashimoto S, Mizuno K, Narisawa R, et al. Capnographic monitoring during endoscopic submucosal dissection with patients under deep sedation: a prospective, crossover trial of air and carbon dioxide insufflations. Digestion. 2011;84(3):193–8.

[29] Consiglieri CF, Gornals JB, Busquets J, Pelaez N, Secanella L, De-La-Hera M, et al. Fluoroscopy-assisted vs fluoroless endoscopic ultrasound-guided transmural drainage of pancreatic fluid collections: a comparative study. Gastroenterol Hepatol. 2018;41(1):12–21.

[30] Long Y, Liu HH, Yu C, Tian X, Yang YR, Wang C, et al. Pre-existing diseases of patients increase susceptibility to hypoxemia during gastrointestinal endoscopy. PLoS One. 2012;7(5):e37614.

[31] Teng TY, Khor SN, Kailasam M, Cheah WK, Lau CC. Morning colonoscopies are associated with improved adenoma detection rates. Surg Endosc. 2016;30(5):1796–803.

[32] Domagk D, Oppong KW, Aabakken L, Czako L, Gyokeres T, Manes G, et al. Performance measures for ERCP and endoscopic ultrasound: a European Society of Gastrointestinal Endoscopy (ESGE) Quality Improvement Initiative. Endoscopy. 2018;50(11):1116–27.

第3章　治疗性超声内镜相关镇静与镇痛

Sedation and Analgesia for Interventional EUS

Mark A. Gromski　John DeWitt　著

刘亚萍　译

潘　雪　金震东　校

内容要点

- 治疗性超声内镜（EUS）操作通常要求对患者进行一定程度的镇静及镇痛。
- 镇静的程度及实施通常根据患者个体因素、医疗机构的惯例及 EUS 介入诊疗操作过程而异。
- 针对每一患者定制个体化的镇静和镇痛方案是最理想的。
- 这一领域需要更多后继研究，以进一步探索最安全、最高效且最具经济效益的镇静及镇痛策略。

　　过去的 20 年中，超声内镜（EUS）逐渐从一种初级诊断技术转变为一种具备诊断及腔内微创介入治疗功能的技术。目前已经可以进行 EUS 引导下活检、EUS 引导下药物注入、胆道及其他腔道介入操作，以及其他新式技术的应用。镇静和镇痛是所有治疗性 EUS 操作的一项基本需求。尽管如此，仍需要针对特殊的患者、介入操作相关情况制订个性化的镇静和镇痛方案。可用于 EUS 诊疗的镇静方式可分为最小程度的镇静、中等程度的镇静、深度镇静及全身麻醉 [1]。中等程度镇静（既往被称为"有意识的镇静"）是指对不抑制心血管或对通气功能的刺激有目的性反应的镇静水平 [1]。处于深度镇静中的患者可能难以被唤醒，但会对疼痛或反复刺激产生反应 [1]，在这种镇静水平下，可能需要对患者进行气道支持。在全身麻醉下，患者的心血管和通气功能可能受损，不会被疼痛或反复刺激唤醒 [1]。

　　一些影响因素，如患者极端的体重指数（BMI）、因存在某种并发症 [如阻塞性睡眠呼吸暂停综合征（OSA）或慢性阻塞性肺疾病（COPD）] 而需要氧气支持等，以及镇静的施术者（护士、消化科医师或麻醉师）、预期的镇痛维持时间、介入操作所造成的创伤程度等，在制订镇静及镇痛计划时均应考虑在内 [2]。美国消化内镜学会（ASGE）发布的指南建议，对接受内镜镇静的患者均应持续监测其血压、血氧饱和度及心率 [1]。在深度镇静过程中，应给予辅助供氧，并应用监测仪监测潮气末 CO_2 [1]。前期研究表明，对于高级内镜检查，即内镜下逆行胰胆管造影（ERCP）及 EUS，监测 CO_2 曲线图可有效降低患者发生低氧血症及窒息的风险 [3]。

一、治疗性超声内镜中的镇静及麻醉

与标准的诊断性食管、胃、十二指肠镜检查（EGD）相比，由于 EUS 的镜身直径较大且诊疗时间可能更长，临床几乎所有接受 EUS 的患者都被施以镇静。食管和胃的诊断性 EUS 无须静脉麻醉即可进行[4]。然而，Bonta 等[4] 研究发现，多数患者更倾向于接受镇静，而且没有采用镇静则通常意味着患者无法耐受诊疗过程。在诊断性和部分治疗性 EUS 中，中等程度和深度镇静状态下，患者气道通常很容易进入，这对于所有必要的抢救操作步骤十分有利，因此会比全身麻醉更多地被采用。对于接受治疗性 EUS 的复杂病例（交会技术、假性囊肿引流、胆总管十二指肠吻合术），建议采用全身麻醉。既往已有研究对多种形式的镇静药物的安全性和有效性进行了评估，包括氟哌利多[5]、异丙酚[6-20]、哌替啶联合咪达唑仑[6, 8, 10, 12, 21]、盐酸哌替啶联合咪达唑仑[22]、氯胺酮[21] 及全身麻醉[23]。中度镇静最常用的镇静和镇痛药物组合为阿片类联合苯二氮䓬类。异丙酚联合或不联合阿片类药物可用于部分中等程度及几乎所有预计进行深度镇静的手术。

ASGE 实践标准委员会近期发布了胃肠道内镜检查中的镇静及麻醉指南[1]。该指南建议，麻醉师应在出现以下情况时在内镜手术中提供协助：①需要深度镇静的长时间或治疗性手术；②预测患者对标准镇静药物不耐受；③出现严重并发症［美国麻醉师协会（ASA）评分为 4 分或 5 分］致使潜在相关不良反应的发生风险增高；④由于解剖上的原因而增加窒息风险[1]。

二、非麻醉专业医师对丙泊酚的应用

非麻醉专业医师在胃肠镜检查中使用丙泊酚镇静药物需经过特殊培训，并且需要在手术过程中连续监测生理指标。与使用阿片类联合苯二氮䓬类药物进行中等程度镇静相比，使用丙泊酚镇静可缩短麻醉实施时间，同时缩短复苏时间[1]。一项由 Vargo 等[6] 对比分析消化科医师主导的异丙酚镇静与咪达唑仑联合哌替啶镇静在 EUS 及 ERCP 诊疗过程中的镇静作用发现，丙泊酚镇静的患者术后 24h 基线活动及食物摄入量均得以恢复[6]。Yusoff 及其同事[20] 对 500 例接受内镜医师给予异丙酚镇静的上消化道 EUS 患者进行研究，同样发现了类似的结果。Pagano 等[13] 的另一项研究发现，在连续收集的 112 例接受 EUS 引导下细针穿刺抽吸（FNA）的患者中，由消化科医师实施的稳定的异丙酚镇静是安全且有效的。

此外，DeWitt 等[8] 研究发现，在先前接受门诊 EUS 诊疗的患者中，由经过培训并取得资质的护士使用丙泊酚镇静药物（nurse-administered propofol sedation，NAPS）镇静与使用咪达唑仑联合哌替啶镇静相比，NAPS 具有更快的镇静诱导及更快的 EUS 术后恢复，术后患者满意度也更高，且这两种镇静方式的费用相近。在胃肠镜检查中使用 NAPS 时，需要引起足够重视的事项之一是可能出现的长时间呼吸暂停、低氧血症及由此导致的对抢救操作的需求。Fatima 等[9] 的研究发现了令人欣慰的结果，在接受门诊 EUS 并接受 NAPS 的 800 多例患者中，仅有 0.5% 的病例在诊疗过程中需要辅助正压通气。在另一组 150 例年龄＞ 80 岁的接受 NAPS 介入内镜诊疗的患者中也验证了这些发现，且 NAPS 与咪达唑仑联合哌替啶镇静具有相似的安全性[10]。一项涉及 1899 例高级内镜诊疗操作的研究回顾性评估了间歇性深度镇静的 NAPS[19]，对 0.4% 的病例进行诊疗时需要麻醉师的支持，且在 1899 例中仅有 1 例患者需要气管插管进行气道抢救[19]。在 EUS 操作过程中，使用双光谱指数监测仪（BIS）监测大脑皮层活动来评估 NAPS 中的镇静水平似乎并不会提高诊疗的安全性[24]。因此目前建议通过标准的心肺监护及 CO_2 曲线图来将 NAPS 剂量调整至所需的中度或深度镇静水平。

必须谨慎选择由非麻醉专业医师使用异丙酚镇静的病例。EUS 诊疗团队成员必须接受气道抢救技术的培训，并在术中及术后对患者进行连续的生理指标监测。在 EUS 及 ERCP 操作中，丙泊酚镇静下需要进行气道抢救及发生气道改变的危险因素包括肥胖[15]、男性、ASA 评分 ≥ 3 分[11]。尽管已有多项研究证实了使用丙泊酚进行镇静的安全性，但由于不同地域法规的限制，美国范围内的使用仍受到限制[1]。

三、治疗性超声内镜操作的注意事项

目前有关评估治疗性 EUS 操作期间镇静水平与检查结果准确性之间关系的研究少见。Buxbaum 及其同事[25]对他们在 3 年内收治的 1171 例 ERCP 或 EUS 患者的镇静策略进行了前瞻性评估，将患者分为消化科医师镇静组（60%）及麻醉科医师镇静组（40%），分析发现与麻醉医师镇静组（8.9%）相比，消化科医师镇静组中失败手术的比例（13%）更高（$P < 0.001$）[25]。失败的操作（定义为无法成功完成操作，需要后续干预）被归类为技术失败或镇静失败。上述两组之间在技术失败方面差异无统计学意义。单因素及多因素分析显示，消化科医师镇静组的镇静失败率明显更高（$P < 0.001$）[25]。两组之间镇静相关不良反应的发生率相似[25]。重要的是，绝大部分 EUS 诊疗（90%）中的镇静都是由消化科医师实施的，相比而言，而由消化科医师实施麻醉的 ERCP 患者只有 54%。此外，接受 ERCP 与接受 EUS 的患者间，治疗成功率未见显著差异[25]。似乎该研究的总体结果都是在描述 ERCP 的不足，且该研究更侧重于接受 ERCP 镇静的病例而非一般意义上的介入治疗。

Ootaki 等[23]研究分析接受全身麻醉（由麻醉师完成）或接受咪达唑仑联合哌替啶 / 芬太尼的清醒镇静（由护士完成）的患者其实性胰腺肿物超声内镜引导下细针抽吸（EUS–FNA）的诊断率，全身麻醉组中 83% 的患者获得了细胞学诊断，清醒镇静组中 73% 的患者获得了细胞学诊断，使用全身麻醉与提高诊断率相关（$P=0.001$）[23]。这些结果促使一些医疗中心更提倡由麻醉师为需要组织活检的治疗性 EUS 患者实施全身麻醉。尚不清楚丙泊酚镇静能否在 EUS–FNA 中获得与使用全身麻醉相同的镇静效果。

全身麻醉通常适用于以下几种情况：①需要进行高风险操作；②需要同时进行 EUS 及 ERCP 操作；③患者需要采取俯卧位；④患者存在多种伴发疾病。一项涉及 54 例患者的小型研究显示，在清醒镇静作用下，对患者可安全地进行 EUS 与 ERCP 联合诊疗[26]。然而，鉴于这项研究的样本量较小，在推荐广泛使用之前，需有进一步研究来验证清醒镇静的安全性。在其他所需时间较长的治疗性 EUS 中或在使用内镜对上消化道进行多次插管（例如进行经胃壁胰腺囊肿坏死组织清创引流或在 EUS 引导下进行胃底静脉曲张注射疗法）的情况下，首选全身麻醉。这是一个需要深入研究的领域。尽管使用全身麻醉具有一些潜在的益处，但过度使用可能会增加医疗成本[27]，并降低内镜检查日程的效率。Perbtani 等[28] 的一项研究表明，气管插管用于介入性内镜检查对效率指标（包括内镜手术时间、非内镜检查时间及总时间）产生了显著的负面影响。

　　总之，对 EUS 手术而言，一定程度的镇静及镇痛几乎是必须的。镇静的程度及由谁来实施镇静通常取决于患者、医疗机构及 EUS 诊疗团队等特定因素，例如一般情况良好的患者接受诊断性直肠超声内镜检查时可能仅最小程度的清醒镇静，这可很容易地由消化科医师来实施。对于需要在 EUS 引导下进行胰腺囊肿胃造瘘术及坏死组织清除术的患者，最合理的方案是由麻醉师来提供镇静并对麻醉情况进行监测。针对每个病例制订个性化的镇静及镇痛方案是最理想的。目前有关治疗性 EUS 中患者镇静方面的研究较少，今后需对该领域进行进一步探讨，以寻找最安全、最有效及最具成本效益的镇静及镇痛策略。

参 考 文 献

[1] ASGE Standards of Practice Committee, et al. Guidelines for sedation and anesthesia in GI endoscopy. Gastrointest Endosc. 2018;87(2):327–37.

[2] Gromski MA, Matthes K. In: Urman RD, Gross WL, Philip BK, editors. Anesthesia outside of the operating room. Chapter 18: gastrointestinal endoscopy procedures. Oxford: Oxford University Press; 2018. p. 185–91.

[3] Qadeer MA, et al. Capnographic monitoring of respiratory activity improves safety of sedation for endoscopic cholangiopancreatography and ultrasonography. Gastroenterology. 2009;136(5):1568–76; quiz 1819-20

[4] Bonta PI, et al. Conscious sedation for EUS of the esophagus and stomach: a double-blind, randomized, controlled trial comparing midazolam with placebo. Gastrointest Endosc. 2003;57(7):842–7.

[5] Rizzo J, Bernstein D, Gress F. A randomized double-blind placebo-controlled trial evaluating the cost-effectiveness of droperidol as a sedative premedication for EUS. Gastrointest Endosc. 1999;50(2):178–82.

[6] Vargo JJ, et al. Gastroenterologist-administered propofol versus meperidine and midazolam for advanced upper endoscopy: a prospective, randomized trial. Gastroenterology. 2002;123(1):8–16.

[7] Fanti L, et al. Target-controlled infusion during monitored anesthesia care in patients undergoing EUS:

propofol alone versus midazolam plus propofol. A prospective double-blind randomised controlled trial. Dig Liver Dis. 2007;39(1):81–6.

[8] Dewitt J, et al. Nurse-administered propofol sedation compared with midazolam and meperidine for EUS: a prospective, randomized trial. Gastrointest Endosc. 2008;68(3):499–509.

[9] Fatima H, et al. Nurse-administered propofol sedation for upper endoscopic ultrasonography. Am J Gastroenterol. 2008;103(7):1649–56.

[10] Schilling D, et al. Sedation with propofol for interventional endoscopy by trained nurses in high-risk octogenarians: a prospective, randomized, controlled study. Endoscopy. 2009;41(4):295–8.

[11] Cote GA, et al. Incidence of sedation-related complications with propofol use during advanced endoscopic procedures. Clin Gastroenterol Hepatol. 2010;8(2):137–42.

[12] Nayar DS, et al. Comparison of propofol deep sedation versus moderate sedation during endosonography. Dig Dis Sci. 2010;55(9):2537–44.

[13] Pagano N, et al. Balanced propofol sedation in patients undergoing EUS-FNA: a pilot study to assess feasibility and safety. Diagn Ther Endosc. 2011;2011:542159.

[14] Repici A, et al. Balanced propofol sedation administered by nonanesthesiologists: The first Italian experience. World J Gastroenterol. 2011;17(33):3818–23.

[15] Wani S, et al. Obesity as a risk factor for sedation-related complications during propofol-mediated sedation for advanced endoscopic procedures. Gastrointest Endosc. 2011;74(6):1238–47.

[16] Amornyotin S, et al. Age-dependent safety analysis of propofol-based deep sedation for ERCP and EUS procedures at an endoscopy training center in a developing country. Clin Exp Gastroenterol. 2012;5:123–8.

[17] Riphaus A, et al. Intermittent manually controlled versus continuous infusion of propofol for deep sedation during interventional endoscopy: a prospective randomized trial. Scand J Gastroenterol. 2012;47(8–9):1078–85.

[18] Cheriyan DG, Byrne MF. Propofol use in endoscopic retrograde cholangiopancreatography and endoscopic ultrasound. World J Gastroenterol. 2014;20(18):5171–6.

[19] Jensen JT, et al. High efficacy with deep nurse-administered propofol sedation for advanced gastroenterologic endoscopic procedures. Endosc Int Open. 2016;4(1):E107–11.

[20] Yusoff IF, Raymond G, Sahai AV. Endoscopist administered propofol for upper-GI EUS is safe and effective: a prospective study in 500 patients. Gastrointest Endosc. 2004;60(3):356–60.

[21] Varadarajulu S, et al. Prospective randomized trial evaluating ketamine for advanced endoscopic procedures in difficult to sedate patients. Aliment Pharmacol Ther. 2007;25(8):987–97.

[22] Agostoni M, et al. Midazolam and pethidine versus propofol and fentanyl patient controlled sedation/analgesia for upper gastrointestinal tract ultrasound endoscopy: a prospective randomized controlled

trial. Dig Liver Dis. 2007;39(11):1024–9.

[23] Ootaki C, et al. Does general anesthesia increase the diagnostic yield of endoscopic ultrasound-guided fine needle aspiration of pancreatic masses? Anesthesiology. 2012;117(5):1044–50.

[24] DeWitt JM. Bispectral index monitoring for nurse-administered propofol sedation during upper endoscopic ultrasound: a prospective, randomized controlled trial. Dig Dis Sci. 2008;53(10):2739–45.

[25] Buxbaum J, et al. Anesthetist-directed sedation favors success of advanced endoscopic procedures. Am J Gastroenterol. 2017;112(2):290–6.

[26] Che K, et al. Safety of same-day endoscopic ultrasound and endoscopic retrograde cholangiopancreatography under conscious sedation. World J Gastroenterol. 2010;16(26):3287–91.

[27] Liu H, et al. Utilization of anesthesia services during outpatient endoscopies and colonoscopies and associated spending in 2003–2009. JAMA. 2012;307(11):1178–84.

[28] Perbtani YB, et al. Impact of endotracheal intubation on interventional endoscopy unit efficiency metrics at a tertiary academic medical center. Am J Gastroenterol. 2016;111(6):800–7.

第4章　治疗性超声内镜教学与培训

Training in Interventional EUS

Claudio G. De Angelis　著

李诗钰　译

潘　雪　金震东　校

内容要点

- 超声内镜（EUS）是一种先进的内镜操作技术，从事相关诊疗工作的医师应深入学习 EUS 操作技能，提高自身专业水平。
- 掌握 EUS 操作技能通常需要花费额外的时间来学习超出标准医师培训范围的知识。
- 不同级别的 EUS 短期强化培训可能有助于医师提高和保持 EUS 专业知识及操作技能水平。
- 欧洲、美洲及亚洲地区在 EUS 教学及培训方面有所不同。
- 合理的 EUS 培训方式基于以下几个必要步骤：①选择合适的人员进行 EUS 培训；②传授一定的理论知识；③通过不同类型的模型及模拟器对参培人员进行仿真训练；④基于真实病例对参培人员进行临床培训。
- 对 EUS 操作能力的评估，主要是通过使用一些经过验证的评估方法或分数系统来进行的。

一、概述

超声内镜（EUS）是 20 世纪 80 年代初由日本、美国、德国的研究小组共同开发的一种相对较新的技术，主要是为了克服当时常规超声、CT 等检查技术在评估胰腺及其病理学改变方面遇到的困难。EUS 的研发耗费了很长的时间，但在研发成功后其不仅能够非常清晰地显示胰腺，还可用于对胃肠道壁层及邻近淋巴结进行组织学、解剖学研究。EUS 设备具有一个安装在特定内镜顶端的小型超声换能器，结合了内镜及超声两种技术的潜能。因此，其在 20～30 年的时间内逐渐成为一种主流技术，对消化内镜检查的临床实践和许多消化系统疾病的诊疗均起到至关重要的作用。EUS 作为一项内镜与超声相结合的技术，其操作者需要同时掌握这两种技术的操作方法。既往已有大量关于 EUS 技术（图 4-1）及设备领域的创新，主要是操作孔道的扩大，这使得包括 EUS 引导下细针抽吸（EUS-FNA）/细针穿刺活检（FNB）及治疗性 EUS（图 4-2）等 EUS 技术都有了长足的发展。还有一些 EUS 专用的配件被研发出来并投入市场（图 4-3）。在 21 世纪初，EUS 与 ERCP 相结合

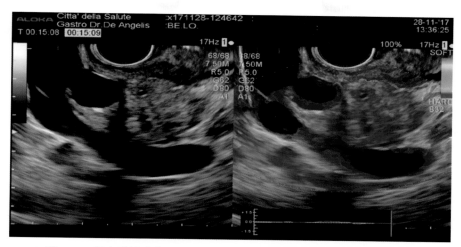

▲ 图 4-1　超声弹性成像显示胰头肿块阻塞胆总管，病灶贴近门静脉汇流处

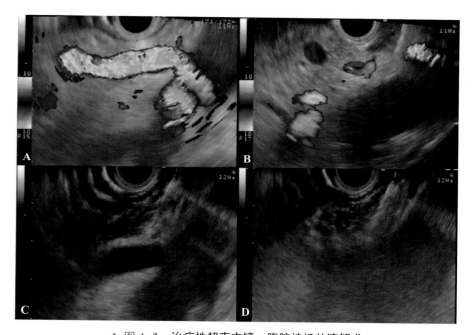

▲ 图 4-2　治疗性超声内镜：腹腔神经丛溶解术

A. 显示腹腔干（彩色多普勒成像）；B. 插入穿刺针；C. 注射布比卡因；D. 注射无水乙醇，可见腹腔干周围出现云雾状低回声

　　的概念（图 4-4）就有了端倪，但在 2007—2010 年才真正得以实现并逐渐应用到少数医疗中心的临床实践中。直到 2007 年之后，在美国执业的高年资医师开始被要求在参加 ERCP 培训的同时也要参加 EUS 培训。在医学教育层面，这两种技术也是从 2007 年才开始真正整合的 [1]。

　　这些新的进展使专业的医疗中心及科研机构清楚地认识到，在不久的将来，EUS 及其相关的新技术是否会对消化内镜、胃肠病学、肿瘤学及外科手术的临床实践产生重大影响，这在很大程度上取决于 EUS 培训问题的解决。

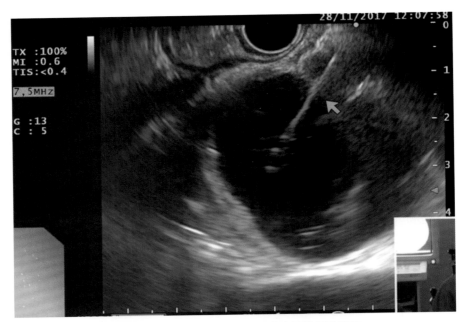

▲ 图 4-3　治疗性超声内镜：胰腺假性囊肿引流

使用新型专用设备（Boston Scientifics 公司的 Hot AXIOS 支架）

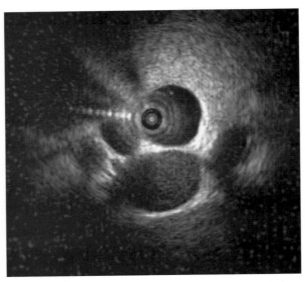

▲ 图 4-4　将超声内镜与内镜下逆行胰胆管造影相结合的胰腺 – 胆道手术

将导管内超声微探头置于管壁正常的扩张的肝内胆管，可见门静脉三联征

　　EUS 一直被认为是最具技术挑战性和难度的内镜手术之一，需要由技术熟练的内镜医师来进行操作，并教授学员。因为认知与技术能力都是操控内镜技术及识读超声图像所必需的。近年来，EUS 在临床实践中的进展和应用越来越多，包括其在复杂的介入手术中的应用，如胰胆管引流、建立吻合口、建立介入血管通路、肿瘤消融等。EUS 的适应证已得到越来越多其他临床使用者的认可，因而临床上对训练有素的超声内镜医师的需求也大幅增加。但目前仍存在一些问题，这些问题主要

与开展培训成本高、获得资格认证的 EUS 专家相对缺乏、范围持续扩大的介入性 EUS 操作的培训需求不断增长及正规的 EUS 培训项目长期缺乏有关。

二、全球超声内镜教学及培训现状

EUS 是一种先进的技术，操作者需要具有高超的操作技能及渊博的纵隔及腹腔解剖知识。众所周知，EUS 的学习需要花费大量的时间和精力。尽管在专门的 EUS 中心进行教学培训是一直以来公认的培训 EUS 初学者的最佳方式，但大多数学员无法接触到此类正式的培训项目，并且关于培训的内容也尚未达成广泛共识。

（一）美国的 EUS 教学及培训

美国消化内镜学会（ASGE）自 1999 年起就开始发布 EUS 培训指南及其后续的修订版 [2-5]。ASGE 指南推荐，那些已经在胃肠道培训项目中取得了一定的常规消化内镜操作能力，并且完成了至少 24 个月标准胃肠道培训项目的医师可进行 EUS 培训。然而，在美国专门的 EUS 中心较少，而且有时会在高级内镜培训项目中额外增加为期一年的 ERCP 与 EUS 双重或单一培训课程。因此，为了成为一名合格的 EUS 医师，在美国已获得医师资格者还需要在可授予 EUS 执业资格的大学附属医院接受额外一年的专业培训。但由于专业技能及各地人力需求不同，并非所有学员都应遵循这些程序。同样的，也不是所有的培训项目都有相同或相似的培训内容。安全有效地进行 ERCP、EUS 或内镜下黏膜切除术（EMR）、腔内支架置入术、小肠镜、高阶的黏膜闭合技术、肥胖症治疗内镜治疗、治疗性 EUS 及包括内镜下黏膜剥离术（ESD）和经口内镜下食管括约肌切开术（POEM）在内的黏膜下层内镜治疗等微创介入手术所需的独特技能，促进了高级内镜培训项目的发展 [6, 7]。2012 年，ASGE 建立了一个匹配项目来规范申请流程（www.asgematch.com）。自从这个项目成立以来，每年约有近 100 名申请人竞争 60 个参加培训的名额。在 2018 年的匹配项目中，共有 90 名申请人竞争 69 个高级内镜培训名额。尽管目前没有明确的课程要求，且培训项目多变，但较好的 EUS 培训项目通常都可提供密切的专家指导、会议讨论、综合教学、科研支持及定期反馈。2018 年匹配的项目中提供有 ERCP 及 EUS 方面的培训，其中大多数项目还提供了 EMR、电凝切、小肠镜或其他相关先进技术操作（如腔内支架置入术及高阶的黏膜闭合技术）方面的培训；且 > 50% 的项目提供了 ESD、POEM 及肥胖症内镜治疗方面的培训，但实际操作时间通常很有限，培训能力也不能得到保证 [7]。2017 年 Wani 等 [8] 进行了一项前瞻性多中心研究发现，学员在高级内镜培训期间操作 ERCP 及 EUS 中位次数分别为 350 次（125～500 次）和 300 次（155～650 次）。此外，在 ERCP 操作中，未切开十二指肠乳头的中位病例数为 51 例（32～79 例）。在进行 ERCP 操作的病例中，多数患者符合胆道疾病治疗指征；而进行 EUS 的病例则大多是符合胰胆疾病指征 [8]。该研究发现，大多数高级内镜学员对治疗性 EUS 的操作、胰腺疾病的 ERCP 操作及需要高难度插管技术的 ERCP 操作接触有限。而这些高级培训课程本应保证学员能够学习到相应的技术并具备一定的能力，能够安全、独立地完成实践操作。既往大多以学员完成操作的数量及培训导师的主观评价作为衡量该学员能力水平的基础。而最近，我们越来越清楚地认识到，要求完成绝对操作数量并不足以确保学员获得足够的专业操作能力，我们开始关注于学员应该在监督下完成病例操作的最低数量。ASGE 建议，EUS 培训主要组成应包括了解三维解剖、学习基本内镜检查原理、了解超声物理学、掌握腹部成像的其他影像学检查技术（如 CT 及 MRI）、学习胃肠道癌的分期，如果条件允许，还应再加上细胞学方面的初步学习。学习效果主要取决于培训期间完成操作的病例数量及培训的课时。既往有关于学习掌握 EUS 操作技能所需完成的病例数量方面的研究报道较少。ASGE 曾推荐，在监督下完成 190 例 EUS 操作（包括 75 例胆胰疾病、75 例消化道癌分期、40 例上皮下病变）及 50 例 EUS–FNA 操作（包括 25 例胰腺病例、25 例其他病例）后即可通过培训并被授予 EUS 执业资格 [2, 3]。但近期修订的 ASGE 指南中指出，在评估 EUS 能力之前，学员至少应在监督下独立完成 200 例 ERCP 操作（包括 80 例括约肌切开术及 60 例胆道支架置入术）[4]；且推荐在对其进行能力评估之前，学员应在监督下独立完成 225 例 EUS 操作 [5, 7]。然而，直到目前，怎样定义 EUS 培训的充分性以及三年期培训项目和高级胃肠道医师培训项目应要求学员完成多少次独立操作尚无统一标准，且 ASGE 指南中的建议也并未考虑不同学员间存在的固有差异及他们在学习内镜技能上的天资差异。鉴于以操作数量为衡量基础的操作能力评估体系的局限性，建立全面的、标准化的能力评估体系已成为近年来的研究重点。在美国，医学继续教育评鉴委员会（ACGME）采用了新的认证体系（即 NAS 体系，Next Accreditation System），以加强调基于能力的医学教育。该认证体系的优势是确保学员完成学习过程中特定的目标，以及将学员的学习进展清楚地展示出来。怎样定义该系统中的这些目标，以及如何采取有效的评估方法，同时为学员提供持续的反馈使他们可以有针对性地进行改进，是近期业界所关注的重点问题 [7]。

EUS 及 ERCP 技能评估工具（TEESAT）是用于评估学员 EUS 及 ERCP 操作能力的方法之一，具有很强的有效性。采用这一方法，除可对能力进行全面评估外，还可评估几项独立的技术操作及学员的理论知识，因此可在整个培训项目期间得以持续应用。一项采用 TEESAT 进行评估的前瞻性多中心研究发现，不同学员之间 EUS 及 ERCP 学习曲线具有显著的差异性，建议可创建一个全国性的集中数据库来持续监测及反馈高级内镜培训学员 EUS 及 ERCP 的个性化学习曲线 [8]。这将使得培训项目的负责人及各科目的培训导师能够明确发现学员存在的具体不足，从而有针对性地纠正。

2018 年 Wani 等 [9] 在 *Gastroenterology* 期刊上发表的一项前瞻性多中心队列研究报道中讨论了个体化反馈对学员学习曲线、EUS 及 ERCP 质量指标（QI）的影响。该研究采用 TEESAT 对来自 20 个培训项目的 24 名高级内镜学员进行评估，并给出季度反馈。培训结束时，有 92% 的 EUS 学员及 74% 的 ERCP 学员掌握了全面的 EUS 技术能力。在研究第二阶段的第一年里，学员接受了独立的实践评估，研究发现大多数 EUS 及 ERCP 学员的表现达到了 QI 的合格标准（EUS 总体诊断率为 94%，胰腺肿块恶性病变的诊断率为 84%；ERCP 总体插管成功率为 95%）。虽然不能在高级培训阶段结束时确认所有学员的技术能力，但大多数学员在独立实践的第一年就达到了 EUS 及 ERCP

的 QI 合格标准，这在一定程度上证实了 TEESAT 的有效性，通过该方法可提供周期性的反馈，并最终确定进行中的培训项目的效果。

此外，EUS 培训项目应具有某种用于指导学员选择培训项目或高级培训课程的评估体系。培训项目在结构、过程及结果这几方面应有其最低标准，例如最低培训导师人数、EUS 及 ERCP 培训的可行性、是否使用有效的评价方法定期对学员进行的能力评估、手把手培训学员的最低操作次数、要求学员独立完成十二指肠乳头插管的整体成功率、进行未切开十二指肠乳头插管的成功率、FNA/FNB 有效采样率及相关并发症发生率[7]。

（二）欧洲的 EUS 教学及培训

欧洲在 EUS 教学方面与美国相似，既往多年以来同样是通过学员完成的操作数量及培训导师的主观评价作为能力评价的基础，但最近越来越多人认识到，要求完成绝对的操作量不足以确保学员操作能力，而且欧洲学者也开始关注于在对学员进行能力评估之前应要求其在监督下完成的最低操作数量。这个最低标准的可变性很大，且取决于学员的本身的技能和天分、对超声和内镜原理知识的掌握程度及培训项目的整体教学质量[6]。

欧洲内镜专家的普遍共识是从事胃肠道的超声检查（T 分期病变及上皮下病变）的医师需要至少接受 3～6 个月的训练，而从事胆、胰 EUS（图 4-1）及 FNA 可能需要长达 1 年的强化训练[10,11]。同时，一个来自英国消化疾病学会工作组的建议是，学员至少应完成 250 例 EUS 操作（包括 80 例消化道癌、20 例上皮下病变及 150 例胰胆疾病）[12]。

在 2017 年发表的一篇评估学员操作 EUS 能力的系统性综述中明确指出，EUS 培训学员实际所需完成的操作数量可能会远远超出 ASGE 建议的操作数量[8]。

多年来，如何建立架构良好、组织有序的高质量 EUS 培训体系一直是 EUS 在欧洲临床实践中发展的一个重要的问题。这种缓慢的发展可能是欧洲胃肠病医师培训项目中缺乏专门的 EUS 教学内容的原因。然而，在过去 15 年中，开展 EUS 诊疗及 FNA 操作的医疗中心数量几乎呈指数性增长[11,13,14]。这与正规的 EUS 培训相对缺乏及通过认证的 EUS 培训中心数量较少形成了鲜明的对比。为了更好地满足日益增长的 EUS 培训需求，许多欧洲国家成立了 EUS 俱乐部、兴趣团体或委员会等组织机构，这些组织机构有些是由 EUS 医师组织聚集起来的，有些是由某一国家的内镜学会及胃肠病学会建成的[11]。

欧洲消化内镜学会（ESGE）组织过一些 EUS 研讨会及课程，并认可许多 EUS 领域其他国家或机构的会议和课程。2012 年，ESGE 发布了有关消化领域 EUS 引导下组织获取的学习、技巧和并发症的技术指南[15]，此后在 EUS 领域沉默了很长一段时间；近期 ESGE 又发布了用于监测 ERCP 及 EUS 操作质量的关键性操作指标。在 EUS 科室，通过实施这些评价措施可识别出相对薄弱的诊疗团队以及能力不足的医师个人，以便采取措施努力提高诊疗水平，最终目的是改善患者的预后；必要时，应向内镜医师提供培训和帮助。这些都是卓有成效的举措。

在欧洲各地，经常有一些非常著名且历史悠久的 EUS 学术会议及培训课程，如 EuroEUS 直播课程（主要是在马赛及米兰）、在阿姆斯特丹学术医学中心（Academic Medical Center）举办的 EUS 直播（由 Paul Fockens 在哥本哈根进行直播），以及由 Peter Vilman 组织的 EUS 课程及会议（曾被称为 NEEG，即北欧 EUS 研讨组）。

欧洲一些国家或地区的 EUS 培训课程、研讨会、大型学术会议（有时也包括培训项目）中，会有一些分散举办的 EUS 学术活动。其中，在法国有一个项目我认为是其中组织最好的，该项目是由法国超声内镜俱乐部（CFE）及法国消化内镜学会（SFED）共同运营的，学员将获得医师执业资格后接受为期 2 年的 EUS 培训，从而能够获得消化 EUS 执业资格。该项目于 1993 年在马赛开设，培训地点设在马赛北部医院（M.Barthet）：每年有 20～35 名学员参加，学员每年必须参加 3 次为期 1 周的课程（在马赛的 3 个医疗中心举办 2 次理论课程及 1 次实践课程），最后通过视频测试对学员进行评估，并在其通过考核后授予结业证书。但在法国，该证书并不是医师进行 EUS 操作所必须持有的。CFE 还会在每年 1 月组织一次法国国内的 EUS 年会，并在次年举行一次现场演示。在欧洲其他国家（意大利、西班牙、比利时、德国、英国、匈牙利、土耳其），内镜学会内部的国家性 EUS 俱乐部、兴趣团体或学术委员会也在特定的地点以不同的模式组织 EUS 培训课程，提供基础和高级课程及每年或定期举办的全国胃肠病学及内镜方面的学术大会上举行全国性的 EUS 专题会议。在意大利和西班牙都举办了一些高级治疗性消化内镜（包括 EUS）培训或针对研究生（硕士）或初级医师继续教育的 EUS 培训，但学员可以动手实践的课程很少。

一些大学正试图建立新的欧洲胃肠病医师培训项目规则，包括 EUS 理论课程及实践培训时间超过 1 年或 2 年的内镜医师培训。

与法国一样，其他一些国家（匈牙利、德国）也在推行 EUS 许可证考试或 EUS 资格认证，但许可证或资格认证对 EUS 的执业目前并不是强制性的，只是推荐使用。从 2017 年起，英国开始了一系列专门针对 EUS 的学员培训课程以及由联合顾问团体（JAG）授权的 EUS 基本技能课程，但到目前为止，JAG 及其内镜培训系统（即 JETS，JAG Endoscopy Training System）对于高级内镜培训的帮助仍较少，JAG 从未定义过 EUS 的认证流程，但有些工作已经在进行中了。在俄罗斯，是由俄罗斯 EUS 专家协会（RASEUS）来组织开展 EUS 课程及电子学习课程、发行教学专用 CD 及 DVD、组织网络研讨会及一些国际间 EUS 实践教学和与合作的 EUS 现场课程。而在一些欧洲国家（德国、意大利、土耳其），许多 EUS 课程是由 Pentax 公司、Olympus 公司、Boston Scientifics 公司及 Cook 公司等大型公司来组织的。还有一些欧洲国家的内镜医师个人会选择在国外的医学中心（如美国、日本或其他欧洲国家的医学中心）进行短期的访问学习。在不同国家的一些网站上还可以找到教学视频、临床病例讨论、图谱、既往的 EUS 课程及 EUS 教学视频直播的录像等 [11, 17, 18]。

从 2003 年开始，来自比利时、法国、意大利和西班牙的 EUS 专家以及其他各国 EUS 协会的官方代表在布鲁塞尔成立了一个国际 EUS 工作组，其目的在于将欧洲的俱乐部或 EUS 兴趣团体的能力、经验和机制结合起来，这促成了欧洲 EUS 学会（EGEUS）的成立。EGEUS 是由 EUS 领域的国家俱乐部或兴趣团体或委员会和（或）致力于 EUS 工作的个人组成的协会。2010 年年底，RASEUS 加入了 EGEUS，随后土耳其 EUS 兴趣团体、中东和非洲 EUS 兴趣团体、英国 EUS 操作者小组、匈牙利 EUS 俱乐部（HEC）、葡萄牙消化 EUS 小组（GRUPUGE）、罗马尼亚 EUS 兴趣团体（GREUS）以及克罗地亚消化疾病学会 EUS 分会逐渐加入进来。EGUS 还接受来自欧洲国家的个人成员。如今，EGEUS 可能已经成为了世界上较大超声内镜医师团体的代表，约有来自 35 个国家的 1216 名正式成员 [11, 18]。

EGEUS 的主要目标之一是促进 EUS 医师和护士的教学及培训。到目前为止，这项任务是通过每两年举办一次的欧洲 EUS 大会来完成的，举办地包括巴黎（2005 年）、都灵（2007 年）、巴塞罗那（2009 年）、布鲁塞尔（2011 年）等，在布鲁塞尔首次与 CFE 合作组织了一整天的现场操作演示活动，此后每一届 EGEUS 大会上都有进行现场演示活动，即在伊斯坦布尔（2013 年）、爱丁堡（2015 年）及都灵（2017 年）举办的会议。之后的一届大会在 2019 年（12 月 8 日及 9 日）于莫斯科举行。从 2008 年开始每 2 年 EGEUS 都会在意大利举办一个国际 EUS 现场课程，2008 年（伊莫拉）及 2010 年（都灵）举办的是治疗性 EUS 课程；2012—2018 年，其演变为一个国际性的 EUS-ERCP 联合操作现场课程，一直在都灵举行。

EGEUS 更新了官方网站（www.egeus.org），现在该网站已成为一个适合高质量的实时和录制视频媒体播放的全新平台。你可以在这个网站上找到一些有趣的东西（如 EUS 教学图像和视频集、国际知名专家既往的演讲、有关全球 EUS 会议和课程的新闻、EUS 测试、进行多中心研究的建议等），而重点是关于本章的主题，即 EGEUS 对欧洲 EUS 教学模式的一些建议。其目的是使欧洲的正规 EUS 培训项目标准化，为 EUS 教学及 EGEUS 认证的 EUS 培训提供指导方针，以建立合格的培训 [18]。在表 4-1 中，您可以找到一个教学模式建议，EGEUS 将根据特殊的验证共享标准选择拟推荐的专业中心及专家导师。

表 4-1　EUS 教学模式的 EGEUS 建议

教学项目	教学形式	人物、时间、地点
模块 1	在线教学	一名高级学员与一名或多名普通学员通过电子邮件和 EGEUS 网站沟通合作 1 年
模块 2	从旁观摩	一名学员在选定的医学中心观摩学习 1 周至 3 个月
模块 3	实际操作	一名学员进行 4～12 个月的学习实践。前 2～3 个月以观摩为主，此后以实际操作为主
模块 4	现场学习	人员可包括内镜医师、护士、细胞病理学专家等，短期访问学习时间为 2～3 天（在医学中心接受集中培训）

在过去 2 年中，ESGE 以其主席 Thierry Ponchon 的名义，提议开始并逐步加强 ESGE 与 EGEUS 之间的联系与合作，承认 EGEUS 是欧洲唯一的 EUS 科研团体，并于 2018 年在布达佩斯开始合作举办这个科研团体的第一届"ESGE 日"活动，并第一次举办了一个专门讨论 EUS 最新进展的 EGEUS-ESGE 会议。2019 年在布拉格举行的第二届"ESGE 日"活动中，这种形式的合作明显增加，活动中有很多关于 EUS 的主题项目和会议以及至少 6 次 EGEUS-ESGE 联席会议。

ESGE 及 EGEUS 还与欧洲以外的 EUS 兴趣团体或 EUS 委员会取得联系并开展合作，例如与印度消化内镜学会（SGEI）及亚洲 EUS 联盟（AEG）发起的印度 EUS 俱乐部［即印度 EUS 工作组（EWGI）] 开展合作 [11, 18]。

（三）亚洲的 EUS 教学及培训

随着治疗性 EUS 的应用进展越来越广泛，亚洲国家对熟练超声内镜医师的需求也在持续增长。与西方国家拥有长期的 EUS 发展史形成鲜明对比的是，步入 21 世纪以来在亚洲除了日本、韩国及中国之外，亚洲没有正式的 EUS 研究员项目。EUS 的开展情况在不同亚洲国家差别很大，因为有些国家已经有多年 EUS 应用历史，有些国家在 EUS 操作及研究方面正迅速发展，而有些国家才刚刚开始使用 EUS。由于许多地区缺乏 EUS 培训计划，大多数亚洲的内镜医师只能依靠参加美国或欧洲的医疗中心的培训项目或高级内镜培训课程来掌握 EUS 技能，但只有少部分内镜医师有机会在这些特殊的海外培训中受益 [6, 19]。

在 2006 年公布的 2004 年 EUS 实践调查中，在日本以外的亚太地区，只有 22.5% 的受访 EUS 医师接受为期 6 个月以上的正式的海外项目培训；而令人震惊的是，有 49.3% 的 EUS 医师是自学的 [20]。从这项调查来看，阻碍 EUS 在亚洲国家进展的最主要因素可能是学习困难以及缺乏专业培训机会。为满足亚洲地区对这些相对更先进、更正规的 EUS 专业培训的需求，2012 年，类似于 EGEUS 的亚洲 EUS 小组（AEG）在正式成立，AEG 不隶属于任何专设的社团。在过去几年中，AEG 举办了一系列系统化的 EUS 研讨会。距 2004 年那次调查 15 年后的今天，情况似乎有所改善，地区性的 EUS 学习机会在亚洲更加广泛，但正式的培训项目仍相对缺乏。AEG 正试图通过组织完善的短期培训活动来克服这一问题，但这些培训通常是短期、非专业性的培训项目。其目的还在于加快 EUS 的教学及培训的发展，以满足临床日益增长的对技术熟练的 EUS 医师的需求 [6, 19]。

在 2012 年 10 月至 2013 年 10 月的一年中，由 20 名亚洲 EUS 专家组成了专家组，在 8 个亚洲国家组织了 11 场研讨会。在斯里兰卡、巴基斯坦、泰国、越南、新加坡及菲律宾的 6 场研讨会上，学员在完成培训前后还进行了笔试和技能测试。学员在完成培训后其对 EUS 引导下定位操作的成功率显著高于培训前（$P < 0.000\ 1$）。这些很好地证明了通过有组织的培训计划可大幅提高学员在 EUS 方面的理论知识及操作技能，有助于在亚洲培养更多优秀的 EUS 医师 [21]。到目前为止，AEG 在全亚洲组织了 60 多个 EUS 培训项目，为学员提供了一种也许不如全日制 EUS 培训严格，但确实可有效提高 EUS 技能的学习方法，约有 1400 名 EUS 医师参加培训。近期，AEG 又进一步设立了 EUS 教学导师训练项目，迄今为止已有来自亚洲不同地区的约 40 名导师参与其中 [19]。

与长期固定的培训项目相比，短期的集训培训的模式在亚洲更受欢迎。这些项目在某些方面是具有优势的，例如可让学员在一个模块与下一个模块的学习之间有机会在自己就职的医疗机构进行复习和实践。世界内镜组织（WEO）的 EUS 国际学校（WISE）项目就是一个很好的例子，这是一个最先进的 EUS 培训，为期 1 年，其重点是在医师职业生涯的早期进行 EUS 培训，从而培养出一批优秀的年轻（30—45 岁）EUS 医师。WISE 的学员（一般不超过 10 名医师）将通过讲座、病例解析、在虚拟模拟器及活体动物上进行实践以及对真实患者病例的观摩等方面，从基础解剖开始学习，直至全方位接触到 EUS，熟练掌握治疗性 EUS。

（四）现在及将来该如何正确进行 EUS 教学及培训

根据上述 EUS 教学及培训的全球经验、国际科学协会指南推荐以及我们在意大利 Molinette 医院的内镜及 EUS 中心 20 年的教学经验，我们尝试探索最佳的 EUS 系统学习途径。首先，必须选择合适的学员参与 EUS 培训：学员可以是至少具有 1～2 年的基础内镜学习经历的医师，也可以是想要学习更复杂内镜操作的普通内镜医师，甚至是想要学习 EUS 进而接触 EUS 联合 ERCP 诊疗这一新领域的 ERCP 专家。6 个月或更长时间的经腹超声训练对学员可能会有所帮助，但这不是绝对必要的。

学习 EUS 的正确途径：我们可以遵循 Miller 四层金字塔理论，金字塔的前两层是"知道是什么"和"知道怎么做"，这与实践操作的基础理论知识相关。第三层是"演示怎么做"，即在模拟环境中进行操作。第四层则是"行动"，即对真实病例进行实践操作[22]。学员每完成一步都，在进入下一步之前均应经过测试。因此，首先需要理论学习，以专家授课（现场或网络讲座）形式为主，并通过阅读相关的教科书、图谱、论文、手册及观看教学视频、访问专设的网站等方式进行自学；然后是具体的病例观摩学习，以真实病例的视频演示、直播和录播手术视频、集体讨论等；在进行实践操作之前，还需进行模拟训练[11, 23]。如今，患者的诊疗安全越来越受到重视，因此由患者承受 EUS 医师最初的实践训练已不再被临床所接受，医师可通过在不同类型的模型或模拟器上进行仿真训练来克服 EUS 学习中早期的难题。

1. EUS 练习模型及模拟器的分类

（1）基于计算机的模拟器：此类模拟器（如 Simbionix 公司的 GI-Mentor 模拟器）基于发展成熟的飞行模拟器技术[6, 19, 24, 25]，同时配备 EUS（EUS 向导）及 ERCP 模式[26]，由一个带有轮子的手推车及其上的塑料人体模型构成，在人体模型上有一个用于上消化道内镜检查的"口腔"和一个用于下消化道内镜检查的"肛门"。人体模型的内部设置有能够向用户提供触觉反馈的传感器。有几种经过改造的内镜可以用于该模拟器。通过模拟内镜头端的传感器，计算机系统可根据使用者对内镜的移动生成动态实时内镜视图。模拟器主操纵手柄部分的设计类似于标准内镜设备，但手柄上设置有模拟传感器，该传感器可通过气泵系统感受到力的反馈，并且配备有警报功能以防对"胃肠壁"施加的力过大或是打入的空气太多。EUS 向导技术是为环扫和线性阵列 EUS 而研发的[24]，其基于人体解剖学提供了一种逼真的线性或环扫的实时超声图像显示。学员可借此获得正确调节内镜头端、识读 EUS 图像及辨认标志性结构方面的经验，但目前通过模拟器进行方针操作时还无法感受到配件通过工作孔道时的自然阻力，而这对于更有效地模拟 EUS-FNA 过程是必要的。另一个基于计算机的模拟器是虚拟现实 EUS 模拟器（EUS Meets Voxel-Man），其可提供线性 EUS 图像的三维解剖动画，以促进 EUS 更好地定位及促使医师更快地学习。该模拟器基于人体的真实解剖结构，经过最近更新升级后（第二版）可在标准的个人电脑上使用，但没有操作内镜和穿刺针的功能[6, 19, 24, 27]。不幸的是，现在并没有练习 EUS-FNA 专用的虚拟现实模拟器，但可通过 GI-Bronch 向导模拟器（Simbionix 公司）及 AccuTouch 柔性支气管镜模拟器（CAE Healthcare 公司）来练习

EBUS-TBNA 操作[23]。

（2）Phantoms 模型：该模型由 Olympus 公司研发的主要由橡胶和（或）硅制作而成（图 4-5），包括显示上皮下肿瘤和各种肿瘤浸润深度的 EUS 显像的模型以及用不同类型和大小的硅块模拟淋巴结或囊性病变以模拟 EUS-FNA 的模型。其多种型号的模型可用于模拟环扫和线性阵列 EUS 下胰胆管显像以及 EUS-FNA 操作。虽然模型无法充分模拟真实的人体解剖，但有助于学员学习 EUS 及 EUS-FNA 的基本技术，特别是如何开始操作以及放置 EUS 镜头和 FNA 穿刺针[6, 19, 25]。

（3）离体动物模型：此类模型是由分离出体外的动物器官和塑料部件组合而成的。其中，在内镜领域最著名的是 Erlangen 主动式模型（EASIE）（ECE Training 公司），该模型于 1997 年研发，此后用于治疗性 EUS 训练，是第一种以真实方式模拟血液喷出的模型[28]。EASIE 的外观类似为人体，其中放入准备好的动物（猪）器官，并配备外部灌注系统。这种离体模型近似于人体实际情况，且制作成本较低，但其缺点是使用前需要长时间的模型制备，需要处理动物器官，且组织特性不及

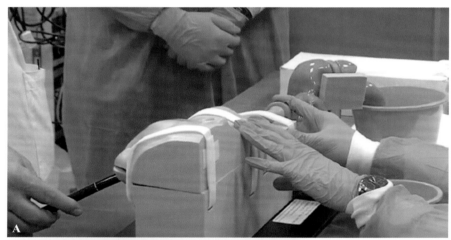

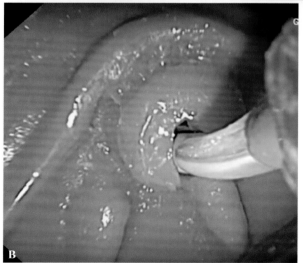

▲ 图 4-5　Phantoms 模型（Olympus 公司），可用于学习将超声内镜与内镜下逆行胰胆管造影（ERCP）相结合的内镜操作及 ERCP 引导下细针抽吸
（图片由 C. De Angelis 提供）

活体动物模型[6, 19, 25, 28]。EASIE 可被改装成 EUS 训练模型（EUS-RK 模型）[29, 30]，即在其内部额外加入由硅、明胶、管道和（或）其他材料，用于模拟腔外结构 EUS 成像。这可能需要多花上 6h 的时间来进行制备，制作完成后其在冷藏保存的情况下可持续使用 2～3 天。该模型的优点是可模拟 EUS 及 EUS-FNA 操作，且可使用常规的 EUS 器械进行操作，并可被改装成治疗性 EUS 应用模型。EUS-RK 模型是目前除活体猪模型外最"真实"的 EUS-FNA 练习模型，但其不大适合 EUS 解剖学的教学及 EUS 引导下实时定位。近年来，由于 3D 技术的发展，对人体各部位的仿真模拟可通过生物打印技术来实现。近期，一种先进的、适合于治疗性 EUS 操作教学的体外模型已被研发出来，这是一种参照胆管原型以 3D 打印技术制作的模型，可组合到猪或山羊的肝脏中，用于 EUS 引导下的胆管引流训练[31]。Dhir 等[25] 的研究结果很好，但还需要对更大样本量的学员进一步研究，以确定这种胆管原型的 3D 打印模型对治疗性 EUS 训练的有效性。然而，可以预期的是，在不久的将来利用 3D 打印技术制作 EUS 训练模型会取得进一步的发展。但所有这些离体模型都有一个重要缺点，即缺乏"触觉"模拟。

(4) 活体动物模型：此类模型是最近似于人体实际情况的 EUS 训练模型。虽然不同器官的定位和厚度不同，但触觉反馈与人体组织几乎相同[6, 19, 25]。猪模型是最常用的 EUS 训练模型，猪的胃肠道足够大，可容纳标准大小的内镜器械，且其解剖结构（管壁分为 5 层，肝脏的回声结构与人体相近）及 EUS 成像表现（从猪胃的位置进行探测易于显示胰腺、左肾及腹腔干，可通过多普勒技术显示血管结构）与人类相似。此外，还可通过向猪胃肠壁注射某些物质来模拟上皮下病变并进行一些介入技术教学，包括诊断性技术（如 FNA）及治疗性技术（如胰腺假性囊肿引流或腹腔神经丛溶解术）[25, 32-34]。也许通过活体动物模型可获得最好的训练体验，但此类模型通常难以获得且价格昂贵，且需要有专用的仪器设备和专业的实验室空间。此外，活体动物实验应该遵循每个国家的伦理准则及法律规定进行。以上这些特性在一定程度上限制了其广泛使用[6, 25]。

2. 模型或模拟器的选择

每种模型或模拟器都有其优缺点。基于计算机的模拟器，其优势为易于操作、可长期使用，引进成本虽然较高但后续使用所需附加费用低；但往往也会由于这种模拟器过于昂贵而限制其推广应用。此外，这类模拟器与真实的 EUS 操作仍有一定差距，且不适合于 EUS-FNA 培训。Phantoms 模型也十分易于使用，且其使用前的准备工作少，但也存在缺乏真实感的不足，虽然可进行 EUS-FNA 训练，但不能用于学习 EUS 解剖。离体动物模型相对更加逼真，但使用前需进行大量的准备工作，且在使用后也需要进行处理；此外，这类模型不具备活体组织的特性，EUS 解剖呈现差。活体动物模型可提供最现实的 EUS 训练体验，但所需成本高，且需要有特殊的设施和设备。不同的模型之间，更多的是相互补充而非相互竞争的关系。虽然这些模型的使用有助于提升 EUS 训练效率，但它们并不能取代在 EUS 专家监督下的临床实践[6, 25]。

回到我们之前的话题，如今 EUS 教学及培训的最佳方式。首先，在基于计算机的模拟器、Phantoms 模型、离体动物模型或活体动物模型上完成至少 50～75 次 EUS 训练（整个培训过程中推荐使用活体动物模型）后，具备一定能力的 EUS 医师将在监督下开始临床实践的基础期。开始阶段可在接诊量较大的 EUS 中心（经过认证的 EUS 培训中心）进行 2～3 个月的单纯观摩学习，期间可协助资深 EUS 医师进行大约 128～240 例 EUS 操作。在接下来的 1～2 个月内，学员可在一些 EUS 诊疗过程中在退镜时进行一些检查（在监督下完成 20～80 个操作）；并在之后的 2～3 个月内，在监督下独立完成 40～120 例完整的检查，包括一定数量的 EUS-FNA/FNB 操作。一般来说，学员需要在 3～6 个月的培训期间在监督下完成 60～200 例检查后才会具备独立完成 EUS 及 EUS-FNA/FNB 的能力。所有这些仅仅是完成 EUS 操作的数量，但是现在对于 EUS 培训的关键问题是：成为合格的 EUS 医师需要通过多少次考试？我们从已发表的文献、科研协会发布的指南和建议中找到了一些答案 [2-5, 7]，由于个人的专业知识储备、内镜操作技能（包括技术和理论两方面）以及天资和能力的不同，不同学员掌握 EUS 技能所需的实际操作数量可能存在显著的差异 [35, 36]。由此带来了如何对学员进行评估的问题，即能力评估问题。在一些研究中，试图通过使用不同的 EUS 评估工具（EUSAT）或预先确定好的评分系统来解决了这个问题，采用一些标准化的数据收集方法，把不同的 EUS 步骤纳入进去，在评分量表上对每个步骤进行评价 [35-41]。2015 年，Wani 等 [37] 采用累积和分析（CUSUM）生成了一种新颖的综合性 EUS 能力评估方法；2017 年，Wani 等 [8] 又使用了另一种既可评估 EUS 又可评估 ERCP 技能的方法，即 EUS 及 ERCP 技能评估工具（TEESAT）。然而，在所有的评估方法中只有一部分方法涵盖了完整的诊断性 EUS 操作步骤和过程评估。迄今为止，尚缺乏已得到充分验证的 EUSAT，这意味着目前还没有关于 EUS 学员操作的标准化测评方案和评估方法 [36]。

再次回顾之前所说的关于 EUS 教学及培训的最佳方式的话题，我们的建议是：由 EUS 专家每隔 1～2 周对学员的能力进行一次评估（即每完成 5～10 次操作进行一次评估）。技能评估仍应以 EUS 专家的个人主观判断为基础，但也应适当使用一些经过验证的评估方法或评分系统，将评估客观化。

在确认学员能够胜任独立完成 EUS 操作后，还要面对另一个重要的问题，即如何确定在完成培训后学员保持和提高其所获得的 EUS 技能水平，关于这一点，目前只能参考 ASGE 发布的建议 [36]。

(1) 经过培训的超声内镜医师应记录下本人每年完成的 EUS 操作例数。

(2) 应参考 ESGE[16] 或其他学术协会提出的表现评估法，定期回顾其完成 EUS 操作的质量及结果。

(3) EUS 医师应定期参加继续教育性质的学术活动（如学术会议、现场课程及实践研讨会）。

三、结论

在过去几年中，EUS 已被纳入了世界各地的消化系统疾病培训项目，但在大多数国家的常规胃肠病学培训项目中，EUS 的教学效率并不高。高级内镜培训，尤其是 EUS 及 ERCP 的培训，是当今的一个关键性问题，这些培训的主要目的是为了保证新一代内镜医师获得足够的 EUS 操作技能及理论知识，从而能够安全、有效地进行这些具有挑战性和高风险的内镜操作，并能够处理操作相关的并发症。

现阶段，在没有监督的情况下通过试验和纠错方式进行 EUS 的自学的模式已被淘汰。临床治疗性 EUS 需求正急剧增高，而且操作越来越复杂，但大多数 EUS 诊疗是在三级医疗中心由精通 EUS 及 ERCP 的专家来完成的。这明显反映出一个问题，急需培养出新一代具备 EUS 及 ERCP 操作能力的高级内镜医师来熟练操作这些高难度技术，从而应对临床需求，但这显然与目前缺乏专设的 EUS 诊疗中心和高级 EUS 导师以及学员实践操作量少的情况相矛盾。对于这个问题，无论是体内模型还是体外模型，都可以在这些高级内镜操作的培训中发挥关键作用。

随着这些新型联合微创手术技术的发展及 EUS 的应用越来越广泛，临床对于技艺精湛的超声内镜医师的需求不断增加。作为培训导师，主要的责任是培训熟练的内镜医师及 EUS 医师，使其在进入独立临床实践时具备充分的认知和操作能力，并最大限度地提升治疗效果。为了在近期达成目标，我们应对现行的培训准则进行完善和修订，为高级内镜医师建立一个标准化的课程，并实施普遍有效的技能评估方法，确保能够不断地、有针对性地反馈给学员。最终的目标是培养出足够多训练有素的 EUS 医师；或在 EUS 与 ERCP 联合诊疗方面，有足够多优秀的胆胰介入内镜医师能够完成这些复杂操作。

参 考 文 献

[1] De Angelis C, Caletti GEUS. History. In: De Angelis C, Bocus P, editors. IEC atlas of endoscopic UltraSound. Turin: Minerva Medica; 2013. p. 1–7.

[2] Van Dam J, Brady PG, Freeman M, Gress F, Gross GW, Hassall E, et al. Guidelines for training in electronic ultrasound: guidelines for clinical application. From the ASGE. American Society for Gastrointestinal Endoscopy. Gastrointest Endosc. 1999;49:829–33.

[3] Eisen GM, Dominitz JA, Faigel DO, Goldstein GA, Petersen BT, Raddawi HM, et al. Guidelines for credentialing and granting privileges for endoscopic ultrasound. Gastrointest Endosc. 2001;54:811–4.

[4] Jorgensen J, Kubiliun N, Law JK, Al-Haddad MA, Bingener-Casey J, Christie JA, et al. Endoscopic retrograde cholangiopancreatography (ERCP): core curriculum. Gastrointest Endosc. 2016;83:279–89.

[5] Faulx AL, Lightdale JR, Acosta RD, Agrawal D, Bruining DH, Chandrasekhara V, et al. Guidelines for privileging, credentialing, and proctoring to perform GI endoscopy. Gastrointest Endosc. 2017;85: 273–81.

[6] Cho CM. Training in endoscopy: endoscopic ultrasound. Clin Endosc. 2017;50:340–4.

[7] Duloy A, Wani S. Advanced endoscopy training in the United States. GI and Hepatology news. Bethesda: AGA Institute; 2019. Retrieved from www.mdedge.com.

[8] Wani S, Keswani R, Hall M, Han S, Ali MA, Brauer B, et al. A prospective multicenter study evaluating learning curves and competence in endoscopic ultrasound and endoscopic retrograde cholangiopancreatography among advanced endoscopy trainees: the rapid assessment of trainee endoscopy skills study. Clin Gastroenterol Hepatol. 2017;15:1758–67.

[9] Wani S, Keswani RN, Han S, Aagaard EM, Hall M, Simon V, et al. Competence in endoscopic ultrasound and endoscopic retrograde cholangiopancreatography, from training through independent practice. Gastroenterology. 2018;155:1483–94.

[10] Caletti G, Togliani T, Fusaroli P. EUS education in EU. Dig Endosc. 2004;16(Suppl):142–3.

[11] Leong Ang T, De Angelis CG, Alvarez-Sanchez M, Chak A, Chang KJ, Chen R, et al. EUS 2010 in Shanghai – highlights and scientific abstracts. Endoscopy. 2011;43(Suppl 3):1–20.

[12] Meenan J, Harris K, Oppong K, McKay C, Penman I, Carroll N, et al. Service provision and training for endoscopic ultrasound in the UK. Frontline Gastroenterol. 2011;2:188–94.

[13] Meenan J, Anderson S, Tsang S, Reffitt D, Prasad P, Doig L. Training in radial EUS: what is the best approach and is there a role for the nurse endoscopist? Endoscopy. 2003;35:1020–3.

[14] Rösch T. State of the art lecture: endoscopic ultrasonography: training and competence. Endoscopy. 2006;38(Suppl 1):69–72.

[15] Polkowski M, Larghi A, Weynand B, Boustière C, Giovannini M, Pujol B, et al. Learning, techniques, and complications of endoscopic ultrasound (EUS)-guided sampling in gastroenterology: European Society of Gastrointestinal Endoscopy (ESGE) technical guideline. Endoscopy. 2012;44:190–206.

[16] Domagk D, Oppong KW, Aabakken L, Czakó L, Gyökeres T, Manes G, et al. Performance measures for endoscopic retrograde cholangiopancreatography and endoscopic ultrasound: a European Society of Gastrointestinal Endoscopy (ESGE) quality improvement initiative. United European Gastroenterol J. 2018;6:1448–60.

[17] De Angelis C, Carucci P, Repici A, Isabello A, Rizzetto M. Place de l'échoendoscopie en Italie. The place of echoendoscopy in Italy. Acta Endoscopica. 2003;33:162–9.

[18] De Angelis C, Manfrè SF. Past, present and future of EGEUS. In: Sillabus, 5th European EGEUS Congress. November 21–22, 2013, Istanbul. p. 25–6.

[19] Wong JYY, Kongkam P, Ho KY. Training in endoscopic ultrasonography: an Asian perspective. Dig Endosc. 2017;29:512–6.

[20] Ho KY. Survey of endoscopic ultrasonographic practice and training in the Asia-Pacific region. J Gastroenterol Hepatol. 2006;21:1231–5.

[21] Wang MH, Dy F, Vu VK, Lim LG, Tayyab GU, Ratanachu-ek T, et al. Structured endoscopic ultrasonography (EUS) training program improved knowledge and skills of trainees: results from the Asian EUS Group. Dig Endosc. 2015;27:687–91.

[22] Miller GE. The assessment of clinical skills/competence/performance. Acad Med. 1990;65(Suppl 9):63–7.

[23] Konge L, Colella S, Vilmann P, Clementsen PF. How to learn and to perform endoscopic ultrasound and endobronchial ultrasound for lung cancer staging: a structured guide and review. Endosc Ultrasound. 2015;4:4–9.

[24] Bar-Meir S. A new endoscopic simulator. Endoscopy. 2000;32:898–900.

[25] Kim GH, Bang SJ, Hwang JH. Learning models for endoscopic ultrasonography in gastrointestinal endoscopy. World J Gastroenterol. 2015;21:5176–82.

[26] Desilets DJ, Banerjee S, Barth BA, Kaul V, Kethu SR, Pedrosa MC, et al. Endoscopic simulators. Gastrointest Endosc. 2011;73:861–7.

[27] Burmester E, Leineweber T, Hacker S, Tiede U, Hütteroth TH, Höhne KH. EUS meets Voxel-Man: three-dimensional anatomic animation of linear-array endoscopic ultrasound images. Endoscopy. 2004;36:726–30.

[28] Neumann M, Mayer G, Ell C, Felzmann T, Reingruber B, Horbach T, et al. The Erlangen Endo-Trainer: life-like simulation for diagnostic and interventional endoscopic retrograde cholangiography. Endoscopy. 2000;32:906–10.

[29] Matsuda K, Hawes RH. How shall we experience the EUS before the first actual procedure? Development of modified Erlangen Active Simulator for Interventional Endoscopy (EASIE) model for EUS training. Gastrointest Endosc Clin N Am. 2002;56:S143.

[30] Hochberger J, Matthes K, Maiss J, Koebnick C, Hahn EG, Cohen J. Training with the compactEASIE biologic endoscopy simulator significantly improves hemostatic technical skill of gastroenterology fellows: a randomized controlled comparison with clinical endoscopy training alone. Gastrointest Endosc. 2005;61:204–15.

[31] Dhir V, Itoi T, Fockens P, Perez-Miranda M, Khashab MA, Seo DW, et al. Novel ex vivo model for hands-on teaching of and training in EUS-guided biliary drainage: creation of "Mumbai EUS" stereolithography/3D printing bile duct prototype (with videos). Gastrointest Endosc. 2015;81:440–6.

[32] Bhutani MS, Hoffman BJ, Hawes RH. A swine model for teaching endoscopic ultrasound (EUS) imaging and intervention under EUS guidance. Endoscopy. 1998;30:605–9.

[33] Bhutani MS, Wong RF, Hoffman BJ. Training facilities in gastrointestinal endoscopy: an animal model as an aid to learning endoscopic ultrasound. Endoscopy. 2006;38:932–4.

[34] Barthet M, Gasmi M, Boustiere C, Giovannini M, Grimaud JC, Berdah S. EUS training in a live pig model: does it improve echo endoscope hands-on and trainee competence? Endoscopy. 2007;39:535–9.

[35] Shahidi N, Ou G, Lam E, Enns R, Telford J. When trainees reach competency in performing

endoscopic ultrasound: a systematic review. Endosc Int Open. 2017;5:E239–43.

[36] Hedenström P, Sadik R. The assessment of endosonographers in training. World J Clin Cases. 2018;6:735–44.

[37] Wani S, Hall M, Keswani RN, Aslanian HR, Casey B, Burbridge R, et al. Variation in aptitude of trainees in endoscopic ultrasonography, based on cumulative sum analysis. Clin Gastroenterol Hepatol. 2015;13:1318–25.

[38] Wani S, Coté GA, Keswani R, Mullady D, Azar R, Murad F, et al. Learning curves for EUS by using cumulative sum analysis: implications for American Society for Gastrointestinal Endoscopy recommendations for training. Gastrointest Endosc. 2013;77:558–65.

[39] Hoffman BJ, Wallace MB, Eloubeidi MA, Sahai AV, Chak A, van Velse A, et al. How many supervised procedures does it take to become competent in EUS? Results of a multicenter three year study. Gastrointest Endosc. 2000;51:AB139.

[40] Konge L, Vilmann P, Clementsen P, Annema JT, Ringsted C. Reliable and valid assessment of competence in endoscopic ultrasonography and fine-needle aspiration for mediastinal staging of non-small cell lung cancer. Endoscopy. 2012;44:928–33.

[41] Ekkelenkamp VE, Koch AD, de Man RA, Kuipers EJ. Training and competence assessment in GI endoscopy: a systematic review. Gut. 2016;65:607–15.

第二篇 超声内镜引导下引流术

EUS–Guided Drainage

Therapeutic Endoscopic Ultrasound

治疗性超声内镜学

第 5 章　超声内镜引导下胰周积液引流术

Pancreatic Fluid Collection Drainage

Ali A. Siddiqui　　Shayan Moraveji　　Sharareh Moraveji　　Sandeep Anthony Ponniah　**著**

高　杰　**译**

徐　灿　金震东　**校**

内容要点

- 随着成像技术及设备的不断进步，超声内镜（EUS）引导下胰周积液引流术的临床应用日益广泛。
- 塑料支架和金属支架对胰周积液引流是有效且安全的；然而，金属支架可能具有优势，特别是在感染性假性囊肿及包裹性胰腺坏死的治疗中。
- 除放置支架外，还需要进行内镜引导下囊肿清创来清除囊壁的坏死组织。
- 新型双蘑菇头金属支架可使内镜直接通过支架进入囊腔，从而进行坏死清创，对于有大量囊壁坏死物的患者来说是首选的治疗方法。
- 对怀疑胰腺破裂的患者，在引流的同时还需要通过 ERCP 进行胰管探查，以明确胰管受损的情况。
- 已有前瞻性试验表明，超声内镜引导下胰腺假性囊肿引流的有效性与外科手术清创相当，且并发症发生率及死亡率更低。

一、概述

在过去 40 年中，临床对胰周积液的治疗已有长足发展，其部分原因在于成像技术的进步，先进的成像技术使得很多既往难以明确的病变清晰显影，另一部分原因则在于内镜下介入治疗技术的进步。2012 年，急性胰腺炎分类工作组修订了 Atlanta 急性胰腺炎分类系统[1]。基于其中的胰周积液的分类标准，医师能够更好地与患者进行沟通，并可确定患者是否需要治疗及治疗时间，其重要性不可低估，但在一些病例中过度依赖该分类标准也可能适得其反。与水肿性胰腺炎患者相比，重症急性胰腺炎患者与伴有胰腺坏死的患者更易发生具有临床意义的胰周积液。本章旨在回顾胰周积液的介入治疗指征，并详细介绍最新超声内镜（EUS）治疗技术。

本章视频来源：**Electronic Supplementary Material** The online version of this chapter (https://doi. org/10.1007/978-3-030-28964-5_5) contains supplementary material, which is available to authorized users.

二、背景

急性胰腺炎发作期间或之后，在胰腺附近形成积液并不少见。在急性胰腺炎发病 4 周后形成的单纯积液被归类为急性胰周积液，如其不能自然消退，则随后被归类为假性囊肿。同样，含有坏死物的胰周积液在早期被归类为急性坏死性积液，4 周后可能进展为包裹性坏死（WON），此时囊肿壁已经成熟。坏死性积液可由含胰腺和（或）胰周组织坏死引起，然而两者的区别不会直接影响到患者的治疗。胰周积液这个术语不仅在规范临床交流和研究报告方面很重要，而且具有具体的治疗意义。

根据最新修订的 Atlanta 急性胰腺炎分类系统，可基于内部成分和囊壁成熟程度对胰周积液进行分类。在胰腺炎发病前 4 周，这些积液被称为急性胰周积液，且无明显囊壁。胰腺假性囊肿定义为一个边界清楚、通常为圆形或椭圆形、内部密度均一的囊肿，积液周围有清晰的囊肿壁，囊肿内部无坏死组织，通常在间质性水肿性胰腺炎发病时间＞ 4 周时可见。据报道，急性胰腺炎中胰腺假性囊肿的发生率为 6%～20%，而慢性胰腺炎中胰腺假性囊肿的发生率为 20%～40%。据报道，急性胰周积液及胰腺假性囊肿可能是由主胰管或一个较小的分支胰管破裂引起的，这一点可通过假性囊肿液中的淀粉酶和脂肪酶水平升高而得以验证 [1, 2]。

增强 CT 扫描通常是急性胰周积液的首选影像学检查方式，但通过 MRI 可更好地判定积液内有无坏死物及主胰管是否受累 [3]。对胰周积液进行分类有助于针对不同的胰周积液进行适当的处理。对于无疑似感染的急性胰周积液患者，应避免干预，以免引发感染。在 33%～40% 的胰腺假性囊肿患者中，囊肿在 6 周内可自行吸收；然而，12 周后囊肿则难以再自行吸收，且此时并发症的发生率较高。胰腺假性囊肿与 WON 的鉴别也很重要，因为内镜引流 WON 的成功率明显较低，且不良事件较多、再干预比例高、患者住院时间较长。

三、胰腺假性囊肿引流指征

在过去几年中，胰周积液的介入治疗指征已发生变化。目前的共识是主要基于患者临床症状、病变相关并发症及病变增大的速度来评估其介入治疗指征。这些临床症状及病变相关并发症包括：持续腹部、腰背部疼痛，部分或完全的胃或十二指肠输出道梗阻（表现为早饱、厌食、体重减轻、腹胀、呕吐或严重反流），胆道梗阻所致黄疸，假性囊肿反复感染、假性囊肿内出血、假性囊肿破裂，胃、十二指肠和（或）脾动脉腐蚀破裂，以及一些医源性并发症 [4, 5]。直径＜ 3cm 的囊肿大多难以进行引流，但对多大直径的囊肿必须干预目前尚无定论；尽管有报道称，对直径＞ 5cm 的囊肿进行引流发生并发症的风险会明显增高，尤其当经过 6 周后囊肿的大小或形态没有明显变化的情况下 [6, 7]。囊肿的类型也是引流能否成功的重要影响因素，单纯胰腺假性囊肿引流成功率高达 93.5%，而 WON 引流成功率仅为 63.2%。引流时机的选择也很重要，应选择在假性囊肿的囊壁已经成熟，囊壁厚度＞ 5mm 时进行引流，这样能够明显降低自发穿孔的风险，并在 EUS 引导下引流时使囊壁与胃肠道的更好贴合。这一时机通常在囊肿形成 4 周后，此时 WON 的坏死组织液化更为理想。除应关注囊壁厚度外，还需注意囊壁与胃肠道之间的距离应 ≤ 10mm，以减少自发性穿孔的发生 [3]。此外，根据 2016 年美国消化内镜学会（ASGE）关于炎性胰周积液管理的指南，在拟行内镜引流之前，必须彻底评估囊性病灶性质，排除其他诊断，包括胰腺囊性肿瘤和假性动脉瘤 [8]。

四、胰腺假性囊肿及包裹性坏死超声内镜引导下经壁引流的操作步骤

EUS 引导下胰腺假性囊肿或 WON 经壁引流主要是通过胃或者十二指肠建立引流孔道，将囊液或坏死物引流至消化道排出体外 [9]。为了减少在引流过程中引流液误吸的风险，通常需对患者进行气管插管麻醉。首先，进行 EUS 扫查测量胃肠道与囊腔之间的距离，同时避开血管及重要解剖结构。胃壁与囊肿壁之间的距离应 < 1cm [10]。传统的方法是用 19G 穿刺针穿刺进入囊腔，抽吸液体。如囊液呈血性，则可能提示患者近期假性动脉瘤出血，这通常需要中止手术，直至经 CT 血管造影排除活动性出血 [11, 12]。

穿刺后，可在透视引导下将 0.035in 导丝送入囊腔内并盘绕；然后用钝性扩张或高频电的方法沿导丝建立消化道壁与囊肿壁之间的孔道。建立孔道的初始步骤是使用 Soehandra 扩张器（7F 导管）或锥形尖端扩张球囊。如果由于肠壁和（或）囊肿壁厚而无法顺利建立孔道，则可通过针刀或囊肿切开刀（6Fr 或 10Fr）进行电切。

成功建立孔道后，通常可采用球囊（8mm 或 10mm）进行扩张；然后将 7Fr 或 10Fr 双猪尾塑料支架或全覆膜金属支架置入囊腔（视频 5-1）。

对于一部分术前评估需植入多根塑料支架或再植入一根鼻囊肿引流管的患者，可在放置支架前在囊腔内留置两根 0.035in 导丝，这样在放置第一个支架后无须重新插管即可再次植入塑料支架。这是一种有用的技术，因为在第一次放置支架后，由于液体流入消化道腔内会使视野变差，有时难以重新插管。

使用金属支架引流假性囊肿可有效克服塑料支架引流 WON 时引流效率较差的问题。金属支架具有更大的直径，并可进行内镜下坏死组织清创 [13]。专为 EUS 引导下的囊肿引流而设计的新型金属支架已应用于临床，包括 AXIOS 支架（Boston Scientific 公司）、NAGI 支架（Taewoong Medical 公司）及 Spaxus 支架（Taewoong Medical 公司）。AXIOS 支架是一种硅胶全覆膜镍钛合金支架，头端采用圆盘状结构进行固定，被称为双蘑菇头金属支架（LAMS）。NAGI 支架也是一种硅胶全覆膜镍钛合金支架，其末端呈喇叭状，形成一种双翼设计，支架长度为 1~3cm。Spaxus 支架同样是一种硅胶全覆膜镍钛合金支架，有两个可折叠的突出边缘，两个固定头端之间的距离为 5mm，支架直径为 10~20mm，长度为 10~30mm。该支架是专为 EUS 引导下放置而设计的，两端有两个大的凸出的边缘，以固定支架。这些全覆膜自膨式金属支架（FCSEMS）的推送系统与塑料支架沿导丝放置在胰腺假性囊肿或 WON 腔中的方式类似。支架上有不透射线的标记物，有助于在透视引导下准确放置支架。AXIOS 支架采用 Luer 锁定机制，允许远端和近端支架独立释放。NAGI 及 Spaxus

支架放置是通过回收外鞘管来完成的。可通电的"热 AXIOS 支架"在推送系统的远端头部有一根电导丝,使得导管无须扩张即可直接推入囊腔。支架可沿 19G 穿刺针初次穿刺后置入的导丝进入囊腔,也可在 EUS 引导下直接进入囊腔(视频 5-2)。

放置这些大直径金属支架后,如医师认为有必要,可进行多次内镜下坏死清除术(DEN)来解决 WON 的问题,可在首次放置支架后每隔 1～2 周进行一次,直至坏死完全清除;或当 WON 不能通过放置支架来解决时,可选择性地采用内镜下坏死组织清创的方法来清除 WON(视频 5-3)[14]。但目前内镜下直接 WON 清创术的必要性尚存在争议。

五、胰腺假性囊肿的内镜治疗

近年来,胰腺假性囊肿的内镜下介入治疗应用日益广泛,其已成为假性囊肿的一线治疗方案。内镜下介入治疗的优点包括创伤小、能够放置多个支架引流并可通过鼻囊肿引流管冲洗囊腔等[15-17],其优点还包括相关皮肤瘘管的发生率低、引流感染及二次干预的风险小,同时还有利于缩短患者的住院时间[18]。

(一)经十二指肠乳头胰腺假性囊肿引流

内镜下逆行胰胆管造影(ERCP)可解决积液的问题,可通过 ERCP 放置胰管支架来治疗胰瘘及胰管梗阻。经十二指肠乳头引流的适应证包括因技术限制或患者凝血功能障碍等而无法进行经消化道壁引流的患者。该引流方法最大的受益人群主要为伴有胰管狭窄的患者及胰腺体部假性囊肿 ≥ 6cm 且形成时间＜ 6 个月的患者。

值得注意的是,约 50% 的患者经十二指肠乳头引流假性囊肿可能并不成功[19]。此外,经十二指肠乳头支架置入联合 EUS 引导下经消化道胰腺假性囊肿引流与假性囊肿的清除呈负相关,提示胰腺支架可能影响引流通畅性及囊肿肠壁瘘管的成熟[20]。

(二)EUS 引导下胰腺假性囊肿经壁引流

EUS 引导下胰腺假性囊肿经壁引流术的成功率为 85%～90%[17, 20]。该引流方法于 1987 年首次报道,采用热穿刺放置鼻囊肿引流管,可进行囊腔冲洗及引流,包括使用针状刀或囊肿切开刀。首先,在透视引导下选择胃腔最高隆起处进行电切,需引起警惕的问题是可能会在无意中损伤胃壁血管而导致出血;然后,应用 Seldinger 技术在胃隆起最显著处进行穿刺,在透视引导下置入导丝[21];最后,用扩张球囊进行扩张,在囊肿与胃壁之间形成一个可以放置支架的孔道[22, 23]。

EUS 技术的发展及广泛应用,使得引流更加安全,可准确辨别胰腺囊性肿瘤与假性动脉瘤,同时在穿刺过程中避开血管、正常胰腺实质及胃曲张静脉[24]。此外,在技术上,其还可用于测量囊肿至胃腔的距离。在 EUS 引导下,用 19G 穿刺针穿刺囊肿,然后注射造影剂并放置导丝,再次根据需要进行扩张并放置支架[25]。一项涉及 33 例胰腺假性囊肿患者的研究表明,EUS 引导下经壁囊肿内引流是一种安全、有效的治疗方法。近年来，随着"免交换"设备的使用，这些步骤得到了进一步优化[26]。放置经壁引流支架是治疗胰腺假性囊肿的主要方法。1998年，塑料支架开始用于胰腺假性囊肿的治疗，但因其直径较小而易导致支架阻塞，临床应用受到一定限制[27]。发生支架阻塞时，通常需要再次介入治疗，放置多根塑料支架进行充分引流。胰腺假性囊肿经壁引流通常放置一根或多根塑料双猪尾支架（7Fr 或 10Fr）[28]。对于非复杂性胰腺假性囊肿，放置的塑料支架其直径及数量基本上不会影响到内镜下引流的成功率。EUS 引导下塑料支架引流假性囊肿的成功率为86%～100%[29]。

自膨式金属支架（SEMS）具有更大的孔道，避免了阻塞风险，使得引流更加通畅；如有必要，通过内镜可反复进入囊腔进行清创。SEMS 有可能出现移位并导致附近组织损伤；因此，通常需放置一根双猪尾塑料支架进行固定，以降低移位风险。在 EUS 引导下，与使用 FCSEMS 相比，使用双猪尾塑料支架引流 1 年后胰腺假性囊肿的完全缓解率更低（89% vs. 98%，P=0.01），并发症发生率更高（OR=2.9，95%CI 1.4～6.3），表明金属支架是更好的选择[30]。

大量有关 LAMS 的研究已证实了其在胰腺 WON 引流中的应用价值；同时这些研究发现，使用这种支架对有症状胰腺假性囊肿进行引流是一种安全有效的治疗方法。在使用 LAMS 治疗胰腺假性囊肿的过程中，支架植入的技术成功率及单次治疗的临床成功率均为100%。在小样本单中心研究中未见复发病例。然而，另有研究显示，使用更具成本效益的塑料支架也可获得类似的结果；由于 LAMS 相对较高的成本，其在假性囊肿中的应用是否合理尚存争议[31, 32]。

与外科经壁引流术及经皮穿刺引流术相比，EUS 引导下引流的疗效仍存在争议。Varadarajulu等[17]进行随机对照试验发现，EUS 引导下引流与外科经壁引流术对于胰腺假性囊肿的治疗效果大致相当。然而，与外科手术相比，EUS 引导下引流患者的住院时间更短且总体治疗费用更低。

六、胰腺包裹性坏死的内镜治疗

回顾性研究显示，在85%～100%的患者中，EUS 引导下经壁引流 WON 可获得满意的远期疗效，且与外科手术相比更为安全、成本效益更高[32-35]。一项对比分析 EUS 引导下引流于外科引流的研究显示，两种引流方法的治疗成功率及并发症发生率相似；然而，EUS 引导下引流患者的住院时间更短、治疗费用更低，预后明显改善[36]。

目前美国的大多数医疗机构采用金属支架引流 WON，支架的放置成功率为76%～100%。常见的并发症包括出血（1%～7%）、穿孔（1%～2%）、支架移位（1%～6%）及感染（1%～11%）。Siddiqui 等[37]研究显示，对于97%的患者可成功放置金属支架，且其中88%的患者治疗有效。

一项涉及 17 家三级医疗中心的回顾性研究显示，采用 LAMS 治疗胰腺 WON 的技术成功率为100%，在术后 3 个月随访显示临床成功率为86.3%，其中31%的患者只需接受一次介入治疗即可完全解决问题[33]。双蘑菇头金属支架电热推送系统（EC-LAMS）使得 LAMS 的使用更为简化。使用该方法的技术成功率为100%，无手术相关并发症，临床成功率为96%[38]。一项多中心的欧洲研究得出了相似结果，放置 LAMS 的技术成功率为 98.9%，93.5% 的患者达到治愈[31]。一项回顾性队列研究对比了双猪尾支架、FCSEMS 与 LAMS 在胰腺 WON 治疗中的价值，其引流有效率分别为 81%、95% 及 90%（*P*=0.001），与 FCSEMS（2.2 次）及双猪尾支架（3 次）比较，使用 LAMS（3.6 次）的平均引流次数更低（*P*=0.04）[37]。另一项对比分析 FCSEMS 与 LAMS 的研究显示，虽然使用这两种支架进行引流的临床效果相似，但使用 LAMS 所需的引流次数明显较少。尽管目前使用 AXIOS-LAMS 引流 WON 治疗的研究较多，但 AXIOS-LAMS 似乎并不比 NAGI 及 Spaxus 支架更具优势[39,40]。

多孔道引流技术（MTGT）也可用于 WON 的治疗，通过建立多个引流孔道来提高坏死物的引流效率[41]。使用 EUS 引导下支架置入技术从坏死腔至消化道建立 2 条或 3 条引流孔道，其中 1 条孔道可留置鼻囊肿引流管，使用生理盐水冲洗囊腔，其余 2 条孔道用于促进囊内容物引流。一项涉及 60 例患者的研究发现，相对于建立一条孔道并使用鼻囊肿引流管冲洗，使用 MTGT 治疗的成功率似乎更高（校正 OR=9.24，95%CI 1.08～79.02，*P*=0.04）[15]。

七、内镜直视下坏死清理术

在 EUS 引导下经壁引流术治疗 WON 效果不佳的情况下，可采用内镜直视下坏死清理术（DEN）进行治疗，这被称为"升阶策略"。据报道，经壁支架置入后 DEN 治疗的临床成功率为 75%～91%[16,36,38,42,43]。

然而，使用"升阶策略"来处理 WON 尚存在一些问题。近期一项评估该治疗策略的研究发现，对于 82.4% 的患者使用多根塑料支架即可解决 WON 的问题，而仅有 10.6% 的患者最终需要 DEN 治疗。尽管仍有一些存在组织坏死的患者最终可能需接受 DEN 治疗，但采用"升阶策略"使大多数患者避免了有创的 DEN[44]。与此不同的是，另一项研究将 27 例每 1～3 周固定接受坏死切除术（计划清创组）的患者与 14 例接受"升阶策略"治疗的患者（"升阶策略"组）进行对比，发现尽管计划清创组患者接受治疗的次数更多且两次治疗间的间隔更短，但计划清创组患者与"升阶策略"组患者相比，其住院治疗频率有降低的趋势；此外，两组患者的坏死物质消退率相近。在某些存在严重或广泛坏死的病例中，将 EUS 引导下引流与经皮穿刺引流相结合可能是一种安全、可靠的手术替代方法，这一点在多项研究中均已得到证实[34-36,45,46]。

需要注意的是，DEN 的潜在严重并发症为严重出血及穿孔。临床对于大多数患者可能并不需要采用这种坏死清理方法，因为大多数患者可能在无须接受大范围清创的情况下坏死物即可吸收。其他的微创治疗方法也已应用于临床，包括内镜下经壁引流、经皮引流和冲洗的联合治疗及经胃、十二指肠多孔道引流等[44]。

八、包裹性坏死的其他治疗方法

质子泵抑制药（PPI）在内镜下治疗 WON 中的应用最近受到质疑。新的观点是，应停用 PPI

以维持胃液的高 pH 值，这可能有助于坏死物的自然清除，防止细菌过度生长，降低感染率，改善支架通畅性。近期一项针对 WON 患者的回顾性研究发现，不服用 PPI 的患者与服用 PPI 的患者间，WON 内镜治疗的平均次数（1.41 vs. 1.98，P=0.15）及感染率（11.8% vs. 14.5%，P=0.75）虽然有下降的趋势，但差异并无统计学意义[47]。一项大样本研究结果显示，与 PPI 组患者相比，非 PPI 组患者的平均内镜治疗次数明显减少（3.2 次 vs. 4.6 次，$P < 0.01$），但两组间胃肠道出血的发生率差异无统计学意义。此外，一项关于 14 例患者的病例分析发现，在 DEN 术中使用过氧化氢可能有助于坏死组织的游离、吸引及取出，但其并发症可能包括气腹、菌血症及支架相关性胃穿孔。其他一些在腹腔内使用过氧化氢的病例中，也发现了这些并发症。尽管如此，使用过氧化氢冲洗因其易于使用及可减少机械清创的必要性，已成为解决 WON 问题的一种有效的辅助手段[48]。已有证据表明，在各种内镜手术中，CO_2 注入可减少术后疼痛、腹胀的发生。这在挪威的一项随机对照试验中尤为明显，该研究对 118 例接受 ERCP 的患者进行治疗，与非 CO_2 组相比，CO_2 组患者腹胀的发生率明显减低。尽管还需对此进行进一步探讨，但这些数据对于 WON 的内镜介入治疗具有一定的参考价值[49, 50]。

九、替代方案的选择策略

虽然内镜下经壁或 EUS 引导下引流被视为胰腺假性囊肿的一线治疗，但当内镜治疗失败或发生严重并发症时，可选择其他的治疗策略。内镜下引流的一些禁忌证包括脾静脉或门静脉阻塞、胃周静脉曲张、上消化道出血及位于小网膜囊外的假性囊肿[51]。假性囊肿的手术引流目前已不常见，但有些部位的假性囊肿仍需手术治疗。近期一项研究回顾性分析了 893 例胰腺假性囊肿病例，并提出一个有助于选择最佳的治疗策略的病变分类系统[7]。研究表明，解剖位置、临床表现及假性囊肿与胰管的关系决定了内镜或外科治疗方式的选择。在解剖位置上，如胰腺假性囊肿位于胰腺钩突内，假性囊肿与胰管之间存在连通，则只能经十二指肠乳头行内镜下引流，否则必须行手术引流；如假性囊肿位于胰头、胰体或胰颈，也可经内镜下引流。如 ERCP 显示囊肿与胰管相通，可行内镜下经十二指肠乳头引流；当假性囊肿与胃肠壁之间的距离 < 1cm 时，则可在 EUS 引导下引流。此外，胰尾假性囊肿易累及脾静脉，可通过胰尾远端切除及脾切除术来治疗。

与腹腔镜引流术相比，开放手术治疗胰腺假性囊肿的并发症发生率（95%）及死亡率（25%）更高[52]；而腹腔镜引流术并发症发生率（包括术后新发器官衰竭的发生率）相对较低，患者术后恢复良好。治疗胰腺假性囊肿的手术术式包括假性囊肿胃吻合术、假性囊肿十二指肠吻合术及假性囊肿空肠吻合术等，其中以假性囊肿胃吻合术最为常用。此外，腹腔镜下坏死切除术也可用于胰腺假性囊肿的治疗，通过胃后经食管或腹膜后入路切除小的囊肿[53]。

已有随机对照试验表明，内镜治疗在治疗胰腺坏死方面优于外科手术。TENSION 试验显示，将 98 例感染性胰腺坏死的患者按治疗方式分为内镜引流组及外科引流组，两组患者的并发症发生率及死亡率差异均无统计学意义[54]。van Brunschot 等的研究也证实，在感染坏死性胰腺炎患者中，采用内镜下"升阶策略"与外科"升阶策略"相比，在主要并发症发生率及死亡率方面并无明显改善，但接受内镜治疗的患者胰瘘的发生率降低且住院时间较短[36]。经皮穿刺引流对于假性囊肿的治疗是一种技术成熟且成本效益高的方法。透视或 CT 引导下针吸治疗的复发率＞ 70%，放置引流管更为有效。通过一根 12Fr 的引流管可使囊肿内容物的持续排出，防止胰酶消化囊腔；如有必要，还可更换更粗的引流管。最理想的情况是，囊肿完全清除或囊腔内的囊液及空气全部排入胃腔，从而使囊壁聚集。囊肿完全排空后，引流管与负压引流袋相连，进行持续的外部引流，直至引流达到最小。经皮穿刺引流的局限性在于胰腺 - 皮肤瘘的形成，尽管大多数瘘是自发形成的。虽然在某些情况下经皮穿刺引流是必要的，但仅有 30% 的病例无须额外的坏死清理即可实现有效引流[35]。

十、结论

胰周积液的治疗仍是一个具有挑战性且不断发展的领域。治疗性 EUS 在提高疗效及降低并发症发生率方面具有广阔的前景。

参 考 文 献

[1] Banks PA, Bollen TL, Dervenis C, Gooszen HG, Johnson CD, Sarr MG, et al. Classification of acute pancreatitis--2012: revision of the Atlanta classification and definitions by international consensus. Gut. 2013;62(1):102–11.

[2] Thoeni RF. The revised Atlanta classification of acute pancreatitis: its importance for the radiologist and its effect on treatment. Radiology. 2012;262(3):751–64.

[3] Barthet M, Bugallo M, Moreira LS, Bastid C, Sastre B, Sahel J. Management of cysts and pseudocysts complicating chronic pancreatitis. A retrospective study of 143 patients. Gastroenterol Clin Biol. 1993;17(4):270–6.

[4] Imrie CW, Buist LJ, Shearer MG. Importance of cause in the outcome of pancreatic pseudocysts. Am J Surg. 1988;156(3):159–62.

[5] Maringhini A, Uomo G, Patti R, Rabitti P, Termini A, Cavallera A, et al. Pseudocysts in acute nonalcoholic pancreatitis: incidence and natural history. Dig Dis Sci. 1999;44(8):1669–73.

[6] Memiş A, Parıldar M. Interventional radiological treatment in complications of pancreatitis. Eur J Radiol. 2002;43(3):219–28.

[7] Pan G, Wan MH, Xie K-L, Li W, Hu W-M, Liu X-B, et al. Classification and management of pancreatic pseudocysts. Medicine. 2015;94(24):e960.

[8] Muthusamy VR, Chandrasekhara V, Acosta RD, Bruining DH, Chathadi KV, Eloubeidi MA, et al. The role of endoscopy in the diagnosis and treatment of inflammatory pancreatic fluid collections. Gastrointest Endosc. 2016;83(3):481–8.

[9] Song TJ, Lee SS. Endoscopic drainage of pseudocysts. Clin Endosc. 2014;47(3):222.

[10] Dhaka N. Pancreatic fluid collections: what is the ideal imaging technique? World J Gastroenterol. 2015;21(48):13403.

[11] Holt BA, Varadarajulu S. The endoscopic management of pancreatic pseudocysts (with videos). Gastrointest Endosc. 2015;81(4):804–12.

[12] Zerem E, Hauser G, Loga-Zec S, Kunosić S, Jovanović P, Crnkić D. Minimally invasive treatment of pancreatic pseudocysts. World J Gastroenterol. 2015;21(22):6850–60.

[13] Saumoy M, Kahaleh M. Superiority of metal stents for pancreatic walled-off necrosis: bigger is better! Gastrointest Endosc. 2017;85(6):1253–4.

[14] Ge PS, Weizmann M, Watson RR. Pancreatic pseudocysts. Gastroenterol Clin North Am. 2016;45(1):9–27.

[15] Varadarajulu S, Bang JY, Phadnis MA, Christein JD, Wilcox CM. Endoscopic transmural drainage of peripancreatic fluid collections: outcomes and predictors of treatment success in 211 consecutive patients. J Gastroint Surg. 2011;15(11):2080–8.

[16] Vilmann AS. Endosonography guided management of pancreatic fluid collections. World J Gastroenterol. 2015;21(41):11842.

[17] Varadarajulu S, Bang JY, Sutton BS, Trevino JM, Christein JD, Wilcox CM. Equal efficacy of endoscopic and surgical cystogastrostomy for pancreatic pseudocyst drainage in a randomized trial. Gastroenterology. 2013;145(3):583-90.e1.

[18] Akshintala VS, Saxena P, Zaheer A, Rana U, Hutfless SM, Lennon AM, et al. A comparative evaluation of outcomes of endoscopic versus percutaneous drainage for symptomatic pancreatic pseudocysts. Gastrointest Endosc. 2014;79(6):921–8.

[19] Catalano MF, Geenen JE, Schmalz MJ, Johnson GK, Dean RS, Hogan WJ. Treatment of pancreatic pseudocysts with ductal communication by transpapillary pancreatic duct endoprosthesis. Gastrointest Endosc. 1995;42(3):214–8.

[20] Teoh AY, Dhir V, Jin ZD, Kida M, Seo DW, Ho KY. Systematic review comparing endoscopic, percutaneous and surgical pancreatic pseudocyst drainage. World J Gastrointest Endosc. 2016;8(6):310–8.

[21] Mönkemüller KE, Baron TH, Morgan DE. Transmural drainage of pancreatic fluid collections without electrocautery using the Seldinger technique. Gastrointest Endosc. 1998;48(2):195–200.

[22] Samuelson AL, Shah RJ. Endoscopic management of pancreatic pseudocysts. Gastroenterol Clin

North Am. 2012;41(1):47–62.

[23] Sahel J, Bastid C, Pellat B, Schurgers P, Sarles H. Endoscopic cystoduodenostomy of cysts of chronic calcifying pancreatitis. Pancreas. 1987;2(4):447–53.

[24] Fockens P, Johnson TG, van Dullemen HM, Huibregtse K, Tygat GNJ. Endosonographic imaging of pancreatic pseudocysts before endoscopic transmural drainage. Gastrointest Endosc. 1997;46(5): 412–6.

[25] Howell DA, Holbrook RF, Bosco JJ, Muggia RA, Biber BP. Endoscopic needle localization of pancreatic pseudocysts before transmural drainage. Gastrointest Endosc. 1993;39(5):693–8.

[26] Binmoeller KF, Weilert F, Shah JN, Bhat YM, Kane S. Endosonography-guided transmural drainage of pancreatic pseudocysts using an exchange-free access device: initial clinical experience. Surg Endosc. 2013;27(5):1835–9.

[27] Baron TH, Harewood GC, Morgan DE, Yates MR. Outcome differences after endoscopic drainage of pancreatic necrosis, acute pancreatic pseudocysts, and chronic pancreatic pseudocysts. Gastrointest Endosc. 2002;56(1):7–17.

[28] Seewald S, Thonke F, Ang T-L, Omar S, Seitz U, Groth S, et al. One-step, simultaneous double-wire technique facilitates pancreatic pseudocyst and abscess drainage (with videos). Gastrointest Endosc. 2006;64(5):805–8.

[29] Antillon MR, Shah RJ, Stiegmann G, Chen YK. Single-step EUS-guided transmural drainage of simple and complicated pancreatic pseudocysts. Gastrointest Endosc. 2006;63(6):797–803.

[30] Sharaiha RZ, DeFilippis EM, Kedia P, Gaidhane M, Boumitri C, Lim H-W, et al. Metal versus plastic for pancreatic pseudocyst drainage: clinical outcomes and success. Gastrointest Endosc. 2015;82(5):822–7.

[31] Rinninella E, Kunda R, Dollhopf M, Sanchez-Yague A, Will U, Tarantino I, et al. EUS-guided drainage of pancreatic fluid collections using a novel lumen-apposing metal stent on an electrocautery-enhanced delivery system: a large retrospective study (with video). Gastrointest Endosc. 2015;82(6):1039–46.

[32] Yoo J, Yan L, Hasan R, Somalya S, Nieto J, Siddiqui AA. Feasibility, safety, and outcomes of a single-step endoscopic ultrasonography-guided drainage of pancreatic fluid collections without fluoroscopy using a novel electrocautery-enhanced lumen-apposing, self-expanding metal stent. Endosc Ultrasound. 2017;6(2):131–5.

[33] Sharaiha RZ, Tyberg A, Khashab MA, Kumta NA, Karia K, Nieto J, et al. Endoscopic therapy with lumen-apposing metal stents is safe and effective for patients with pancreatic walled-off necrosis. Clin Gastroenterol Hepatol. 2016;14(12):1797–803.

[34] Siddiqui A, Yoo J, Yan L, Hasan R, Somalya S, Nieto J. Feasibility, safety, and outcomes of a single-

step endoscopic ultrasonography-guided drainage of pancreatic fluid collections without fluoroscopy using a novel electrocautery-enhanced lumen-apposing, self-expanding metal stent. Endoscopic Ultrasound. 2017;6(2):131.

[35] van Santvoort HC, Bakker OJ, Besselink MG, Hofker HS, Boermeester MA, Dejong CH, et al. 475n Minimally invasive step-up approach versus open necrosectomy in necrotizing pancreatitis: a randomized controlled multicenter trial. Gastroenterology. 2010;138(5):S-65-S-6.

[36] van Brunschot S, van Grinsven J, van Santvoort HC, Bakker OJ, Besselink MG, Boermeester MA, et al. Endoscopic or surgical step-up approach for infected necrotising pancreatitis: a multicentre randomised trial. Lancet. 2018;391(10115):51–8.

[37] Siddiqui AA, Kowalski TE, Loren DE, Khalid A, Soomro A, Mazhar SM, et al. Fully covered self-expanding metal stents versus lumen-apposing fully covered self-expanding metal stent versus plastic stents for endoscopic drainage of pancreatic walled-off necrosis: clinical outcomes and success. Gastrointest Endosc. 2017;85(4):758–65.

[38] Anderloni A, Leo MD, Carrara S, Fugazza A, Maselli R, Buda A, et al. Endoscopic ultrasound-guided transmural drainage by cautery-tipped lumen-apposing metal stent: exploring the possible indications. Ann Gastroenterol. 2018;31(6):735–41.

[39] Lakhtakia S, Basha J, Talukdar R, Gupta R, Nabi Z, Ramchandani M, et al. Endoscopic "step-up approach" using a dedicated biflanged metal stent reduces the need for direct necrosectomy in walled-off necrosis (with videos). Gastrointest Endosc. 2017;85(6):1243–52.

[40] Petrone MC, Archibugi L, Forti E, Conigliaro R, Di Mitri R, Tarantino I, et al. Novel lumen-apposing metal stent for the drainage of pancreatic fluid collections: an Italian multicentre experience. United Eur Gastroenterol J. 2018;6(9):1363–71.

[41] Jagielski M, Smoczyński M, Adrych K. Endoscopic treatment of multilocular walled-off pancreatic necrosis with the multiple transluminal gateway technique. Videosurg Other Miniinvasive Tech. 2017;2:199–205.

[42] Cosgrove ND, Loren DE, Siddiqui A, Kowalski TE. 688 Effect of scheduled versus 'step-up' necrosectomy for walled-off pancreatic necrosis on hospital admissions and necrosis resolution. Gastrointest Endosc. 2017;85(5):AB101.

[43] Itoi T, Binmoeller KF, Shah J, Sofuni A, Itokawa F, Kurihara T, et al. Clinical evaluation of a novel lumen-apposing metal stent for endosonography-guided pancreatic pseudocyst and gallbladder drainage (with videos). Gastrointest Endosc. 2012;75(4):870–6.

[44] Rana SS, Sharma V, Sharma R, Gupta R, Bhasin DK. Endoscopic ultrasound guided transmural drainage of walled off pancreatic necrosis using a "step - up" approach: a single centre experience. Pancreatology. 2017;17(2):203–8.

[45] Raczynski S, Teich N, Borte G, Wittenburg H, Mössner J, Caca K. Percutaneous transgastric irrigation drainage in combination with endoscopic necrosectomy in necrotizing pancreatitis (with videos). Gastrointest Endosc. 2006;64(3):420–4.

[46] Albers D, Toermer T, Charton J, Neuhaus H, Schumacher B. Endoscopic therapy for infected pancreatic necrosis using fully covered self-expandable metal stents: combination of transluminal necrosectomy, transluminal and percutaneous drainage. Zeitschrift für Gastroenterologie. 2016;54(01):26–30.

[47] Cosgrove N, Taunk P, Siddiqui AA, Loren DE, Kowalski TE. Sa1513 discontinuation of PPIs reduces the number of endoscopic procedures required for resolution of walled-off pancreatic necrosis. Gastrointest Endosc. 2016;83(5):AB279.

[48] Siddiqui AA, Easler J, Strongin A, Slivka A, Kowalski TE, Muddana V, et al. Hydrogen peroxide-assisted endoscopic necrosectomy for walled-off pancreatic necrosis: a dual center pilot experience. Dig Dis Sci. 2013;59(3):687–90.

[49] Dellon ES, Hawk JS, Grimm IS, Shaheen NJ. The use of carbon dioxide for insufflation during GI endoscopy: a systematic review. Gastrointest Endosc. 2009;69(4):843–9.

[50] Bretthauer M, Seip B, Aasen S, Kordal M, Hoff G, Aabakken L. Carbon dioxide insufflation for more comfortable endoscopic retrograde cholangiopancreatography: a randomized, controlled, double-blind trial. Endoscopy. 2007;39(01):58–64.

[51] Marino KA, Hendrick LE, Behrman SW. Surgical management of complicated pancreatic pseudocysts after acute pancreatitis. Am J Surg. 2016;211(1):109–14.

[52] Rau B, Bothe A, Beger HG. Surgical treatment of necrotizing pancreatitis by necrosectomy and closed lavage: Changing patient characteristics and outcome in a 19-year, single-center series. Surgery. 2005;138(1):28–39.

[53] Alsfasser G, Hermeneit S, Rau BM, Klar E. Minimally invasive surgery for pancreatic disease-current status. Dig Surg. 2016;33(4):276–83.

[54] van Brunschot S, van Grinsven J, Voermans RP, Bakker OJ, Besselink MG, Boermeester MA, et al. Transluminal endoscopic step-up approach versus minimally invasive surgical step-up approach in patients with infected necrotising pancreatitis (TENSION trial): design and rationale of a randomised controlled multicenter trial [ISRCTN09186711]. BMC Gastroenterol. 2013;13:161.

第 6 章　超声内镜引导下胆管引流术

EUS–Guided Biliary Drainage

Shuntaro Mukai　Takao Itoi　**著**

刘　晓　**译**

徐　灿　张敏敏　金震东　**校**

内容要点

- 大多数超声内镜（EUS）引导下胆管引流术（EUS–BD）的适应证为阻塞性黄疸、由于恶性病变侵袭导致的十二指肠梗阻及由于外科手术导致的解剖结构改变。
- EUS–BD 技术包括 EUS 引导下的多种技术，如交会技术、胆总管十二指肠吻合术、肝胃吻合术及顺行支架置入术。
- 由于目前有关 EUS–BD 的最佳方案尚无共识，因此 EUS–BD 入路的选择主要基于患者的基本状况、病变及邻近组织的解剖结构及医师的经验。
- EUS–BD 也已被应用于一些良性疾病的治疗，大多为因外科手术导致解剖结构改变的患者，例如在 EUS–BD 基础上进行的顺行治疗，即所谓的 EUS 引导的顺行介入术。
- 由于 EUS–BD 指南尚未建立，EUS–BD 操作应主要在具有一定水平其他科室支持的大型综合医疗中心进行，并由熟练掌握各种类型 EUS–BD 操作的医师来完成。

一、概述

胆管引流是急性胆囊炎和（或）梗阻性黄疸最基本的治疗措施。尽管存在内镜下逆行胰胆管造影（ERCP）术后胰腺炎的风险，但与其他引流技术相比，内镜下经十二指肠乳头胆管引流术的创伤较小且发生并发症的风险更低，因此建议将其作为一线引流方法[1]。但即使由技术熟练的内镜医师进行操作，内镜下经十二指肠乳头胆管引流术也有失败的风险，因为存在一些憩室内乳头、远端胆管的长段狭窄、解剖结构改变或十二指肠梗阻的情况。在这些情况下，经皮经肝胆管引流术（PTBD）可作为有效的替代治疗方法。但 PTBD 可能会导致永久性外引流，并且由于外观问题、皮肤炎症或胆汁渗漏给患者带来了更多负担，从而降低患者的生存质量。当常规内镜下经十二指肠乳头内引流失败时，超声内镜（EUS）引导下胆管引流术（EUS–BD）已成为一种新型内引流术技术。

二、超声内镜引导下胆管引流术的适应证

临床对于 ERCP 失败的患者或由于十二指肠梗阻无法进行 ERCP 的患者，应采用 EUS-BD。由于 EUS-BD 在技术上相对困难且并发症发生率高于 ERCP，因此只有对 EUS 及 ERCP 均熟练掌握的内镜医师才能进行 EUS-BD 操作。即使在转诊的治疗性 EUS 内镜中心，EUS-BD 的实际使用率仍然较低。在具备高水平 ERCP 技术实力的内镜中心，发生胆管插管失败的情况很少。Holt 等 [2] 研究发现，在三级医疗中心仅有 0.6%（3/518）的病例在内镜下观察到壶腹的情况下胆管插管失败。Tonozuka 等 [3] 研究发现，仅有 3.3%（插管失败率 0.9%）病例需要 EUS-BD。最常见的 EUS-BD 指征是由恶性侵袭引起的梗阻性黄疸及十二指肠梗阻。

近年来，球囊内镜辅助逆行胰胆管造影（BE-ERCP）已经发展成为一种成熟的内镜技术，应用于因外科手术导致局部解剖结构改变的患者 [4, 5]。然而，BE-ERCP 在技术上具有挑战性，耗时长且需要有专用的设备，尤其是用于治疗恶性胆道梗阻时。因此，在某些外科手术导致解剖结构改变的情况下及恶性胆道梗阻无法手术时，建议首选 EUS-BD 而非 BE-ERCP[1]。

三、超声内镜引导下胆管引流术的临床效果

据报道，在有大量临床病例的内镜中心，由熟练的内镜医师进行操作时，EUS-BD 的技术成功率可达 95%，临床反应率为 93%～100%[6-10]。Wang 等 [11] 对 42 项研究的 1192 例患者进行系统回顾发现，EUS-BD 具有很高的累积技术成功率（94.7%）及功能性临床成功率（91.7%），其并发症发生率为 23.3%[11]。这些数据表明，EUS-BD 对于 ERCP 失败后胆管引流是一种有效的替代方案，但其并发症发生率较高，尽管大多数并发症是自限性的或可通过保守治疗得以解决的。EUS-BD 常见的并发症包括出血（4.0%）、胆瘘（4.0%）、气腹（3.0%）、支架移位（2.7%）、胆管炎（2.4%）、腹痛（1.5%）及腹膜炎（1.3%）[11]。如何进一步降低并发症的发生率是 EUS-BD 的当前主要问题。

目前有关 EUS-BD 的报道几乎均来自于有大量就诊病例的医学中心，且相关操作均由熟练掌握胰胆管内镜技术的医师完成。在西班牙的一项全国调查中，涉及的大多数机构都不是具有大量就诊病例的医学中心，结果显示在 106 例患者中 EUS-BD 的技术成功率仅为 67.2%，临床成功率仅为 63.2%，据表明 EUS-BD 对于基层医疗机构的医师来说仍是一个较为陌生的技术，对于"初学者"而言，EUS-BD 并不是一项容易的技术 [12]。

尽管 EUS-BD 术后支架长期通畅的数据有限，但一项系统性评价显示总体支架通畅时间约为 9 个月，表明 EUS-BD 后支架通畅时间几乎与经十二指肠乳头导管引流相当 [13]。在随访期间，对于 33% 的患者需要进行不定期的再次干预，其主要原因是支架阻塞 [14]。

四、超声内镜引导下胆管引流技术的选择

EUS-BD 主要包括 EUS 引导下经十二指肠乳头对接引流术（EUS-RV）、EUS 引导下胆总管十二指肠吻合术（EUS-CDS）、EUS 引导下肝胃吻合术（EUS-HGS）及 EUS 引导下顺行支架置入术（EUS-AS）。目前尚无关于 EUS-BD 技术选择最佳策略的普遍共识。迄今为止，EUS-BD 术式的选择取决于患者的基本状况，这可能涉及幽门梗阻、胆道梗阻的部位、外科手术后的吻合或内镜医师的偏爱[15]。

（一）EUS-BD 引导的经壁引流与 EUS-RV 引导的经十二指肠乳头引流

Khashab 等[16] 收集 35 例恶性胆道梗阻且 ERCP 失败的患者，对比分析 EUS-RV 与 EUS 引导下经壁胆管引流（EUS-HGS 或 EUS-CDS），结果显示这两种引流方法在患者临床获益及并发症发生率（15.4% vs. 10%）方面无显著差异。Dhir 等[17] 的研究结果也显示，EUS-BD 的经壁支架置入术与 EUS-RV 的经十二指肠乳头支架置入术之间技术成功率（93.7% vs. 97.2%）及并发症发生率（20% vs. 22.8%）无显著差异。尽管这两种引流方法在患者临床获益方面无显著差异，但 EUS-RV 与 EUS-HGS 或 EUS-CDS 相比，其缺点为 EUS-RV 需通过胆道梗阻部位进行导丝的操纵。因此，在 EUS-RV 操作时通常需要有技术熟练的助手。此外，用十二指肠镜代替 EUS 并使用导丝会使 EUS-RV 变得复杂；因此，与 EUS-CDS 或 EUS-HGS 相比，经 EUS-RV 经十二指肠乳头胆道支架置入需耗费更多的时间（≥ 20min）。即使在恶性胆道梗阻及壶腹可及的患者中，EUS-CDS 或 EUS-HGS 也可被视为一线治疗方法。

（二）EUS-CDS 与 EUS-HGS

如果 EUS-CDS 与 EUS-HGS 都可用，哪种方法更好？这个问题目前存在争议。Artifon 等[18] 进行了一项随机对照试验，收集 49 例不可切除的远端恶性胆道梗阻患者，对 EUS-CDS 与 EUS-HGS 的应用价值进行比较，结果显示这两种引流方法的技术成功率相似（91% vs. 96%），并无统计学上的差异，但 EUS-HGS 的患者临床获益率更高（91% vs. 77%），但并发症发生率也更高（20% vs. 12.5%）。尽管尚无明确证据表明这两种方法在患者临床获益及并发症发生率方面有统计学上的显著差异，但在既往研究中，EUS-HGS 的手术相关不良事件发生率往往高于 EUS-CDS[9]。在一项针对 39 例梗阻性黄疸患者的回顾性研究中，这些患者均有因恶性肿瘤所致的低位胆道梗阻及十二指肠梗阻，结果显示 EUS-HGS 的支架通畅时间长于 EUS-CDS。此外，EUS-CDS 是与 EUS-BD 相关不良事件相关的唯一危险因素，特别是反流性胆管炎（OR=10.3）[19]。

总之，EUS-HGS 与 EUS-CDS 之间并无明显的优劣之别，其适应证取决于技术专长和（或）解剖学因素，例如是否存在胃出口阻塞、肝内胆管是否扩张、大量腹水、解剖结构改变及穿刺的肝内胆管和肝外胆管的可见性。因此，治疗性 EUS 医师应同时学习掌握这两种 EUS-BD 的主要技术。

五、超声内镜引导下胆管引流术预防性抗生素使用

尚无明确证据表明在 EUS-BD 术前预防性使用抗生素是有效的。然而，在有关治疗性 EUS 的共识、指南中，建议预防性使用抗生素，因为使用抗生素已被证明可预防 ERCP 时（尤其伴有梗阻时）的胆管炎、败血症、菌血症及胰腺炎[20]。此外，建议使用抗胆汁菌群，如肠道革兰阴性菌及肠球菌抗生素（第二代头孢菌素或喹诺酮）。

六、超声内镜引导下经十二指肠乳头对接引流术

自 Wiersema 等[21] 于 1996 年首次在 EUS 引导下进行胆管造影成像以来，关于 EUS 技术蓬勃发展，Mallery 等[22] 在 2004 年首次报道了 EUS-RV。尽管目前 EUS-RV 已在一些大型综合性医疗中心作为常规治疗，但该技术的标准化及 EUS-RV 专用设备的开发仍在进行中。从既往的 15 项共涉及 382 例患者的 EUS-RV 研究来看，EUS-RV 的总成功率为 81%，并发症发生率为 10%[23]。

EUS-RV 操作过程

以下将介绍该如何进行 EUS-RV 操作（图 6-1）。

在 EUS 引导下穿刺胆管，并通过十二指肠乳头将导丝推进十二指肠。用十二指肠镜代替超声内镜，将其插入导丝上方的胆管中，或用镊子抓住导丝并使其通过活检孔道；然后导管可顺导丝插入十二指肠乳头。

EUS-RV 的有 3 种穿刺途径：经胃肝内胆管穿刺（IHBD）、在十二指肠近端（D1）行经十二指肠肝外胆管穿刺（EHBD）及在十二指肠第二部分（D2）行 EHBD。在胆管显著扩张时，每种途径都是有效的。当 3 种途径均可选择时，关于优选哪一种途径尚无定论。应根据不同患者的病情进行个体化的选择。Iwashita 等[24] 认为，经 D2 的 EHBD 是可最小化导丝操作相关并发症的方法，但由于超声扫描位置及范围的不稳定，通过短镜身使用经 D2 的 EHBD 途径并不总是可行的。该研究中，对 50%（10/20）的患者可成功使用经 D2 的 EHBD 途径进行穿刺，其 EUS-RV 技术成功率为 100%（10/10）；在其余 50%（10/20）患者中，有 5 例是通过经 D1 的 EHBD 途径穿刺，4 例是通过 IHBD 途径经胃插入胆管，其 EUS-RV 的技术成功率为 66.7%（6/9）。通过 D1 使用长镜身进入 EHBD 并不总是可行的，因为超声内镜头端会指向肝门部分，从而导致从该部位到十二指肠乳头方向操纵导丝困难。因此，在使用长镜身进行 EUS-RV 操作时，建议将超声内镜头端指向远端胆总管 CBD[25]，以使其具有更大的内镜推动范围。

预切开技术已作为处理困难胆道插管的挽救技术[26-28]。Dhir 等[29] 对比分析了 58 例胆管插管困难的患者 EUS-RV 与预切开技术的成功率，结果显示 EUS-RV 的成功率显著高于预切开技术（98.3% vs. 90.3%；$P=0.03$），两者手术并发症发生率差异无统计学意义。对于常规胆管插管困难的患者，EUS-RV 可能是进行单次胆管治疗十二指肠乳头预切开术的低风险替代方法。

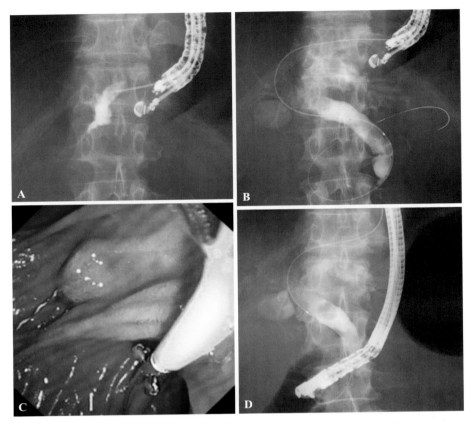

▲ 图 6-1　插管失败后超声内镜引导下经十二指肠乳头对接引流术
A. 在超声内镜引导下从胃内穿刺肝内胆管；B. 将导丝经壶腹插入十二指肠；C. 插入十二指肠镜，
并用活检钳抓住导丝；D. 沿导丝进行胆管深插管

七、超声内镜引导下肝胃吻合术

EUS-HGS，即 IHBD 途径的 EUS-BD，由 Burmester 等[30] 在 2003 年率先报道。与 EUS-CDS 相比，EUS-HGS 的优点在于，当手术导致解剖结构改变或由于肿瘤浸润导致十二指肠球部梗阻而无法进行 EUS-CDS 时，仍可进行 EUS-HGS，因为该过程是经胃进行的。EUS-HGS 的标准操作过程包括胆管穿刺、导丝调整、导管扩张及支架置入。

EUS-HGS 操作过程

以下将介绍该如何进行 EUS-HGS 操作（图 6-2）。

确认无血管影响后，在 EUS 实时显像下，将标准 19G 或 22G 穿刺针穿入胆管，并注意防止出血。最初应选择肝左外叶下段（Ⅲ段）分支胆管作为穿刺部位，因为如果选择了肝左外叶上段（Ⅱ段）分支胆管，可能会发生严重的并发症，例如由于经食管穿刺造成的纵隔炎或纵隔积气[31]。将造影剂注入胆管后进行胆道造影，针对 19G 针头选用 0.025～0.035in 导丝、针对 22G 针头选用 0.018～0.021in 导丝置入胆管。在 EUS-HGS 过程中，操控导丝是最重要的环节之一。置入导丝的

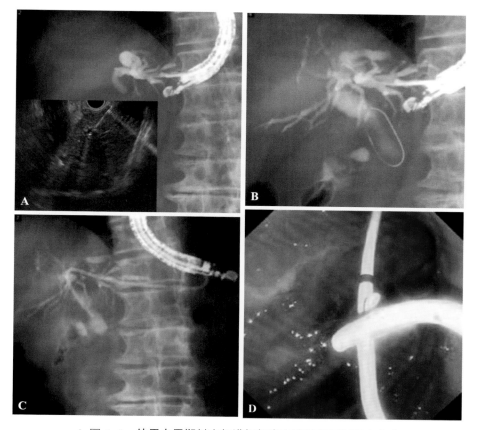

▲ 图 6-2　使用专用塑料支架进行超声内镜引导下肝胃吻合术
A. 以 19G 穿刺针穿刺肝内胆管；B. 导丝经穿刺针进入胆总管；C. 将 8Fr 专用塑料支架放置于胆管中；D. 支架近端的内镜图像

目标是向肝门方向前进，如果导丝进入外周胆道，则应及时将其撤回。但有时，导丝会随着穿刺针发生扭结。采用肝撞击法（liver impaction method）可有效避免这种情况 [32]。该方法是将穿刺针退回肝实质内，并重新尝试将导丝向肝门方向置入。

可使用标准或锥形导管、烧灼扩张器、扩张导管和（或）扩张球囊进行针道扩张。不建议使用针刀进行扩张，因为针刀非同轴向，且有研究显示使用针刀进行扩张时并发症发生率较高 [33]。在许多医疗机构中，医师更愿意选用电灼扩张器（6Fr 囊肿切开刀），因为可快速有效地进行管道扩张。但即使在穿刺中避开胃或胆管壁的小血管，但由于电灼扩张器的灼烧作用，也会发生出血。鉴于此，近年来已研发出一种新型的头部超细锥形机械扩张器，其头端为 2.5Fr 的锥形，专门设计用于 EUS 引导下的经壁引流。与回顾性研究中的常规烧灼扩张器相比，这种新型的机械扩张器似乎更为安全、有效，因为其可有效减少术后出血，且技术成功率较高 [34]。

根据不同患者，可选用塑料支架或自膨式金属支架置入胆管 [35]。目前覆膜金属支架比塑料支架应用更广泛，因为这种支架口径更大，从而可更好地进行引流，并可预防胆瘘及胆汁性腹膜炎 [36-38]。而且，如果瘘管有出血，覆膜金属支架可能还具有压迫填塞止血的作用 [31]。通常，EUS-HGS 使用的编织型覆膜金属支架其最严重的缺点是支架置入后长度缩短率高，可能导致支架移位[39]。此外，经常会遇到由于金属支架边缘产生创伤性变化而引起增生，最终使得支架阻塞的情况。对于非明显扩张的肝内胆管，使用大口径金属支架会导致其过度扩张。此外，使用大口径金属支架进行 EUS-HGS 时，可能会发生肝脓肿、胆汁瘤、局灶性胆管炎或假性动脉瘤等并发症[40-42]。近年来，通过使用新型金属支架或一些新技术来防止包括支架移位等并发症的研究报道众多。Song 等[43]研究报道了用于 EUS-BD 的混合金属支架，这种新型支架的远端部分长约 3.5cm，由硅胶树脂覆盖的镍钛合金金属丝组成，可防止胆汁渗漏，且在覆膜部分的两端都有近端及远端防移位瓣，可有效防止支架移位。这种新型支架在近端有未覆膜的部位，其长度为 1.5～5.5cm，以防止侧支阻塞。Nakai 等[44]使用部分覆膜的长金属支架进行 EUS-HGS，该金属支架长度为 10cm 或 12cm，远端有 1cm 长的未覆膜部分；该研究中，共有 33 例患者接受 EUS-HGS，在随访期间（中位时间 8.7个月）均未出现支架移位情况。有研究报道了另一种可用于 EUS-HGS 的新型金属支架，该支架带有一个具有 3Fr 锥形金属尖端的 7F 支架导引器作为推动式扩张器，用于一步式金属支架释放，无须在 EUS-HGS 中进行额外瘘管扩张，该支架的可行性及安全性已得到证实[45]。一项随机对照研究显示，一步式支架置入的技术成功率为 88%（14/16），且一步式支架置入的操作时间比传统分级扩张的金属支架置入更短。较长的手术时间意味着胆汁渗漏的风险增加，一步式支架置入的早期并发症发生率相对更低（6.3% vs. 31.3%）也证实了这一观点。关于如何有效防止 EUS-HGS 并发症，Ogura 等[46]认为，控制支架在胃内的长度是减少不良事件的重要因素。如果金属支架用于 EUS-HGS，则应在胃内留有 3～4cm 长的支架以防止其发生移位，因此最好使用部分覆膜的支架[13]。而且，为了在留有足够的瘘管的同时防止支架移位，使肝实质与胃壁之间的腹腔中的支架长度最小化非常重要。据报道，内镜活检孔道内支架释放技术是一种可用于预防早晚及晚期支架移位的技术，通过该技术可在有限的孔道内进行长达 1cm 的支架释放[47]。该研究中，EUS-HGS 后镜内孔道支架释放组的肝实质与胃壁之间的距离明显短于镜外支架释放组（0.7cm vs. 2.5cm），且仅在镜外支架释放组中有胆汁瘤或支架移位等并发症发生。关于塑料支架，Umeda 等[48]研究报道了一种专用于 EUS-HGS 的新型塑料支架，并证实了该技术的可行性及临床有效性。该支架具有锥形尖端，该锥形尖端使得支架能够容易地插入胆管中。此外，在支架近端有 4 个凸缘及尾锚，可防止近端及远端支架迁移。有研究显示，在 23 例接受新型塑料支架 EUS-HGS 的病例中，技术成功率及临床成功率均为 100%，无支架移位及胆瘘的发生。这种专用的塑料支架似乎是 EUS-HGS 的合适选择之一，尤其是在肝内胆管扩张不明显或良性疾病的情况下。

通常，EUS-HGS 在肝门部阻塞的患者中是禁忌的，因为在左侧肝内胆管放置支架时，右侧 IHBD 不能充分引流。也有一些使用两种不同的方法进行 EUS 引导下右侧 IHBD 的报道，但这些方法在技术上要求更高。一种方法是在右侧肝内胆管与十二指肠之间放置支架，或经右侧侧肝内胆管在阻塞部位顺行植入支架[49]；另一种方法是将支架放置在 HGS 路径的阻塞部位，即所谓的桥接方法[50]。

八、超声内镜引导下胆总管十二指肠吻合术

EUS-CDS，即 EUS-BD 经十二指肠穿刺胆总管，由 Giovannini 等[51] 于 2001 年首次报道。EUS-CDS 的标准过程包括与 EUS-HGS 相同的胆管穿刺、导丝调整、导管扩张及支架置入。在十二指肠成角的位置有时很难使用 19G 穿刺针穿刺胆总管。在这种情况下，使用柔性镍钛合金 19G 穿刺针可改善操控性[52]。应避免十二指肠壁双穿透穿刺至胆总管，这会导致 EUS-CDS 后腹膜后穿孔的并发症发生。Hara 等[42] 通过斜视型 EUS 内镜进行研究，发现在 4%（4/101）的 EUS-CDS 病例中存在十二指肠壁双穿透。腔内注水技术已被用于防止十二指肠的双穿透[53]。关于 EUS 的选择，有学者[54] 认为使用前视型 EUS 进行 EUS-CDS 有利于预防并发症。由于使用前视型 EUS 时针头的方向相对十二指肠壁是垂直的，因此易于进行胆总管穿刺及导管扩张，并可防止十二指肠的双穿透。

既往在 EUS-CDS 操作中使用传统的猪尾塑料支架或胆管金属支架，但猪尾塑料支架可能会导致早期发生的支架阻塞、胆瘘及后续的胆汁性腹膜炎。另一方面，常规的管状金属支架可能会因其形状及设计上的缺陷（缺乏抗移位设计）而导致支架移位及十二指肠壁损伤。为防止此类并发症，近期已研发出一种用于 EUS-CDS 的新型双蘑菇头金属支架（LAMS），并在推送导管的远端添加了电灼导丝[55-57]（图 6-3）。使用该支架可使胆总管穿刺到支架推送在一步内完成，而无须另外进行导管扩张（如球囊扩张或烧灼扩张）。因此，使用该支架进行治疗较少发生胆瘘，且技术成功率较高，明显缩短了手术时间。2016 年进行的一项涉及 57 例患者的研究显示，使用 LAMS 进行 EUS-CDS 的技术成功率及临床成功率分别为 98.2% 及 94.7%，并发症发生率为 7%[58]。近期在日本进行的一项前瞻性多中心研究中，技术成功率及临床成功率分别为 100% 及 95%[59]，但研究结果显示出较高的术后并发症发生率（36.8%），甚至比既往报道的传统的经十二指肠乳头放置金属支架的数据更高。这可能是因为较短的支架长度会导致胃肠液（包括食物残留物）穿过支架反流至胆管中，从而产生类似的"盲端综合征"。此外，LAMS 可能会在胆管减压后被胆管壁压迫而扭结，影响胆汁及胃肠液（包括食物残留物）从胆管流至十二指肠，从而导致支架闭塞及胆管炎。我们期待通过进一步改善支架设计，在不久的将来生产出更适用于 EUS-CDS 的 LAMS。

九、超声内镜引导下顺行支架置入术

从理论上讲，即使是内镜无法顺利到达壶腹部的患者，也会存在生理性的胆汁流向，这时 EUS-AS 可能是不错的选择。行左侧 IHBD 后，导丝通过阻塞部位；此后，插入支架推送装置，并将支架经十二指肠乳头或在十二指肠乳头上方穿过阻塞部位进行放置。由于这种技术不会发生支架移位，因此似乎比 EUS-HGS 更安全。Nguyen-Tang 等[60] 于 2010 年首次报道了 EUS-AS，对 5 例患者进行 EUS-AS 治疗，无术后并发症发生。Iwashita 等[9] 的综述显示，EUS-AS 的总体成功率及并发症发生率分别为 77% 及 5%。与 EUS-HGS 或 EUS-CDS 相比，EUS-AS 的成功率更低，这是

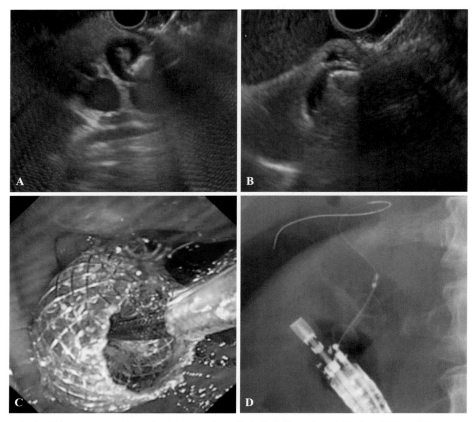

▲ 图 6-3　超声内镜（EUS）引导下胆总管十二指肠吻合术［使用增强电灼的双蘑菇头金属支架（LAMS）］
A. 直接使用电灼装置进行造瘘术；B. 在 EUS 引导下释放 LAMS 的远端；C. 在内镜下释放 LAMS 的近端；D. 支架放置后的透视图像

由于导丝难以通过狭窄区域及支架推送装置难以插入。将 ERCP 导管用于导丝操控的方法有助于获得技术上的成功，通过该方法可在胆道系统中获得更好的导丝推动力及扭矩，以及必要时通过 ERCP 导管立即进行胆道造影的能力。关于穿刺途径的选择，与进入肝左外叶下段（Ⅲ段）分支胆管相比，进入肝左外叶上段（Ⅱ段）分支胆管为相对直的朝向十二指肠乳头的路径，且可改善设备中推力的传递，从而越过恶性胆道梗阻。据报道，凭借这种技术改进，可显著提高 EUS-AS 的技术成功率及临床成功率（两者均可达 95%）[61]。

　　EUS-AS 也存在一些缺点。即使支架成功跨过狭窄处并放置，但在支架功能异常的情况下，肝穿刺点会有胆汁漏出。此外，支架阻塞可能导致无法进行再干预，因此需要进行 EUS-HGS 或再次 EUS-AS。然而，IHBD 可能会因肝内胆管扩张不明显而无法成功穿刺。为克服 EUS-AS 的缺点，联合支架置入术（即同时进行 EUS-HGS 与 EUS-AS）应运而生[62-64]（图 6-4）。与单独使用 EUS-HGS 或 EUS-AS 相比，采用双支架置入术可减少胆汁从瘘管漏出，并可保持更长时间的支架通畅性。据报道，EUS-HGS 合并 EUS-AS 的手术相关并发症发生率约为 10%，相比于单独使用 EUS-AS（20.0%）或单独使用 EUS-HGS（26.1%）的并发症发生率更低[61, 62]。在一项涉及 49 例患者的多中心前瞻性研究中，EUS-HGS 与 EUS-AS 联合使用使患者获得了足够长的支架通畅时间（中位

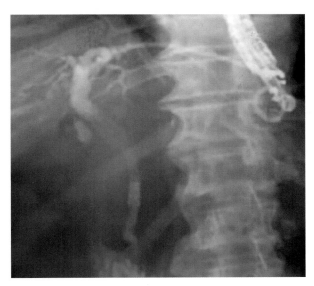

▲ 图 6-4 超声内镜引导下肝胃吻合联合顺行支架置入术
未覆膜自膨式金属支架顺行置入胆道狭窄处,并在肝胃吻合处放置专用的塑料支架

时间 114 天),几乎与总体中位生存时间相当[63];且直至患者死亡,仅有 7 例(17.5%)出现支架功能障碍(平均功能障碍时间为 320 天)。但由于同时放置了两个支架,所以还必须要考虑到 EUS-HGS 与 EUS-AS 联合使用的成本与收益问题。由于 EUS-BD 通常用于晚期癌症患者,因此尽管进行了化疗,但患者的生存期仍可能会很短。Yamamoto 等[64]报道,将使用金属支架的 EUS-HGS 与将使用专用塑料支架的 EUS-AS 相结合的临床效果与使用两个金属支架的 EUS-AS 及 EUS-HGS 相似,而前一种方法的成本效益比更高。

十、超声内镜引导下胆管引流术与经皮经肝胆管引流术

与 PTBD 相比较,EUS-BD 具有以下优势:①PTBD 的外引流可能会影响美观(如皮肤炎症),以及导致疼痛或胆汁渗漏,从而增加患者负担,影响其生存质量,而 EUS-BD 的内引流则避免了这些问题;②对于有大量腹水的患者,PTBD 通常是禁忌的,此时可行 EUS-BD(金属支架尤其是 LAMS 内引流);③ERCP 失败后,可在不改变患者体位的情况下直接进行 EUS-BD,而 PTBD 则必须要改变患者体位;④EUS-BD 可从 IHBD 或 EHBD 中选择引流方式。

既往的一项回顾性研究对比分析了 51 例接受 EUS-BD(包括 EUS-RV、EUS-CDS 及 EUS-HGS)的病例与 22 例因远端恶性胆道梗阻且 ERCP 失败而接受 PTBD 的病例,结果表明,尽管 PTBD 的技术成功率比 EUS-BD 更高(100% vs. 86.4%),但两者间临床成功率差异并无统计学意义(92.2% vs. 86.4%),且 PTBD 的并发症发生率高于 EUS-BD(39.2% vs. 18.2%);同时,由于 PTBD 的再干预率高于 EUS-BD(80.4% vs. 15.7%)[65],导致其总治疗费用也显著提高。近期一项 Meta 分析显示,内镜下经十二指肠乳头胆管引流失败后,EUS-BD 与 PTBD 均可作为替代的引流

技术，两者的技术成功率无明显差异（OR=1.78），但 EUS-BD 的临床成功率高于 PTBD（OR=0.45），且手术后并发症发生率（OR=0.23）及再干预率（OR=0.13）均低于 PTBD[66]。在其他研究也比较 EUS-BD 与 PTBD 作为替代引流技术的临床效果，两者的技术成功率及临床成功率大致相当（均为 90%～100%），但 PTBD 的并发症（如术后出血、胆管炎及胆汁渗漏）发生率高于 EUS-BD[67-71]。

尽管目前的研究数据表明，EUS-BD 优于 PTBD，但绝大部分数据来于大型内镜中心的熟练的超声内镜医师所进行的研究。在西班牙的一项全国调查中，涉及的大多数医疗机构都不是大型医学中心，结果显示，在 106 例患者中进行 EUS-BD 的技术成功率仅为 67.2%[12]。该数据表明，EUS-BD 仍是一项有待进一步发展的高难度内镜操作技术。一些有经验的放射科医生可能会强调 PTBD 的有效性和安全性，且目前 PTBD 已被广泛认可。然而，在有足够丰富内镜专业技术的医师及后勤保障的情况下，EUS-BD 可能比 PTBD 更可取，但 EUS-BD 或 PTBD 的选择应根据所在医疗机构时候具有熟练的超声内镜医师或放射介入医师为基础进行考虑。尽管如此，随着专用设备的发展及技术的标准化，相信 EUS-BD 在不久的将来会得到比 PTBD 更为广泛的应用。

十一、超声内镜引导下胆管引流术与内镜下逆行胰胆管造影

ERCP 经十二指肠乳头胆管引流术是目前临床常用的引流方法之一，与其他引流技术相比，其发生并发症的风险更低。与 ERCP 相比，EUS-BD 的主要优点之一是可根据患者的基本状况及解剖特点预设多个穿刺位点；且与 ERCP 不同的是，成功的 EUS-BD 操作无须到达十二指肠乳头。此外，对于胆管插管困难的患者，ERCP 术后有引发胰腺炎的风险，因为插管困难必然会导致操作复杂化、手术时间延长及插管次数增多。由于 EUS-BD 穿刺胆道远离十二指肠乳头，因此患者术后发生胰腺炎的风险较小。鉴于 EUS-BD 的并发症发生率低，有学者认为可将其作为首选的胆管引流方法。Bang 等[72]在一项涉及 67 例胰腺癌导致恶性胆道梗阻患者的随机对照试验中，对比分析了 EUS-BD 与 ERCP 引流的应用价值，发现 EUS-DB 与 ERCP 引流在并发症发生率（21.2% vs. 14.7%）、技术成功率（90.9% vs. 94.1%）、临床有效率（97% vs. 91.2%）及再干预率（3.0% vs. 2.9%）方面差异均无统计学意义。尽管经验丰富的术者进行 EUS-BD 与 ERCP 的并发症发生率相似，但并发症的性质并不相同。EUS-BD 术中及术后最严重的并发症是胆汁性腹膜炎。理论上，作为穿刺目标的肝脏或 EHBD 不会紧贴于胃肠道外侧壁，如果操作失败，则可能导致胆汁性腹膜炎。此外，EUS-HGS 可能会发生腹腔内胃侧金属支架移位，有时还会发生严重甚至致命的并发症[39]。而常规 ERCP 引流可能永远不会发生此类并发症，因为它是"腔内手术"而非"跨腔手术"。EUS-BD 有望成为 ERCP 引流的替代方法，但尚需对 EUS-BD 技术进行规范化、标准化的完善，并进一步开发相关的专用设备及配件。此外，未来还需进一步进行随机研究，以探讨 EUS-BD 作为胆汁引流主要方法的适应证。

十二、胆道良性疾病超声内镜引导下胆管引流术

在外科手术导致局部解剖结构改变的患者中，良性胆道疾病（如吻合口狭窄、胆管结石等）的治疗通常具有挑战性。气囊小肠镜辅助的 ERCP（BE-ERCP）在此类患者中的疗效及安全性已有报道[73-75]。但即使由专家进行操作，由于其较高的技术难度及时间限制，BE-ERCP 也并非总能成功。最近，当 BE-ERCP 失败时，通过 EUS-BD 途径进行顺行治疗（即所谓的 EUS-AI），可替代经皮干预及外科手术[76-78]。在复杂性肝内胆管结石病例中或具有严重吻合口狭窄病例中，从肝肠通路中插入经口胆管镜进行顺行治疗（即所谓的经口胆管镜辅助下顺行干预）似乎是有效的（图 6-5）。据报道，EUS-AI 的技术成功率及临床成功率均较高，用于治疗胆道良性疾病的并发症发生率为8.1%[78]。尽管在很多情况下有技术方面的特殊要求，但 EUS-AI 似乎是 BE-ERCP 失效后的一种可行且安全的替代治疗方法。

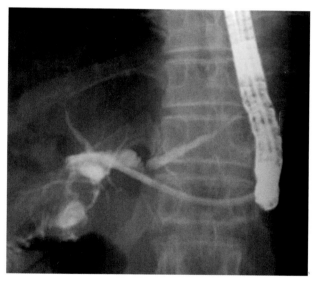

▲ 图 6-5　复杂性肝内胆管结石经口胆管镜辅助下顺行干预
在 EUS 引导下将胆管镜送至肝胃吻合术造成的瘘管内

十三、内镜超声引导下胆管引流术相关培训

目前尚缺少专门针对 EUS-BD 的培训计划。EUS-BD 的培训应在具有 EUS、ERCP 及 PTBD设施及专长且具有大量就诊病例的医疗机构中进行，因为 EUS-BD 是一种相对复杂、先进的内镜技术，其在技术要求方面与 EUS-FNA、ERCP 及 PTBD 类似，且需要有相关的配件。为安全、成功地进行 EUS-BD，对 EUS-BD 医师的培训应从在专家指导下进行 EUS 引导下胰周渗出引流开始[79]。即使对于熟练的内镜医师，在其刚刚开始学习 EUS-BD 时也推荐在专家指导下完成 20 例EUS-BD[42]。在 EUS-BD 的培训计划中，可采用猪或离体模型对医师进行 EUS-BD 训练。训练所需的模型可通过在内镜下结扎猪 Vater 壶腹导致其胆道系统扩张的方法来建立[80]，但就可获得的胆

道扩张程度而言，该过程繁琐且难以预测。离体模型更易于建立，且可能更适合用于 EUS-BD 训练。通过 3D 打印的方法可获得 1cm 胆总管、8mm 左侧肝内胆管及 4mm 右侧肝内胆管的聚碳酸酯模型，该模型似乎可用于 EUS-BD 各个步骤的教学及培训[81]。

十四、总结

总之，ERCP 失败后，仍可通过不同的 EUS-BD 技术来实现胆管引流。但由于这些 EUS-BD 操作尚未标准化，因此 EUS-BD 技术的选择应主要基于患者的病情、解剖结构及医师的经验。此外，应由熟悉各种类型 EUS-BD 操作的医师在具备大型综合性医疗中心进行 EUS-BD 相关治疗，以便能够及时、充分地对突发情况采取补救治疗措施。

致谢：衷心感谢东京医科大学名誉教授 J. Patrick Barron 的指导。
利益冲突：作者声明无利益冲突。

参 考 文 献

[1] Mukai S, Itoi T, Baron TH, et al. Indications and technique of biliary drainage for acute cholangitis in update Tokyo guidelines 2018. J. Hepatobiliary Pancreat. Sci. 2017;24:537–49.

[2] Holt BA, Hawes R, Hasan M, et al. Biliary drainage: role of EUS guidance. Gastrointest Endosc. 2016;83:160–5.

[3] Tonozuka R, Itoi T, Tsuchiya T, et al. EUS-guided biliary drainage is infrequently used even in high-volume centers of interventional EUS. Gastrointest Endosc. 2016;84(1):206–7.

[4] Aabakken L, Bretthauer M, Line PD. Double-balloon enteroscopy for endoscopic retrograde cholangiography in patients with a Roux-en-Y anastomosis. Endoscopy. 2007;39:1068–71.

[5] Itoi T, Ishii K, Sofuni A, et al. Single-balloon enteroscopy-assisted ERCP in patients with Billroth II gastrectomy or Roux-en-Y anastomosis (with video). Am J Gastroenterol. 2010;105:93–9.

[6] Itoi T, Itokawa F, Sofuni A, et al. Endoscopic ultrasound-guided choledochoduodenostomy in patients with failed endoscopic retrograde cholangiopancreatography. World J Gastroenterol. 2008;14:6078–82.

[7] Kahaleh M, Hernandez AJ, Tokar J, et al. Interventional EUS-guided cholangiography: evaluation of a technique in evolution. Gastrointest Endosc. 2006;64:52–9.

[8] Yamao K, Bhatia V, Mizuno N, et al. EUS-guided choledochoduodenostomy for palliative biliary drainage in patients with malignant biliary obstruction: results of long-term follow-up. Endoscopy.

2008;40:340–2.

[9] Iwashita T, Doi S, Yasuda I. Endoscopic ultrasound-guided biliary drainage: a review. Clin J Gastroenterol. 2014;7:94–102.

[10] Khan MA, Akbar A, Baron TH, et al. Endoscopic ultrasound-guided biliary drainage: a systematic review and meta-analysis. Dig Dis Sci. 2016;61:684–703.

[11] Wang K, Zhu J, Xing L, et al. Assessment of efficacy and safety of EUS-guided biliary drainage: a systematic review. Gastrointest Endosc. 2016;83:1218–27.

[12] Vila JJ, Perez-Miranda M, Vazquez-Sequeiros E, et al. Initial experience with EUS-guided cholangiopancreatography for biliary and pancreatic duct drainage: a Spanish national survey. Gastrointest Endosc. 2012;76:1133–41.

[13] Dhir V, Isayama H, Itoi T, et al. Endoscopic ultrasonography-guided biliary and pancreatic duct interventions. Dig Endosc. 2017;29(4):472–85.

[14] Lee TH, Choi JH, Park DH, et al. Similar efficacies of endoscopic ultrasound-guided transmural and percutaneous drainage for malignant distal biliary obstruction. Clin Gastroenterol Hepatol. 2016;14:1011–9.

[15] Artifon EL, Loureiro JF, Baron TH, et al. Surgery or EUS-guided choledochoduodenostomy for malignant distal biliary obstruction after ERCP failure. Endosc Ultrasound. 2015;4:235–43.

[16] Khashab MA, Valeshabad AK, Modayil R, et al. EUS-guided biliary drainage by using a standardized approach for malignant biliary obstruction: rendezvous versus direct transluminal techniques (with videos). Gastrointest Endosc. 2013;78:734–41.

[17] Dhir V, Artifon EL, Gupta K, et al. Multicenter study on endoscopic ultrasound-guided expandable biliary metal stent placement: choice of access route, direction of stent insertion, and drainage route. Dig Endosc. 2014;26:430–5.

[18] Artifon EL, Marson FP, Gaidhane M, et al. Hepaticogastrostomy or choledochoduodenostomy for distal malignant biliary obstruction after failed ERCP: is there any difference? Gastrointest Endosc. 2015;81:950–9.

[19] Ogura T, Chiba Y, Masuda D, et al. Comparison of the clinical impact of endoscopic ultrasound-guided choledochoduodenostomy and hepaticogastrostomy for bile duct obstruction with duodenal obstruction. Endoscopy. 2016;48:156–63.

[20] Teoh AYB, Dhir V, Kida M, et al. Consensus guidelines on the optimal management in interventional EUS procedures: results from the Asian EUS group RAND/UCLA expert panel. Gut. 2018;67(7):1209–28.

[21] Wiersema MJ, Sandusky D, Carr R, et al. Endosonography guided cholangiopancreatography. Gastrointest Endosc. 1996;43:102–6.

[22] Mallery S, Matlock J, Freeman ML. EUS-guided rendezvous drainage of obstructed biliary and pancreatic ducts: report of 6 cases. Gastrointest Endosc. 2004;59(1):100–7.

[23] Tsuchiya T, Itoi T, Sofuni A, et al. Endoscopic ultrasonography-guided rendezvous technique. Dig Endosc. 2016;28(Suppl 1):96–101.

[24] Iwashita T, Yasuda I, Mukai T, et al. EUS-guided rendezvous for difficult biliary cannulation using a standardized algorithm: a multicenter prospective pilot study (with videos). Gastrointest Endosc. 2016;83(2):394–400.

[25] Mukai S, Itoi T. Selective biliary cannulation techniques for endoscopic retrograde cholangiopancreatography proceduresand prevention of post-endoscopic retrograde cholangiopancreatography pancreatitis. Expert Rev Gastroenterol Hepatol. 2016;10:709–22.

[26] Siegel JH. Precut papillotomy: a method to improve success of ERCP and papillotomy. Endoscopy. 1980;12:130–3.

[27] Goff JS. Common bile duct pre-cut sphincterotomy: transpancreatic sphincter approach. Gastrointest Endosc. 1995;41:502–5.

[28] Wang P, Zhang W, Liu F, et al. Success and complication rates of two precut techniques, transpancreatic sphincterotomy and needle-knife sphincterotomy for bile duct cannulation. J Gastrointest Surg. 2010;14:697–704.

[29] Dhir V, Bhandari S, Bapat M, et al. Comparison of EUS-guided rendezvous and precut papillotomy techniques for biliary access (with videos). Gastrointest Endosc. 2012;75(2):354–9.

[30] Burmester E, Niehaus J, Leineweber T, et al. EUS-cholangiodrainage of the bile duct: report of 4 cases. Gastrointest Endosc. 2003;57:246–51.

[31] Ogura T, Higuchi K. Technical tips for endoscopic ultrasound-guided hepaticogastrostomy. World J Gastroenterol. 2016;22(15):3945–51.

[32] Ogura T, Masuda D, Takeuchi T, et al. Liver impaction technique to prevent shearing of the guidewire during endoscopic ultrasound-guided hepaticogastrostomy. Endoscopy. 2015;47:E583–4.

[33] Park DH, Jang JW, Lee SS, et al. EUS-guided biliary drainage with transluminal stenting after failed ERCP: predictors of adverse events and long-term results. Gastrointest Endosc. 2011;74:1276–84.

[34] Honjo M, Itoi T, Tsuchiya T, et al. Safety and efficacy of ultra-tapered mechanical dilator for EUS-guided hepaticogastrostomy and pancreatic duct drainage compared with electrocautery dilator (with video). Endosc Ultrasound. 2018;7(6):376–82.

[35] Itoi T, Isayama H, Sofuni A, et al. Stent selection and tips of placement technique of EUS-guided biliary drainage: trans-duodenal and trans-gastric stenting. J Hepatobiliary Pancreat Sci. 2011;18:664–7.

[36] Gupta K, Perez-Miranda M, Kahaleh M, et al. Endoscopic ultrasound-assisted bile duct access and

drainage: multicenter, long-term analysis of approach, outcomes, and complications of a technique in evolution. J Clin Gastroenterol. 2014;48:80–7.

[37] Kawakubo K, Isayama H, Kato H, et al. Multicenter retrospective study of endoscopic ultrasound-guided biliary drainage for malignant biliary obstruction in Japan. J Hepatobiliary Pancreat Sci. 2014;21:328–34.

[38] Khashab MA, Messallam AA, Penas I, et al. International multicenter comparative trial of transluminal EUS-guided biliary drainage via hepatogastrostomy vs. choledochoduodenostomy approaches. Endosc Int Open. 2016;4:E175–81.

[39] Martins FP, Rossini LG, Ferrari AP. Migration of a covered metallic stent following endoscopic ultrasound-guided hepaticogastrostomy: fatal complication. Endoscopy. 2010;42:126–7.

[40] Prachayakul V, Aswakul P. Successful endoscopic treatment of iatrogenic biloma as a complication of endosonography-guided hepaticogastrostomy: the first case report. J Interv Gastroenterol. 2012;2:202–4.

[41] Paik WH, Park Do H, Choi JH, et al. Simplified fistula dilation technique and modified stent deployment maneuver for EUS-guided hepaticogastrostomy. World J Gastroenterol. 2014;20:5051–9.

[42] Hara K, Yamao K, Mizuno N, et al. Endoscopic ultrasonography-guided biliary drainage: who, when, which, and how? World J Gastroenterol. 2016;22(3):1297–303.

[43] Song TJ, Lee SS, Park Do H, et al. Preliminary report on a new hybrid metal stent for EUS-guided biliary drainage (with videos). Gastrointest Endosc. 2014;80:707–11.

[44] Nakai Y, Isayama H, Yamamoto N, et al. Safety and effectiveness of a long, partially covered metal stent for endoscopic ultrasound guided hepaticogastrostomy in patients with malignant biliary obstruction. Endoscopy. 2016;48:1125–8.

[45] Park do H, Lee TH, Paik WH, et al. Feasibility and safety of a novel dedicated device for one-step EUS-guided biliary drainage: a randomized trial. J Gastroenterol Hepatol. 2015;30:1461–6.

[46] Ogura T, Yamamoto K, Sano T, et al. Stent length is impact factor associated with stent patency in endoscopic ultrasound-guided hepaticogastrostomy. J Gastroenterol Hepatol. 2015;30:1748–52.

[47] Miyano A, Ogura T, Yamamoto K, et al. Clinical impact of the intra-scope channel stent release technique in preventing stent migration during EUS-guided hepaticogastrostomy. J Gastrointest Surg. 2018;22(7):1312–8.

[48] Umeda J, Itoi T, Tsuchiya T, et al. A newly designed plastic stent for EUS-guided hepaticogastrostomy: a prospective preliminary feasibility study (with videos). Gastrointest Endosc. 2015;82:390–6.

[49] Lee SK, Kim MH. Expanding indication: EUS-guided hepaticoduodenostomy for isolated right intrahepatic duct obstruction (with video). Gastrointest Endosc. 2013;78:374–80.

[50] Ogura T, Sano T, Onda S, et al. Endoscopic ultrasound-guided biliary drainage for right hepatic bile duct obstruction: novel technical tips. Endoscopy. 2015;47:72–5.

[51] Giovannini M, Moutardier V, Pesenti C, et al. Endoscopic ultrasound-guided bilioduodenal anastomosis: a new technique for biliary drainage. Endoscopy. 2001;33:898–900.

[52] Kumbhari V, Peñas I, Tieu AH, et al. Interventional EUS using a flexible 19-gauge needle: an international multicenter experience in 162 patients. Dig Dis Sci. 2016;61:3552–9.

[53] Ogura T, Masuda D, Takeuchi T, et al. Intraluminal water filling technique to prevent double mucosal puncture during EUS-guided choledochoduodenostomy. Gastrointest Endosc. 2016;83(4):834–5.

[54] Hara K, Yamao K, Hijioka S, et al. Prospective clinical study of endoscopic ultrasound-guided choledochoduodenostomy with direct metallic stent placement using a forward-viewing echoendoscope. Endoscopy. 2013;45(5):392–6.

[55] Itoi T, Binmoeller KF, Itokawa F, et al. EUS-guided cholecystogastrostomy using lumen-apposing metal stent as an alternative extrahepatic bile duct drainage in pancreatic cancer with duodenal invasion: a case report. Dig Endosc. 2013;25(Suppl 2):137–41.

[56] Glessing BR, Mallery S, Freeman ML, et al. EUS-guided choledochoduodenostomy with a lumen-apposing metal stent before duodenal stent placement for malignant biliary and duodenal obstruction. Gastrointest Endosc. 2015;81:1019–20.

[57] Jacques J, Privat J, Pinard F, et al. Endoscopic ultrasound-guided choledochoduodenostomy with electrocautery-enhanced lumen-apposing stents: a retrospective analysis. Endoscopy. 2018; https://doi.org/10.1055/a-0735-9137.

[58] Kunda R, Pérez-Miranda M, Will U, et al. EUS-guided choledochoduodenostomy for malignant distal biliary obstruction using a lumen-apposing fully covered metal stent after failed ERCP. Surg Endosc. 2016;30:5002–8.

[59] Tsuchiya T, Teoh AYB, Itoi T, et al. Long-term outcomes of EUS-guided choledochoduodenostomy using a lumen-apposing metal stent for malignant distal biliary obstruction: a prospective multicenter study. Gastrointest Endosc. 2018;87(4):1138–46.

[60] Nguyen-Tang T, Binmoeller KF, Sanchez-Yague A, et al. Endoscopic ultrasound (EUS)-guided transhepatic anterograde self-expandable metal stent (SEMS) placement across malignant biliary obstruction. Endoscopy. 2010;42(3):232–6.

[61] Iwashita T, Yasuda I, Mukai T, et al. Endoscopic ultrasound-guided antegrade biliary stenting for unresectable malignant biliary obstruction in patients with surgically altered anatomy: Single-center prospective pilot study. Dig Endosc. 2017;29:362–8.

[62] Imai H, Takenaka M, Omoto S, et al. Utility of endoscopic ultrasound-guided hepaticogastrostomy with antegrade stenting for malignant biliary obstruction after failed endoscopic retrograde

cholangiopancreatography. Oncology. 2017;93(Suppl 1):69–75.

[63] Ogura T, Kitano M, Takenaka M, et al. Multicenter prospective evaluation study of endoscopic ultrasound-guided hepaticogastrostomy combined with antegrade stenting (with video). Dig Endosc. 2018;30:252–9.

[64] Yamamoto K, Itoi T, Tsuchiya T, et al. EUS-guided antegrade metal stenting with hepaticoenterostomy using a dedicated plastic stent with a review of the literature (with video). Endosc Ultrasound. 2018;7(6):404–12.

[65] Khashab MA, Valeshabad AK, Afghani E, et al. A comparative evaluation of EUS-guided biliary drainage and percutaneous drainage in patients with distal malignant biliary obstruction and failed ERCP. Dig Dis Sci. 2015;60:557–65.

[66] Sharaiha RZ, Khan MA, Kamal F, et al. Efficacy and safety of EUS-guided biliary drainage in comparison with percutaneous biliary drainage when ERCP fails: a systematic review and meta-analysis. Gastrointest Endosc. 2017;85:904–14.

[67] Artifon EL, Aparicio D, Paione JB, et al. Biliary drainage in patients with unresectable, malignant obstruction where ERCP fails: endoscopic ultrasonography-guided choledochoduodenostomy versus percutaneous drainage. J Clin Gastroenterol. 2012;46:768–74.

[68] Bapaye A, Dubale N, Aher A. Comparison of endosonography-guided vs. percutaneous biliary stenting when papilla is inaccessible for ERCP. United European. Gastroenterol J. 2013;1:285–93.

[69] Giovannini M. Multicenter randomized phase II study: percutaneous biliary drainage vs. EUS guided biliary drainage: results of interim analysis. Gastrointest Endosc. 2015;81:AB171.

[70] Lee TH, Choi JH, Park DH, et al. Similar efficacies of endoscopic ultrasound-guided transmural and percutaneous drainage for malignant distal biliary obstruction. Clin Gastroenterol Hepatol. 2016;14:1011–9.

[71] Sharaiha RZ, Kumta NA, Desai AP, et al. Endoscopic ultrasound-guided biliary drainage versus percutaneous transhepatic biliary drainage: predictors of successful outcome in patients who fail endoscopic retrograde cholangiopancreatography. Surg Endosc. 2016;30:5500–5.

[72] Bang JY, Navaneethan U, Hasan M, et al. Stent placement by EUS or ERCP for primary biliary decompression in pancreatic cancer: a randomized trial (with videos). Gastrointest Endosc. 2018;88:9–17.

[73] Shah RJ, Smolkin M, Yen R, et al. A multicenter, U.S. experience of single-balloon, double-balloon, and rotational overtube-assisted enteroscopy ERCP in patients with surgically altered pancreaticobiliary anatomy (with video). Gastrointest Endosc. 2013;77:593–600.

[74] Skinner M, Popa D, Neumann H, et al. ERCP with the overtube-assisted enteroscopy technique: a systematic review. Endoscopy. 2014;46:560–72.

[75] Ishii K, Itoi T, Tonozuka R, et al. Balloon enteroscopy-assisted ERCP in patients with Roux-en-Y gastrectomy and intact papillae (with videos). Gastrointest Endosc. 2016;83:377–86.

[76] Itoi T, Sofuni A, Tsuchiya T, et al. Endoscopic ultrasonography-guided transhepatic antegrade stone removal in patients with surgically altered anatomy: case series and technical review (with videos). J Hepatobiliary Pancreat Sci. 2014;21:E86–93.

[77] Iwashita T, Nakai Y, Hara K, et al. Endoscopic ultrasound-guided antegrade treatment of bile duct stone in patients with surgically altered anatomy: a multicenter retrospective cohort study. J Hepatobiliary Pancreat Sci. 2016;23:227–33.

[78] Mukai S, Itoi T, Sofuni A, et al. EUS-guided antegrade intervention for benign biliary diseases in patients with surgically altered anatomy (with videos). Gastrointest Endosc. 2018. pii: S0016-5107(18)32897-9; https://doi.org/10.1016/j.gie.2018.07.030.

[79] Kahaleh M. Training the next generation of advanced endoscopists in EUS-guided biliary and pancreatic drainage: learning from master endoscopists. Gastrointest Endosc. 2013;78:638–41.

[80] Lee TH, Choi JH, Lee SS, et al. A pilot proof-of-concept study of a modified device for one-step endoscopic ultrasound-guided biliary drainage in a new experimental biliary dilatation animal model. World J Gastroenterol. 2014;20:5859–66.

[81] Dhir V, Itoi T, Fockens P, et al. Novel ex vivo model for hands-on teaching of and training in EUS-guided biliary drainage: creation of "Mumbai EUS" stereolithography/3D printing bile duct prototype (with videos). Gastrointest Endosc. 2015;81:440–6.

第 7 章 超声内镜引导下胰管引流术

EUS–Guided Pancreatic Drainag

Jacques Deviere **著**

李 军 **译**

徐 灿 金震东 **校**

> **内容要点**
>
> - 超声内镜（EUS）引导下经消化道经壁主胰管（MPD）引流术（EUS–PD）的临床适应证较少，主要为胰管扩张导致腹痛且经其他途径 MPD 引流失败，常见于外科术后解剖改变的情况下。
> - EUS–PD 是高难度的内镜介入技术之一，且由于其适应证较少，因此应在高度专业化的内镜中心进行。
> - EUS–PD 的成功率远低于经其他途径 MPD 引流，且可能出现并发症。
> - 选择进行 EUS–PD 治疗需经过多学科会诊后决定。

一、概述

对于有临床症状的主胰管梗阻患者而言，内镜下引流可作为一线的治疗方法[1]。通常采用内镜下逆行胰胆管造影（ERCP）的途径，对存在腹痛、复发性胰腺炎或胰瘘的患者进行胰管括约肌切开（EPS）、碎石、取石、胰管扩张及胰管支架置入等操作。然而，对部分患者无法实现经十二指肠乳头引流，如消化道术后（胃切除术、Roux-en-Y 吻合术及 Whipple 术后）局部解剖改变、慢性胰腺炎导致胰管重度狭窄、急性胰腺炎或胰腺外伤后引发胰尾不连续综合征（DPTS）的患者[2]。

在 20 世纪 90 年代，对于此类无法到达的导管狭窄仅在与胰周液体积聚相通时才能在内镜下通过透壁引流的方式进行处理[3]。首例直接经消化道经壁主胰管（MPD）穿刺报道于 1999 年，患者局部解剖结构正常但胰头部存在无法通过的胰管狭窄[4]。通过该方法在透视下使导丝得以通过十二指肠乳头，然后再进行 ERCP 操作。此后，超声内镜（EUS）引导下"经壁对接"技术逐渐应用于一小部分 ERCP 失败的患者中，但这些病例局限于具有完整解剖结构且可到达十二指肠乳头的患者[5-7]。

2002 年 François 等[8]首次报道了 EUS 引导下经消化道经壁 MPD 引流术（EUS–PD）的完整操

作过程，包括穿刺针进入 MPD、置入导丝、建立 MPD 与上消化道管壁之间的窦道及置入经壁支架联通 MPD 与消化道管腔［如胃（胰胃吻合）或十二指肠球部（胰十二指肠吻合）］。

自首例 EUS-PD 被报道以来，该技术即被认为是技术挑战性最高的 EUS 介入治疗技术，并可能导致潜在的严重并发症，仅适用于经过谨慎的风险 / 获益权衡后有明确适应证的患者[9, 10]。然而，即使 EUS-PD 的治疗风险显而易见，但由于其不可替代的作用，仍成为临床复杂内镜诊疗中的主要组成部分[11, 12]。

二、适应证

EUS-PD 主要的潜在适应证是各种原因［如慢性胰腺炎伴阻塞性结石和（或）狭窄等］所致胰管高压引起的腹痛，但由于术后（Whipple 术及 Roux-en-Y 吻合术）解剖结构的改变及胰管狭窄或慢性胰腺炎、复发性胰腺炎导致的 DPTS 和（或）可疑胰瘘等原因而无法通过 ERCP 来治疗的患者[13]。

没有慢性胰腺炎和 MPD 无扩张是 EUS-PD 术后发生严重并发症的主要危险因素，而且 EUS-PD 成功率也更低。无典型的胰性疼痛和无复发性胰腺炎病史但有其他症状如脂肪泻等不属于 EUS-PD 的适应证。

三、操作步骤

由于该技术的复杂性，需要精细操作。EUS-PD 应在全麻下进行，治疗过程中患者取俯卧位或仰卧位，以便在必要时医师通过透视观察 MPD 的解剖变化。此外，建议预防性使用抗生素。内镜室必须配备透视设备和线阵 EUS。参与治疗的医师中应包括一名在胆胰疾病及 EUS 操作方面具有丰富专业知识的内镜医师、一名在精细导丝操作方面有经验的助手、一名主要提供专用配件的助手及一名放射技师。在进行 EUS-PD 前应经过多学科会诊，以确认适应证，还应完善术前影像学检查，在有条件的情况下可通过磁共振胰胆管造影（MRCP）来确定最佳操作路径（图 7-1）。

EUS-PD 的第一步是使用线阵超声内镜确定 MPD 穿刺点的位置。穿刺部位通常位于胃内（这是 Whipple 术后或 DPTS 患者唯一可能的路径）（图 7-2），有时亦可经十二指肠球部穿刺到达 MPD（例如对胰管的狭窄或中断位于胰头并伴有上游 MPD 扩张的患者进行 EUS-PD）。

这两种途径各有优势及不足。经胃穿刺通常更有利于使导丝朝向十二指肠乳头方向，但由于内镜难于维持稳定可能使导丝操作、窦道建立及后续的器械交换更具挑战性。经十二指肠途径穿刺时内镜位置较固定，但受局部解剖特征的限制，尤其是内镜钳道中有较硬的穿刺针时常会致使内镜操作缺乏灵活度。

在 EUS 及透视引导下，使用 19G 细针抽吸（FNA）穿刺针（可通过 0.035in 导丝）进行穿刺，通常需选择头端尖锐的穿刺针以便于穿透纤维化组织，使用常用于 EUS 引导下胆管穿刺的 Access

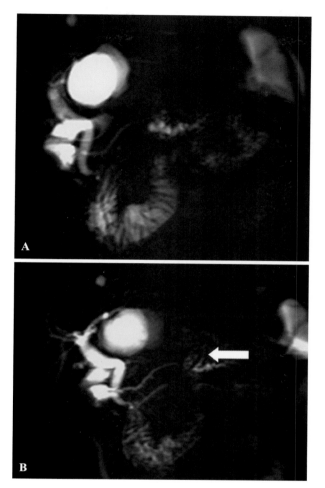

▲ 图 7-1　酒精性胰腺炎重症发作后导致胰腺分裂及胰尾不连续综合征伴腹痛的患者
A. 术前磁共振胰胆管造影显示截断处近端胰管扩张；B. 术后胰管直径减小，注射促胰液素后可见清晰的窦道（箭）

穿刺针（Cook 公司）进行胰管穿刺则较为困难。当穿刺针头端进入 MPD 后，注射造影剂使胰管显影，然后再送入前端弯曲的硬型亲水导丝（0.035in 或 0.025in）。对于 MPD 显著扩张伴严重纤维化的胰腺炎患者，也可选用 Zimmon 电切割针（Cook 公司）（图 7-3），因其具有高度柔韧性，尤其适用于经十二指肠穿刺时。在进针前应使用纯切割电流，以避免进针时产生"扭结"现象。进入 MPD 后退出内芯，保留塑料外鞘管在 MPD 中，以便进一步进行造影及导丝操作（图 7-4）。

为使导丝进入 MPD 中的目标部位或使其进入十二指肠或胰 - 空肠吻合口，必须非常谨慎地推进导丝，特别是在需将导丝回拉以改变方向时。在这种情况下，当使用 19G 穿刺针时，可能存在针尖前缘切削导丝前端亲水部的风险，从而影响后续的操作。如果导丝可顺利通过十二指肠乳头或吻合口，操作者可选择对接技术或经壁引流。

在大多数情况下，不推荐对接技术，因其需将导丝深度盘曲在十二指肠或小肠。保留导丝并退出超声内镜后，可根据解剖结构选择再插入十二指肠镜或小肠镜至胰管开口或吻合口部位。然后再利用该导丝实现 MPD 深插管及进一步的扩张和（或）支架置入。这一导丝通常需要被拉回内镜内，

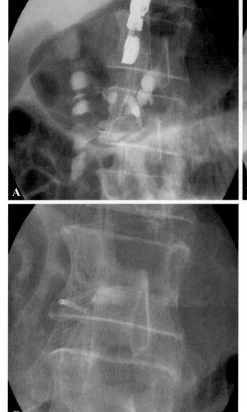

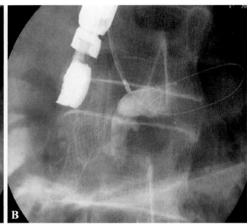

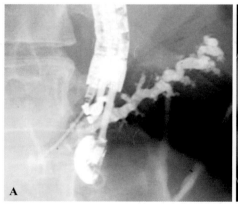

▲ 图 7-2　胰胃吻合术的主要步骤

A. 在超声内镜引导下穿刺胰管，注射造影剂后胰管显影；B. 经穿刺针置入导丝并送至主胰管，沿导丝以 6.5Fr 囊肿切开刀（Endoflex 公司）建立窦道；C. 置入直径较小的直型塑料支架

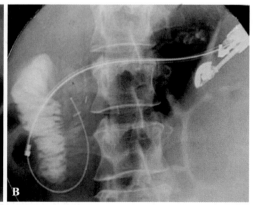

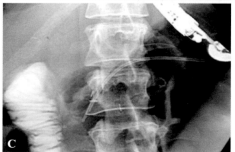

▲ 图 7-3　Whipple 术后重症阻塞性胰腺炎患者

A. 应用 Zimmon 穿刺针，选择纯切割电流模式穿刺进入主胰管（MPD）；B. 应用囊肿切开刀扩张窦道，导丝顺利通过胰腺实质、MPD、吻合口并进入空肠；C. 置入 7Fr 直型塑料支架通过经壁窦道、MPD 及胰肠吻合口

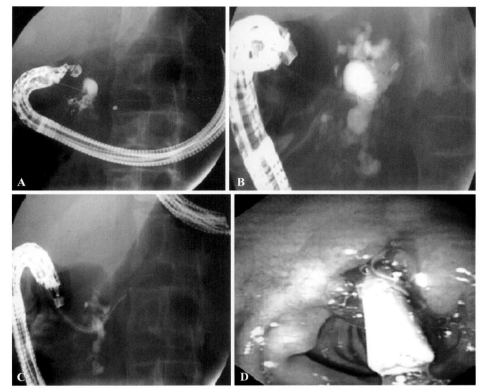

▲ 图 7-4 严重慢性胰腺炎伴疼痛且胰头狭窄的患者

A. 在超声内镜长镜身状态下，于胰颈穿刺入主胰管（MPD）；B. 导丝进入 MPD 后，沿导丝以 6.5Fr 囊肿切开刀进行胰十二指肠吻合；C. 沿导丝置入直型塑料支架；D. 内镜下十二指肠球部可见支架

因此其存在并发症及脱落的风险。总之，与经壁引流相比，对接法所需的操作步骤明显更多；其唯一的优点是无须在上消化道与 MPD 之间建立瘘道。

经壁引流可用于任何解剖情况下，一旦导丝到达理想的位置，其与对接技术的主要区别在于经壁引流需要扩张穿刺路径。首选沿导丝直接用 6.5Fr 的囊肿切开刀（Endoflex 公司）进行扩张。使用的电流模式必须是纯切割模式而非混合模式或 EndoCut 模式，以最小化热能传导，且该模式需在囊肿切开刀推进之前即开始并在推进过程中持续使用，其主要优势在于无须对导管施加太大的压力即可通过纤维化的胰腺实质，这一特点使得其在经胃穿刺中作用尤其明显，因为使内镜在胃中保持稳定较为困难。进入胰管后，该囊肿切开刀还可用来辅助进行后续的导丝操作。如果没有这样的囊肿切开刀，也可用锥形的扩张水囊对窦道进行扩张，推荐使用有"长导丝设计"的水囊（Microvasive 公司的 Maxforce 水囊），其有助于医师更好地与助手进行推拉配合。当水囊到达位置后，最大可扩张至 4mm，并可放置 5～7Fr 的支架。

如果导丝在通往十二指肠乳头或吻合口的途中经过另一处狭窄，那么在置入支架前亦应对该狭窄进行扩张。

用于这种引流的支架最好为 5～7Fr 的直型塑料支架。我们建议在初次引流时使用单个支架，这样可以使 MPD 减压并成熟窦道。即使在扩张至 4mm 后，支架也可能难以置入，支架进入胰管的角度应与最初穿刺时的角度相似。不建议选用猪尾支架，因为其不仅会增加操作难度，还存在支架掉入腹腔的风险。一旦建立胰管 – 消化道通路，在 2～3 个月内重复操作将较为容易，可移除最初的支架，也可更容易地用钝头导管插管并置入导丝，通过水囊可安全扩张，且可并排置入 2 个支架以确保 MPD 与上消化道之间的孔道长期保持通畅。这些支架可起到支撑的作用，使窦道维持开放。

必须认识到，目前 EUS–PD 技术尚未标准化，且开展这一操作的不同团队中存在一些差异。该技术具备一些特点，而正是由于这些特点的存在使得其操作变得困难。应牢记以下些特点，以便更好地完成每一次操作。

(1) 通常难以用常规穿刺针进行穿刺，经过纤维化的胰腺实质后才能到达相对较小的穿刺目标（即扩张的胰管）。

(2) EUS 在胃内的稳定性相对较差，难以有效地对器械施加作用力，使用能够以较小的机械力即可操控的器械有助于操作。

(3) 对于穿刺针内导丝的操控较为困难，存在导丝剥脱或卷曲而进入胃与胰腺之间的腹腔的风险。

(4) 可使用像囊肿切开刀等电热设备进行窦道扩张；如条件不允许，也可使用水囊进行扩张，但操作相对困难。

(5) 胰腺是一个相对脆弱的器官，侵入性的操作可能会导致严重的并发症，应引起警惕。

四、临床效果

关于 EUS–PD 技术的临床效果、转归及并发症的数据大多基于回顾性分析（包括多中心研究），因此在成功率评估方面可能存在一定偏差。其中 3 项大样本研究 [9, 14, 15] 结果显示，EUS–PD 的技术成功率约为 90%，而这对于其他治疗性 EUS 操作来说是较低的，因为这些数据都是来自于大型综合性医疗机构高度专业化的 EUS 诊疗中心）。在临床效果方面，EUS–PD 术后患者的疼痛缓解率为 69%～80%，并发症发生率为 19%～30%，其中严重并发症的发生率约为 5%，包括重症胰腺炎、出血，以及需要进一步引流的胰瘘等。

五、讨论

EUS–PD 在特定的适应证中是可行的，主要用于治疗慢性胰腺炎伴疼痛且传统 ERCP 引流不可行（例如因解剖结构改变或 DPTS 而无法进行 ERCP 引流）的情况下。由于操作难度大、并发症发生率高且在疼痛缓解方面临床有效率相对较低，在进行 EUS–PD 之前应经过多学科会诊，以综合评估并权衡内科或外科治疗的利弊。

目前即使在大型综合性医疗机构高度专业化的 EUS 诊疗中心 EUS–PD 仍然非常罕见。

在 Tessier 等 [9] 的一项回顾性双中心研究中，这两家胰腺疾病专科三级医院在 4.5 年中仅收治了 36 例需进行 EUS-PD 的病例，约相当于每家医疗机构每年仅有 4 例。Kahaleh 等[10] 在 3.5 年中完成了 13 例类似的病例，也反映出 EUS-PD 相对较为罕见的情况。

　　显然，即使这项技术越来越被人们所了解并在更多的中心得以开展，但正如这些研究所显示的那样，其适应证并未发生大的变化。Tyberg 等[14] 研究报道，4 家医疗机构在 10 年的时间里仅有 80 例接受 EUS-PD 的患者，相当于每家医疗机构每年仅有 2 例，而这项研究距 Tessier 等[9] 的研究已有 10 年的时间；此外，该研究结果还显示，引流的技术成功率不足 90%，临床有效率约为 80%，而这还是以 20% 的即时并发症发生率及 11% 的迟发并发症发生率为代价的，其中一些严重的并发症包括胰腺炎、胰周积液、脓肿、胰瘘及穿孔。此外，此类多中心回顾性研究还可能会高估临床效果，可见这项技术的整体表现似乎并不太理想。

　　即使这种治疗方法能为符合适应证的患者提供满意的临床效果，其较高的技术难度及胰腺本身的脆弱性也使得医师不得不对该方法的应用保持谨慎的态度。开展 EUS-PD 治疗，除要求医师具有的丰富的专业知识外，还需基于适应证对患者进行严格的筛选。此外，需要牢记的是，在慢性胰腺炎、胰腺纤维化和胰管明显扩张的病例中，这种操作还是相对安全的。近期有研究报道，急性复发性胰腺炎或无相关胰腺炎的胰腺坏死为 EUS-PD 的潜在适应证[7, 14, 15]。对正常胰腺实质中无扩张的胰管进行 EUS-PD 可能会增加导致急性胰腺炎的风险，就风险效益比而言进行此类操作是不合理的。有研究[7] 表明，对无扩张的胰管进行此类手术的技术成功率很低（＜ 60%）。

　　近期有研究报道了一组 Whipple 术后发生胰肠吻合口狭窄相关腹痛或急性复发性胰腺炎的亚组病例[15]；显然，因为很难或无法到达 MPD，且通常不会选择再次外科手术，此类病例也是 EUS-PD 的适应证之一。此外，在该研究中，此种适应证的病例数也非常少，每年收集到的病例不足 2 例。在一项涉及 40 例患者的回顾性分析中，EUS-PD 的临床成功率为 87.5%，并发症发生率为 35%，与之前基于更宽泛适应证的研究结果基本一致；在另一项"采用肠镜辅助 ERP 作为标准方法"的多中心研究中，对 26 例患者进行 EUS-PD 的技术成功率仅为 20%，但并发症发生率也较低（仅为 3%）。由此可见，更高的并发症发生率似乎是获得更好疗效而需要付出的代价。

　　由于临床需要 EUS-PD 治疗的病例较少，开展与手术治疗的对比研究似乎不太可能。但基于最近 15 年来的回顾性研究，在将来采用标准化的适应证及技术流程进行前瞻性研究，从而获得无偏倚的成功率、并发症发生率及临床有效率是可以预期的。

参 考 文 献

[1] Dumonceau JM, Delhaye M, Tringali A, et al. Endotherapy of chronic pancreatitis: European Society of Gastrointestinal Endoscopy (ESGE) clinical guidelines. Endoscopy. 2019;51:179–93.

[2] Vignesh S, Jamidar P. EUS-guided pancreatogastrostomy and pancreatobulbostomy in patients with pancreatic-duct obstruction inaccessible to transpapillary endoscopic therapy: working our way to NOTES. Gastrointest Endosc. 2007;65:242–6.

[3] Devière J, Bueso H, Baize M, et al. Complete disruption of the main pancreatic duct: endoscopic management. Gastrointest Endosc. 1995;42:445–51.

[4] Dumonceau JM, Cremer M, Baize M, et al. The transduodenal rendezvous: a new approach to deeply cannulate the main pancreatic duct. Gastrointest Endosc. 1999;50:274–6.

[5] Bataille L, Deprez P. A new application for therapeutic EUS: main pancreatic duct drainage with a "pancreatic rendezvous technique". Gastrointest Endosc. 2002;55(6):740–3.

[6] Ergun M, Aouattah T, Gillain C, et al. Endoscopic ultrasound-guided transluminal drainage of pancreatic duct obstruction: long-term outcome. Endoscopy. 2011;43(6):518–25.

[7] Barkay O, Sherman S, McHenry L, et al. Therapeutic EUS assisted endoscopic retrograde pancreatography after failed pancreatic duct cannulation at ERCP. Gastrointest Endosc. 2010;71: 1166–73.

[8] François E, Kahaleh M, Giovannini M, et al. EUS-guided pancreaticogastrostomy. Gastrointest Endosc. 2002;56:128–33.

[9] Tessier G, Bories E, Arvanitakis M, et al. EUS-guided pancreatogastrostomy and pancreato-bulbostomy for the treatment of pain in patients with pancreatic ductal dilatation inaccessible for transpapillary endoscopic therapy. Gastrointest Endosc. 2007;65:233–41.

[10] Kahaleh MP, Hernandez AJ, Tokar J, et al. EUS-guided pancreaticogastrostomy: analysis of its efficacy to drain inaccessible pancreatic ducts. Gastrointest Endosc. 2007;65:224–30.

[11] Deviere J. EUS-guided pancreatic duct drainage: a rare indication in need of prospective evidence. Gastrointest Endosc. 2017;85:178–80.

[12] Shimamura Y, Mosko J, Teshima C, et al. Endoscopic Ultrasound-guided pancreatic duct intervention. Clin Endosc. 2017;50:112–6.

[13] Pfau P. Endoscopic ultrasound-guided biliary and pancreatic duct access and intervention. Tech Gastrointest Endosc. 2017;19:207–12.

[14] Tyberg A, Sharaiha RZ, Kedia P, et al. EUS-guided pancreatic drainage for pancreatic strictures after failed ERCP: a multicenter international collaborative study. Gastrointest Endosc. 2017;65:164–9.

[15] Chen YI, Levy MJ, Moreels TG, et al. An international multicenter study comparing EUS-guided pancreatic duct drainage with enteroscopy assisted endoscopic retrograde pancreatography following Whipple surgery. Gastrointest Endosc. 2017;65:170–7.

第 8 章　超声内镜引导下胆囊引流术

EUS–Guided Gallbladder Drainage

Theodore James　Ryan Law　Todd H. Baron　著

沈祥国　译

徐　灿　张敏敏　金震东　校

内容要点

- 较之经皮胆囊造瘘术，超声内镜（EUS）引导下胆囊引流术的优势在于患者的生存质量显著提高。
- EUS 引导下胆囊引流术在其技术及适应证方面一直处于持续发展更新中。
- 对于符合适应证的患者，EUS 引导下胆囊引流术可作为首选或二线治疗方案。
- EUS 引导下胆囊引流术可经胃或十二指肠途径引流，引流途径取决于胆囊与胃肠道毗邻关系及手术区域的相关解剖结构。
- 在 EUS 引导下胆囊引流术中，使用双蘑菇头金属支架可使已接受经皮胆囊造瘘术带有外引流管且无胆囊切除手术条件的患者转为内引流。
- 对于未合并脓毒血症的患者，当其全身炎症反应综合征或胆源性疼痛明显改善后即可出院。

一、概述

近年来，超声内镜（EUS）诊疗技术取得了长足进展，尤其体现在 EUS 引导下引流方面。EUS 可清晰显示胆囊，这为 EUS 引导下进行内引流提供了基础 [1, 2]。虽然胆囊切除术仍是临床对于急性结石性胆囊炎及有症状的胆囊疾病的标准治疗方案 [3]，但在患者合并有严重的基础疾病、前期腹部手术导致的致密粘连、潜在的肝脏疾病或严重的胆囊炎等情况下，无法通过外科手术实现胆囊切除 [4, 5]。经皮胆囊造瘘术（PC）常用于胆囊减压，既可作为永久性（目标性）治疗手段，也可作为胆囊手术前的桥接治疗；但其缺点在于经皮引流管需定期维护及更换，如疏忽则可能导致导管移位脱落及引发患者不适。

EUS 引导下跨壁引流可作为 PC 的替代方法，以避免这一缺点。首例 EUS 引导下胆囊引流术（EUS–GBD）由 Baron 及 Topazian 报道 [6]，患者因肝门部胆管癌无法接受外科手术，且内镜下经十二指肠乳头引流失败，经 EUS–GBD 置入双猪尾塑料支架后胆囊炎得到明显缓解。自 EUS–GBD 被提出以来，该技术及包括全覆膜自膨式金属支架（FCSEMS）及双蘑菇头金属支架（LAMS）在内的相关器械均取得了实质性发展。

本章将对 EUS-GBD 领域的新进展进行介绍。值得注意的是，由于 EUS-GBD 所需使用的支架尚未正式获得美国食品药品管理局（FDA）批准，该项应用在美国属于超适应证使用。

EUS-GBD 是将自膨式金属支架（SEMSs）或 LAMS 置入部分胆囊，从而使其与胃（胆囊胃吻合）或十二指肠（胆囊十二指肠吻合）形成吻合（图 8-1）的技术。由于外科手术后（如 Roux-en-Y 胃旁路术后）局部解剖结构改变的影响，吻合道可能位于胆囊与空肠之间（胆囊空肠吻合）。EUS-GBD 由于其引流途径可直接绕过任何梗阻，胆囊减压不受梗阻病因或程度的限制。胆囊十二指肠吻合、胆囊胃吻合及胆囊空肠吻合的选择主要取决于术者的经验、患者局部解剖结构特点及胆囊与上述腔道的毗邻关系。在确定 EUS-GBD 可行性并选择穿刺位点前，需进行包括 CT 在内的术前影像学评估。

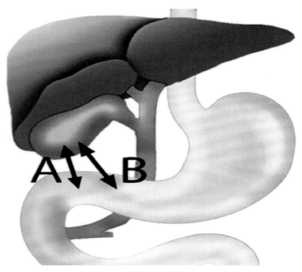

▲ 图 8-1　超声内镜引导下胆囊引流术胆囊穿刺位点
A. 胆囊十二指肠吻合；B. 胆囊胃吻合

二、双蘑菇头金属支架在超声内镜引导下胆囊引流术中的应用

在美国，EUS-GBD 所使用的 LAMS 主要为 AXIOS 支架（Boston Scientific 公司），其长度为 10mm，内径分别有 10mm、15mm 及 20mm 规格。Binmoeller 及 Shah 于 2012 年首次提出置入 LAMS 的 EUS-GBD，并在猪模型上使用 LAMS 完成胃肠吻合术[7]。Irani 等[8] 于 2015 年首次实现了 LAMS 在 EUS-GBD 中的临床应用，LAMS 在两个空腔器官之间形成孔道并通过维持这一孔道促进组织粘连，类似于外科吻合术。

AXIOS-EC 支架是一种有带电灼导管的增强型 AXIOS 支架（常被称为"热 AXIOS 支架"），无须进行最初的穿刺及导丝置入步骤，从而避免了胆囊或肠蠕动导致的瞄准错误及支架错误置入的问题。AXIOS-EC 支架是一种具有双侧翼固定装置的全覆膜金属支架（图 8-2）。置入后，支架逐渐扩张，最终两侧固定侧翼直径达 24mm，内腔直径达 15mm。侧翼可将压力平均分散到胆囊壁及消化道壁上，从而能够安全锚定避免支架移位。此外，通过该支架可将十二指肠或胃壁抻拉向胆囊方向以维持两个结构的连接。

三、全覆膜自膨式金属支架在超声内镜引导下胆囊引流术中的应用

在 LAMS 问世前，EUS-GBD 操作过程中使用 fcSEMS。在美国，最常见的用于 EUS-GBD 的 fcSEMS 是 VIABIL 胆道支架（图 8-3），但经 FDA 批准的使用该支架的适应证为恶性胆管狭窄引流而非 EUS-GBD。尽管目前大多数情况下 fcSEMS 已被 LAMS 取代，但当胆囊与胃肠腔距离＞ 10mm，超出 LAMS（鞍部长度 10mm）安全展开范围时，可能仍需使用 fcSEMS，这种支架重要特征是不会在置入时与置入术后出现缩短，从而避免了约束性材料所制支架释放时需要进行的对抗性操作。

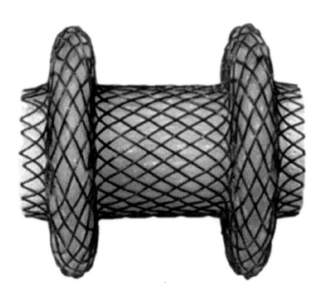

▲ 图 8-2　双蘑菇头金属支架（**Boston Scientific** 公司的 **AXIOS** 支架）

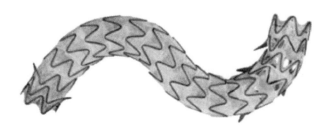

▲ 图 8-3　全覆膜自膨式金属支架（**W.L. Gore & Associates** 公司的 **VIABIL** 胆道支架）

四、双蘑菇头金属支架用于胆囊十二指肠吻合

双蘑菇头金属支架用于胆囊十二指肠吻合时，应注意以下事项。

(1) 在治疗性 EUS 操作前，需对患者进行心电监护下的全身麻醉，如条件允许可进行气管插管。

(2) 应将侧视或前视线阵 EUS 置于患者十二指肠球部或胃窦远端，以便观察胆囊。

(3) 应进行全面的 EUS 扫查，对预定穿刺路径及毗邻区域的血管情况进行评估。

(4) 固定 EUS 位置后，使用常规细针抽吸（FNA）穿刺针（通常为 19G）穿刺胆囊壁（图 8-4）。

(5) 回抽胆汁和（或）进行水溶性造影剂下的胆囊造影来确认位置。

(6) 将 450cm 长的标准导丝（0.025～0.035in）插入胆囊腔并盘绕成圈（图 8-5）。

(7) 撤回穿刺针，使用电灼烧设备（如囊肿切开刀、十二指肠乳头针状切开刀或具有电灼作用的支架推送系统）或非电灼扩张设备（如渐进式轴向扩张器、扩张水囊）扩张孔道。

(8) 完成穿刺及扩张后，在 EUS 及透视引导下置入支架（如双猪尾塑料支架、fcSEMS 或 LAMS）。

(9) LAMS 推送导管进入胆囊后，在 EUS 引导下将支架远端蘑菇头逐渐展开。

(10) 完成上述操作后，回拉推送系统。

(11) 在 EUS 或内镜引导下释放近端蘑菇头（是否需要透视辅助由医师根据具体情况判定）（图 8-6）。

(12) 远端蘑菇头完全展开后，可在 LAMS 中放置一个双猪尾塑料支架，起到进一步稳定及防止组织过度增生的作用（图 8-7）。

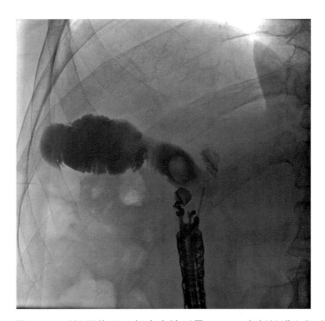

▲ 图 8-4　透视图像显示超声内镜引导下 19G 穿刺针进入胆囊

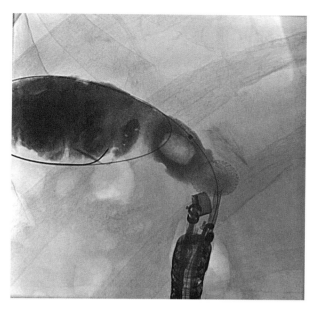

▲ 图 8-5　透视图像显示导丝进入胆囊内并盘旋成圈，为后续双蘑菇头金属支架远端蘑菇头的展开提供了稳定环境

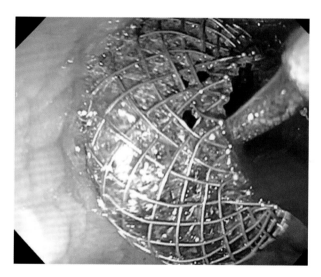

▲ 图 8-6　内镜图像显示双蘑菇头金属支架近端蘑菇头在胃肠腔内释放

　　当使用具备电灼功能推送系统的 LAMS 时，上述操作步骤将有所改变。穿刺及支架置入将采用同一设备完成。一些内镜医师更推崇这种方法。我们的经验是，在胆囊距离较远而内镜位置稳定（易于瞄准）时采用此法。此外，为提高安全性，可以在 LAMS 内放置塑料支架，我们还推荐预装入导丝。推送系统进入胆囊后，在 LAMS 释放之前，导丝立即在胆囊腔内缠绕成圈。

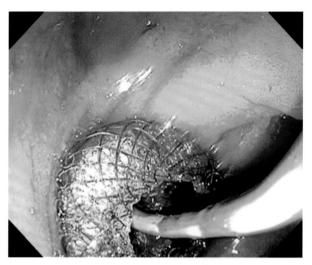

▲ 图 8-7　内镜图像显示塑料双猪尾支架被放置于双蘑菇头金属支架内，加强了其稳定性并大幅降低了支架长期置入后组织过度生长的风险

五、支架移位的处理

EUS-GBD 需穿透肠壁与胆囊，形成吻合孔道。一般情况下，只要支架安全释放在正确的位置上，胆囊就会靠近胃壁并消除穿孔带来的临床后果。当支架释放错误（如支架完全释放在胃或者十二指肠腔内）时，及时封闭胃肠道的穿刺孔道非常重要，尤其在穿刺孔道被扩张后。如果胆囊已被穿刺，胆瘘则难以避免，需进行经皮引流、内镜经十二指肠乳头引流（如果可能）或外科手术等操作。处理胃壁穿孔通常不是那么棘手，通过鼻胃管负压吸引常可使穿孔点闭合。对小肠穿孔部位常用 TTSC（Through-the-scope clip，TTSC）及 OTSC（Over-the-scope clip，OTSC）闭合装置进行夹闭。获得技术成功的一条重要原则是始终确保导丝在位，直至确定支架达到合适的位置，这也是挽救措施得以实施的前提。主要的挽救措施是置入另外的 LAMS 或 SEMSs。若之前使用的是 10mm 的 LAMS，挽救治疗应使用标准的 10mm 直径胆道 fcSEMS；如果是更大直径（15mm 或 20mm）的 LAMS 支架，则需要更大尺寸的支架。在美国及其他一些国家，临床可选用多种规格的全覆膜食管支架（TaeWoong Medical 公司的 Niti-S 支架），我们建议使用长度 60mm、直径 18mm 或 20mm 的支架。当 LAMS 一端已经固定于肠腔或胆囊内，而另一端游离于两个器官之间时，适合用这种支架进行救治。只要导丝在位，释放该支架相对容易，重叠释放第二个 LAMS 支架也不无可能。

六、术后护理

EUS-GBD 术后护理尚无统一的标准化流程。门诊患者如果只是接受简单的治疗且符合出院标准，无须住院；而病情较重且术后需要静脉抗生素治疗的患者，应至少留院 24h。在 EUS-GBD 术后患者饮食方面，可先给予流质饮食，如可耐受，24～48h 后可逐步过渡为正常饮食。尚无充分证据表明有针对性地给予软食或少渣饮食可降低胆肠支架因食物残渣梗阻的风险。无脓毒血症的患者，当全身炎症反应消退且胆源性疼痛显著改善后即可出院。如患者出现术后不适，尽量避免使用麻醉镇痛药物以减少对胆囊收缩功能的影响。

七、支架更换

目前对于 EUS-GBD 术后 SEMSs 体内留存时间尚无统一意见。术后主要关注的问题是延迟出血及支架覆膜的降解。覆膜有助于抑制组织过度增生导致的支架阻塞，但也使得支架导致出血的风险增加且穿孔后支架拔除变得困难。当窦道成熟后以双猪尾支架更换最初置入的金属支架，既有利于持续引流，又无胆囊炎复发的担忧。

八、超声内镜引导下胆囊引流的临床效果

ERCP 经十二指肠乳头置入塑料支架进行胆囊引流仍然是内镜下胆囊引流的标准方法。尽管如此，由于经十二指肠乳头支架引流存在各种先天性限制（如需要开放胆囊管、更换支架），EUS 引导下胃肠腔跨壁胆囊引流近年来得到了进一步发展 [9]。

Peñas-Herrera 等 [10] 回顾性分析显示，对 157 例患者使用塑料支架、fcSEMS 及 LAMS 进行胆囊跨壁引流 EUS-GBD 的总体技术成功率及即时临床成功率分别为 97.5% 及 99.3%，其中技术成功定义为支架置入胆囊及胃 / 十二指肠腔，即时临床成功定义为急性胆囊炎缓解。技术失败主要是由于导丝无法顺利通过、意外发生导丝脱落及支架释放失败。虽然尚缺乏长期研究数据支持，但当支架成功置入且患者胆囊炎得到有效缓解后，胆囊炎极少复发(< 3.5%)，总体并发症发生率为 7.6%，气腹是最常见的并发症。Anderloni 等 [11] 进行类似的研究也显示出相似的技术成功率（96%）、临床成功率（93%）及并发症发生率（12%）。值得注意的是，使用塑料支架的并发症发生率最高，为 18%，而使用 fcSEMS 及 LAMS 的并发症发生率分别为 12% 及 10%。既往曾用双猪尾支架来形成跨壁窦道；然而，使用直径较小的塑料支架易发生阻塞。EUS-GBD 逐步改良为使用 fcSEMS 直至如今发展到使用 LAMS。双猪尾支架已不再受到青睐，并已极少用于这一指征。

近期有研究报道，使用自膨式 LAMS 有助于简化 EUS-GBD 操作 [2, 12]。Walter 等 [13] 进行前瞻性、多中心研究，分析了将 LAMS 置入作为一线治疗方案在手术高危的急性胆囊炎患者中的应用价值，对 30 例患者进行置入 LAMS 的 EUS-GBD，发现该方法的技术成功率为 90%，临床成功率为 96%，操作或支架相关并发症发生率为 13%；在中位随访时间为 364 天的术后随访中未出现支架移位，50% 的患者接受了 LAMS 支架拔除，其余 50% 的患者由于组织过度生长、主观拒绝和（或）临床病情差等原因未拔除 LAMS 支架。在 Irani 等 [8] 进行的另一项类似的多中心研究中，共纳入 15 例患者，技术成功率及临床成功率分别为 93% 及 100%，并发症发生率为 7%。最近由 FDA 批准使

用的前端带有电灼管的 LAMS 是未来该项操作的主流设备。该设备的使用大幅减少了支架置入前的器械交换，并可在患者体内进行无导丝操作（如"空手"技术）。另有一项多中心研究纳入了 75 例患者，使用电灼增强系统下的 LAMS 进行 EUS-GBD，也获得出了类似的结果，技术成功率及临床成功率均＞96%，并发症发生率为 10%[14]。

需要注意的是，当进行了 LAMS 置入的 EUS-GBD 并形成了胆囊及胃肠腔永久性造瘘后，后续可能无法进行腹腔镜胆囊切除术。虽然 Jang 等[15] 在既往的一项研究证实了 EUS-GBD 后可成功进行腹腔镜下胆囊切除术，但当时对于这些患者的治疗使用的是 5Fr 的鼻胆引流管而非目前常规使用的直径为 10mm、15mm 及 20mm 的 LAMS。

九、经皮胆囊造瘘术与超声内镜引导下胆囊引流术

对于无外科手术条件的患者而言，PC 是目前治疗急性胆囊炎的标准治疗方案，近期有数据显示 PC 治疗的临床需求量持续增高。Duszak 等[16] 研究报道，2004—2009 年美国老年人医疗保险制度覆盖人群中，PC 手术量约增加了 10 倍。但 PC 引流管也存在引发患者不适、引流管脱落或维护困难而影响生存质量等问题[10]。从长远来看，拔除 PC 引流管后胆囊炎复发率为 41%，因此部分患者可能要终身经皮胆囊引流并需要定期维护及更换[17]。

新近的研究集中在 PC 与 EUS-GBD 的比较上。在 Irani 等[18] 进行的一项多中心回顾性研究中，对比分析了这两种方法的技术成功率、临床成功率及并发症发生率，虽然结果显示这些参数并无显著性差异，但 EUS-GBD 显示出并发症发生率更低的倾向。该研究中，EUS-GBD 相比于 PC 具有统计学意义的优势在于术后疼痛更少（2.5 vs. 6.5）、患者住院时间更短（3 天 vs. 9 天）、术后需要再干预的患者更少（11 vs. 112）。Tyberg 等[19] 的研究也显示出 PC 相比于 EUS-GBD 具有更高的再干预率（24% vs. 10%，$P=0.037$），两者在技术成功率、临床成功率及并发症发生率方面则无统计学差异。有研究[20] 纳入 118 例 PC 及 EUS-GBD 病例，按治疗方法分为两组（每组各 59 例），在技术成功率及临床成功率方面与既往研究结果类似，但 EUS-GBD 组总体并发症发生率（32% vs. 75%）及严重并发症发生率（24% vs. 75%）均明显低于 PC 组。此外，EUS-GBD 组复发性胆囊炎的发生率也表现出低于 PC 组的趋势（0% vs. 7%）。

有研究显示，EUS-GBD 在临床成功率方面与 PC 治疗类似，但在并发症发生率、术后疼痛评分、住院时间、再干预率等方面 EUS-GBD 均更具优势[21]。Irani 等[22] 研究显示，PC 治疗后再干预次数为（2.5±2.8）次，而 EUS-GBD 仅为（0.2±0.4）次。此外，EUS-GBD 治疗在术后疼痛评分及住院时间方面同样具有优势。

此外，Oh 等[23] 在日本进行了类似的研究，回顾性分析无法接受胆囊切除的患者 ERCP 引导下胆囊管支架置入术与 EUS-GBD 的治疗情况，共纳入 172 例患者，其中 ERCP 组 76 例，EUS-GBD 组 96 例，ERCP 组的技术成功率为 83.3%，EUS-GBD 组的技术成功率为 100%。在 ERCP 组的 16 例失败的病例中，包括胆囊管插管失败 12 例、透视下梗阻胆囊管无显影 4 例，其中有 3 例患者接

受了 PC 治疗、6 例仅接受药物治疗、7 例接受了 EUS-GBD 治疗，获得了 100% 的成功。ERCP 组与 EUS-GBD 组的并发症发生率类似（9.4% vs. 7.2%）；但在复发性胆囊炎及胆管炎方面，ERCP 组的发生率显著高于 EUS-GBD 组（17.4% vs. 3.9%）。

十、超声内镜引导下胆囊引流术辅助其他操作的适应证

EUS-GBD 除首选作为胆囊炎的治疗方法外，对于无法手术且已经接受过 PC 治疗的患者可进行 EUS-GBD 的 LAMS 置入内引流 [24]。我们曾对 7 例患者进行过此类操作，技术成功率为 100%，其未出现即时及延时并发症，术后患者均无胆囊炎复发，PC 引流管拔除后无须外科干预。

EUS-GBD 治疗后，窦道可作为进一步进行胆囊介入治疗的孔道。Ge 等 [25] 研究报道了 7 例此类病例，在 EUS-GBD 置入 LAMS 后使用胆道镜处理胆囊结石及胆囊息肉。Chan 等 [26] 也报道了类似的 25 例 EUS-GBD 置入 LAMS 后利用胆道镜处理其他病变的病例，通过胆囊小肠造瘘可进行取石、激光碎石及各种先进的影像学检查（如放大内镜、小探头超声内镜、细胞内镜及共聚显微焦内镜等）。

笔者曾报道 1 例因憩室内十二指肠乳头导致 ERCP 失败后通过 EUS-GBD 治疗胆囊炎及胆管炎的病例 [27]。首先进行胆囊引流处理急性胆囊炎；此后，利用胆囊空肠吻合口进行胆道汇合术来辅助 ERCP 下十二指肠乳头切开及结石清理。

当 ERCP 失败、EUS 引导下胆管引流（如胆总管十二指肠吻合或肝胃吻合）不成功或无条件实施的情况下，EUS-GBD 可用以缓解恶性远端胆管梗阻。还应注意的是，胆囊管开放是姑息性引流的必要条件。

十一、经皮胆囊造瘘术的其他应用

在 EUS-GBD 作为首选方案治疗急性胆囊炎的大多数情况下，胆囊通常肿胀明显且容易定为目标，可直接穿刺并置入 LAMS。与之相反，在 EUS 下胆囊显示欠清晰、胆囊较小使得导丝不易盘旋在胆囊内、跨壁窦道建立及 LAMS 置入困难等情况下，EUS-GBD 作为后续治疗方案在技术上较为困难。除此之外，在慢性胆囊炎导致囊壁增厚纤维化的情况下，如无法使胆囊与胃肠壁分离，使用扩张球囊和（或）电灼设备难以形成窦道。为克服后续进行 EUS-GBD 的困难，现有的解决方案是，在透视或胆道镜下用经 PC 皮肤瘘口伸入的钳子抓住透壁置入的导丝。这种辅助牵引显著加强了导丝两端的力学优势，消除了导丝滑脱的潜在可能。使用有电灼增强功能的 LAMS 可能会减少后续 EUS-GBD 的技术限制。由于顶端具有电灼功能，应用这种 LAMS 可显著减少胆囊壁与肠壁的摩擦，从而减少插入时所需的牵引力。

十二、超声内镜引导下胆囊引流术的发展方向

由于内镜在十二指肠球部位置不稳定及减压后的胆囊或胆囊与胃肠腔之间的距离难以确定等因素，尽管支架技术已获得了长足发展，EUS-GBD 仍是一项极具挑战性的内镜操作。影响 EUS-GBD 进一步推广应用的一个主要障碍是胆囊不毗邻胃肠腔时或没有充分扩张时难以进行瞄准。为了解决这些问题，Zhang 等 [29] 在猪模型上采用了可回收式穿刺锚回拉的方法，采用特殊的 T 型标记辅助进行 EUS-GBD，接近并移动胆囊，最后在操作结束后移除 T 型标记。通过这种方法可以显著提高 EUS-GBD 的技术成功率而不必担心胆囊塌陷变小导致支架置入失败。这种方法有望成为 EUS-GBD 的标准操作，时间将会证明一切。

十三、结论

总之，对于不具备外科手术条件的急性胆囊炎患者而言，EUS-GBD 是有效且安全的治疗选择。该技术可作为目标性治疗或者后续外科手术前的过渡治疗。急性胆囊炎仍然是其主要的适应证，其他临床应用指征也在不断拓展中。技术的进步及设备的创新（如 LAMS 的问世）促使该技术不断发展，但专家级的内镜操作仍是最重要的。尚需对 EUS-GBD 技术进行进一步研究，才能不断优化操作步骤并解决仍然存在的技术挑战。

参 考 文 献

[1] Poincloux L, Rouquette O, Buc E, Privat J, Pezet D, Dapoigny M, et al. Endoscopic ultrasound-guided biliary drainage after failed ERCP: cumulative experience of 101 procedures at a single center. Endoscopy. 2015;47:794–801.

[2] de la Serna-Higuera C, Perez-Miranda M, Gil-Simon P, Ruiz-Zorrilla R, Diez-Redondo P, Alcaide N, et al. EUS-guided transenteric gallbladder drainage with a new fistula-forming, lumen-apposing metal stent. Gastrointest Endosc. 2013;77:303–8.

[3] Baron TH, Grimm IS, Swanstrom LL. Interventional approaches to gallbladder disease. N Engl J Med. 2015;373:357–65.

[4] Karakayali FY, Akdur A, Kirnap M, Harman A, Ekici Y, Moray G. Emergency cholecystectomy vs percutaneous cholecystostomy plus delayed cholecystectomy for patients with acute cholecystitis. Hepatobiliary Pancreat Dis Int. 2014;13:316–22.

[5] Simorov A, Ranade A, Parcells J, Shaligram A, Shostrom V, Boilesen E, et al. Emergent

cholecystostomy is superior to open cholecystectomy in extremely ill patients with acalculous cholecystitis: a large multicenter outcome study. Am J Surg. 2013;206:935–40; discussion 40-1.

[6] Baron TH, Topazian MD. Endoscopic transduodenal drainage of the gallbladder: implications for endoluminal treatment of gallbladder disease. Gastrointest Endosc. 2007;65:735–7.

[7] Binmoeller KF, Shah JN. Endoscopic ultrasound-guided gastroenterostomy using novel tools designed for transluminal therapy: a porcine study. Endoscopy. 2012;44(05):499–503.

[8] Irani S, Baron TH, Grimm IS, Khashab MA. EUS-guided gallbladder drainage with a lumen-apposing metal stent (with video). Gastrointest Endosc. 2015;82(6):1110–5.

[9] Itoi T, Coelho-Prabhu N, Baron TH. Endoscopic gallbladder drainage for management of acute cholecystitis. Gastrointest Endosc. 2010;71:1038–45.

[10] Penas-Herrero I, de la Serna-Higuera C, Perez-Miranda M. Endoscopic ultrasound-guided gallbladder drainage for the management of acute cholecystitis (with video). J Hepatobiliary Pancreat Sci. 2015;22:35–43.

[11] Anderloni A, Buda A, Vieceli F, Khashab MA, Hassan C, Repici A. Endoscopic ultrasound-guided transmural stenting for gallbladder drainage in high-risk patients with acute cholecystitis: a systematic review and pooled analysis. Surg Endosc. 2016;30:5200–8.

[12] Moon JH, Choi HJ, Kim DC, Lee YN, Kim HK, Jeong SA, et al. A newly designed fully covered metal stent for lumen apposition in EUS-guided drainage and access: a feasibility study (with videos). Gastrointest Endosc. 2014;79:990–5.

[13] Walter D, Teoh AY, Itoi T, Perez-Miranda M, Larghi A, Sanchez-Yague A, et al. EUS-guided gall bladder drainage with a lumen-apposing metal stent: a prospective long-term evaluation. Gut. 2016;65:6–8.

[14] Dollhopf M, Larghi A, Will U, Rimbas M, Anderloni A, Sanchez-Yague A, et al. EUSguided gallbladder drainage in patients with acute cholecystitis and high surgical risk using an electrocautery-enhanced lumen-apposing metal stent device. Gastrointest Endosc. 2017;86:636–43.

[15] Jang JW, Lee SS, Song TJ, Hyun YS, Park DY, Seo DW, et al. Endoscopic ultrasound-guided transmural and percutaneous transhepatic gallbladder drainage are comparable for acute cholecystitis. Gastroenterology. 2012;142:805–11.

[16] Duszak R Jr, Behrman SW. National trends in percutaneous cholecystostomy between 1994 and 2009: perspectives from Medicare provider claims. J Am Coll Radiol. 2012;9:474–9.

[17] McKay A, Abulfaraj M, Lipschitz J. Short- and long-term outcomes following percutaneous cholecystostomy for acute cholecystitis in high-risk patients. Surg Endosc. 2012;26:1343–51.

[18] Irani S, Ngamruengphong S, Teoh A, Will U, Nieto J, Abu Dayyeh BK, et al. Similar efficacies of endoscopic ultrasound gallbladder drainage with a lumen-apposing metal stent versus percutaneous

transhepatic gallbladder drainage for acute cholecystitis. Clin Gastroenterol Hepatol. 2017;15:738–45.

[19] Tyberg A, Saumoy M, Sequeiros EV, Giovannini M, Artifon E, Teoh A, et al. EUS-guided versus percutaneous gallbladder drainage: isn't it time to convert? J Clin Gastroenterol. 2016;52(1):79–84.

[20] Teoh AYB, Serna C, Penas I, Chong CCN, Perez-Miranda M, Ng EKW, et al. Endoscopic ultrasound-guided gallbladder drainage reduces adverse events compared with percutaneous cholecystostomy in patients who are unfit for cholecystectomy. Endoscopy. 2017;49:130–8.

[21] Kedia P, Sharaiha RZ, Kumta NA, Widmer J, Jamal-Kabani A, Weaver K, Benvenuto A, Millman J, Barve R, Gaidhane M, Kahaleh M. Endoscopic gallbladder drainage compared with percutaneous drainage. Gastrointest Endosc. 2015;82(6):1031–6.

[22] Irani S, Ngamruengphong S, Teoh A, Will U, Nieto J, Dayyeh BK, Gan SI, Larsen M, Yip HC, Topazian MD, Levy MJ. Similar efficacies of endoscopic ultrasound gallbladder drainage with a lumen-apposing metal stent versus percutaneous transhepatic gallbladder drainage for acute cholecystitis. Clin Gastroenterol Hepatol. 2017;15(5):738–45.

[23] Oh D, Song TJ, Cho DH, Park DH, Seo DW, Lee SK, Kim MH, Lee SS. EUS-guided cholecystostomy versus endoscopic transpapillary cholecystostomy for acute cholecystitis in high-risk surgical patients. Gastrointest Endosc. 2018;89(2):289–98.

[24] Law R, Grimm IS, Stavas JM, Baron TH. Conversion of percutaneous cholecystostomy to internal transmural gallbladder drainage using an endoscopic ultrasound-guided, lumen-apposing metal stent. Clin Gastroenterol Hepatol. 2016;14:476–80.

[25] Ge N, Sun S, Sun S, Wang S, Liu X, Wang G. Endoscopic ultrasound-assisted transmural cholecystoduodenostomy or cholecystogastrostomy as a bridge for per-oral cholecystoscopy therapy using double-flanged fully covered metal stent. BMC Gastroenterol. 2016;16:9.

[26] Chan SM, Teoh AYB, Yip HC, Wong VWY, Chiu PWY, Ng EKW. Feasibility of per-oral cholecystoscopy and advanced gallbladder interventions after EUS-guided gallbladder stenting (with video). Gastrointest Endosc. 2017;85:1225–32.

[27] Law R, Baron TH. Endoscopic ultrasound-guided gallbladder drainage to facilitate biliary rendezvous for the management of cholangitis due to choledocholithiasis. Endoscopy. 2017;49(12):E309–10.

[28] Imai H, Kitano M, Omoto S, Kadosaka K, Kamata K, Miyata T, et al. EUS-guided gallbladder drainage for rescue treatment of malignant distal biliary obstruction after unsuccessful ERCP. Gastrointest Endosc. 2016;84:147–51.

[29] Zhang K, Sun S, Guo J, Wang S, Ge N, Liu X, Wang G. Retrievable puncture anchor traction method for EUS-guided gallbladder drainage: a porcine study. Gastrointest Endosc. 2018;88(6):957–63.

第9章　超声内镜引导下盆腔脓肿引流术

EUS-Guided Pelvic Abscess Drainage

Shyam Varadarajulu　**著**

王天骄　**译**

徐　灿　张敏敏　金震东　**校**

内容要点

- 在进行超声内镜（EUS）引导下盆腔脓肿引流术之前回顾腹部及盆腔 CT 或 MRI 等影像学检查资料十分重要，有助于评估病例的解剖特征。
- 充分的肠道准备及预防性抗生素的使用对于操作的成功十分重要。
- 除非放置双蘑菇头金属支架，否则最好在透视引导下进行该操作。
- EUS 引导下盆腔脓肿引流术对于外科手术后盆腔积液的治疗效果最好，憩室脓肿预后次之。

一、概述

结直肠术后患者盆腔脓肿发病率高，特别是直肠低位前切除术后患者。盆腔脓肿也常见于患有克罗恩病、憩室炎、缺血性结肠炎、性传播疾病或脓毒症等内科疾病的患者中。由于盆腔解剖结构复杂且包含众多重要器官，诊疗时需认清骨盆、结直肠、膀胱、生殖器官及其他神经血管等解剖结构，因此盆腔脓肿的治疗可能在技术上更具挑战性。既往对于盆腔脓肿常通过外科手术、超声引导经直肠或经阴道介入治疗或 CT 引导下经皮引流来进行处理。近年来，治疗性超声内镜（EUS）技术的长足发展为盆腔脓肿的治疗开辟了一条新的途径。

二、操作步骤

在进行 EUS 引导下治疗前，应对盆腔脓肿患者进行腹部及盆腔 CT 或 MRI，以确定脓肿的位置及毗邻组织结构。如果盆腔脓肿有多个分隔、最大径＜ 4cm、未形成成熟囊壁、病灶位于齿状线水平或与超声探头之间的距离＞ 2cm，则应采用其他方案进行治疗。除在术前预防性使用抗生素外，还应对患者进行灌肠，以保证术野清晰。同时，必须有完善的实验室检查，以排除凝血障碍或血小板减少等禁忌证。EUS引导下盆腔脓肿引流术需在透视辅助下进行，以确保将支架及引流管准确放置在脓腔内。此外，患者应在术前排空膀胱；或可术前对患者留置Foley导尿管，以避免因膀胱膨胀而影响对较小囊性病变的观察，还可避免将膀胱误认为脓肿病灶。

EUS引导下盆腔脓肿引流术应遵循以下操作流程。

(1) 使用线阵扫描EUS对盆腔脓肿进行定位，并通过彩色多普勒模式观察确认穿刺路径无血管结构后，在EUS引导下将19G穿刺针穿至脓腔（图9-1）。拔除针芯后，进行生理盐水冲洗，并抽掉尽可能多的脓液。抽吸的样本可送检行革兰染色及培养。然后将标准的0.025in或0.035in导丝经穿刺针置入腔内，并在腔内盘圈。沿导丝拔除穿刺针，沿导丝进入ERCP锥形套管、囊肿切开刀或气囊，以扩张肠道与脓肿间的通路。

(2) 扩张完成后，置入双猪尾跨壁塑料支架。对于盆腔脓肿最大径＞8cm或放置跨壁支架仍无法充分引流的患者，可额外放置一根腔内引流管，使得脓液经引流管由肛门排出。每隔4h用30～50ml的生理盐水对引流管进行一次冲洗，直至引流液澄清。

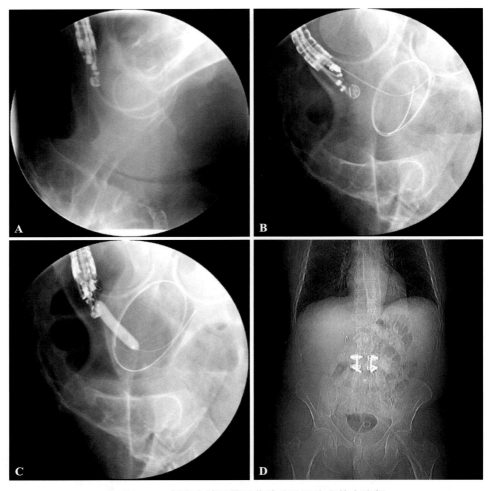

▲ 图9-1　超声内镜引导下盆腔脓肿引流术基本流程

A. 透视图像显示超声内镜引导下19G穿刺针进入盆腔脓肿；B. 一根0.035in导丝在脓腔内盘绕；C. 使用8mm球囊扩张器扩张肠道与脓肿间的跨壁通路；D. 在脓腔内放置双猪尾塑料支架

（3）亦可放置双蘑菇头金属支架，通过支架内置的鼻囊肿引流管进行引流，并经引流管灌洗囊腔。

（4）应于术后 48～72h 内进行 CT 或 MRI 检查随访，评估治疗效果（图 9-2）。如脓腔体积缩小＞ 50%，则可拔除引流管，患者即可出院。

（5）跨壁支架可持续辅助引流，如 2 周后 CT 随访显示积液完全消失，可通过内镜将支架移除。

三、临床效果

有 9 项研究（表 9-1）对 EUS 引导下盆腔脓肿引流的有效性进行了评估[1-9]，该治疗方法的总体治疗成功率为 75%～100%，并发症发生率＜ 10%。在其中一项研究中，仅使用了塑料支架，其主要的局限性在于塑料支架较易堵塞[1]。在后续治疗中放置经直肠引流管可克服了这一局限[2]，虽然这在技术及治疗结果方面是成功的，但引流管有潜在移位的风险，还需要定期冲洗及抽吸，从而使得患者住院时间延长，因此需将 EUS 引导下经直肠引流管置入术与盆腔脓肿引流支架置入术相结合[3]。短期内（＜ 48h）可通过引流管实现脓肿的持续引流，支架在中期（2 周）有助于维持跨壁通路顺畅，以便最终消除脓肿。这一联合疗法的脓肿清除效果良好，且可明显缩短患者术后住院时间。一项涉及 25 例长期随访患者的前瞻性队列研究证实了上述联合疗法的有效性[4]，技术成功率为 100%，临床有效率为 96%，无并发症发生；此外，中位手术时间为 14min，中位术后住院时间为 2 天。既往有两项研究对比分析了经结肠与经直肠引流的效果，两种引流方法在技术成功率、临床有效率及并发症发生率方面差异均无统计学意义[6, 7]。然而，其中一项研究显示[6]，憩室脓肿患者的临床有效率显著低于其他病因导致脓肿的患者（25% vs. 97%）。

虽然临床病例数仍较少，但近期双蘑菇头金属支架已逐渐被广泛用于盆腔脓肿引流[9]。这在技术上易于实施，且由于支架的直径较大，有利于更快速地使脓肿消失。

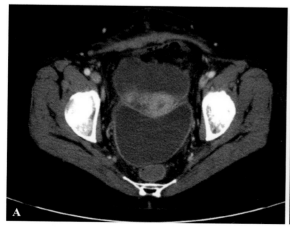
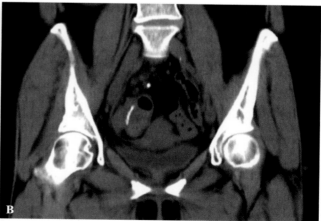

▲ 图 9-2　超声内镜引导下盆腔脓肿引流前后 CT 图像

A. 盆腔 CT 显示脓肿大小约为 80mm×60mm；B. 超声内镜引导下引流后 72h，随访 CT 显示脓肿几乎完全消退

表 9-1　EUS 引导下盆腔脓肿引流术的有效性及安全性

第一作者（发表年）	样本量（例）	病变位置	平均脓肿大小（mm）	操作技术	技术成功率（%）	临床有效率（%）	并发症发生率（%）及类型	追加手术（例）
Giovannini M（2003）[1]	12	乙状结肠周围	48.9×43.4	抽吸及支架置入	100	75	25%（腹痛 1 例，发热 2 例）	—
Varadarajulu S（2007）[2]	4	盆腔	68×72	放置引流管	100	75	—	—
Trevino J（2008）[3]	4	盆腔	93×61	放置引流管、支架置入	100	100	—	—
Varadarajulu S（2009）[4]	25	盆腔	68.5×52.4	放置引流管	100	96	—	—
Puri R（2010）[5]	14	盆腔	73×66	抽吸、扩张、支架置入	100	93	—	1
Ramesh J（2013）[6]	38	经结肠（11 例）经直肠（27 例）	65（经结肠）70（经直肠）	扩张、支架置入（1 个或 2 个 7Fr 支架）	100	70（经结肠）96（经直肠）	—	4
Puri R（2014）[7]	30	前列腺（4 例）乙状结肠周围（7 例）直肠周围（19 例）	25（前列腺）47（经结肠）54（经直肠）	抽吸、扩张、支架置入	100	71（经结肠）88（经直肠）	—	2
Hadithi M（2014）[8]	8	乙状结肠周围（2 例）直肠周围（6 例）	73×43	扩张、支架植入（1 个或 2 个 7Fr 支架）	100	100	—	—
Poincloux L（2017）[9]	37	直肠周围（34 例）	60	抽吸、塑料支架及金属支架置入	100	92	8%（乙状结肠周围穿孔，支架移位 3 例，其中 1 例伴有术后严重疼痛）	—

四、结论

EUS 引导下盆腔脓肿引流术操作相对简单，且临床效果良好、并发症发生率低。随着双蘑菇头金属支架的创新性应用，可能会在未来进一步推动该领域的发展。

参 考 文 献

[1] Giovannini M, Bories E, Moutardier V, et al. Drainage of deep pelvic abscesses using therapeutic echo endoscopy. Endoscopy. 2003;35:511–4.

[2] Varadarajulu S, Drelichman ER. EUS-guided drainage of pelvic abscess. Gastrointest Endosc. 2007;66:372–6.

[3] Trevino J, Drelichman ER, Varadarajulu S. Modified technique for EUS-guided drainage of pelvic abscess. Gastrointest Endosc. 2008;68:1215–9.

[4] Varadarajulu S, Drelichman ER. Effectiveness of EUS in drainage of pelvic abscesses in 25 consecutive patients. Gastrointest Endosc. 2009;70:1121–7.

[5] Puri R, Eloubeidi MA, Sud R, et al. Endoscopic ultrasound-guided drainage of pelvic abscess without fluoroscopy guidance. J Gastroenterol Hepatol. 2010;25:1416–9.

[6] Ramesh J, Bang JY, Trevino JM, et al. Comparison of outcomes between endoscopic ultrasound-guided transcolonic and transrectal drainage of abdominopelvic abscesses. J Gastroenterol Hepatol. 2013;28:620–5.

[7] Puri R, Choudhary NS, Kotecha H, et al. Endoscopic ultrasound-guided pelvic and prostatic abscess drainage: experience in 30 patients. Indian J Gastroenterol. 2014;33:410–3.

[8] Hadithi M, Bruno MJ. Endoscopic ultrasound-guided drainage of pelvic abscess: a case series of 8 patients. World J Gastrointest Endosc. 2014;6:373–8.

[9] Poincloux L, Caillol F, Allimant C, et al. Long-term outcome of endoscopic ultrasound-guided pelvic abscess drainage: a two-center series. Endoscopy. 2017;49:484–90.

第三篇 超声内镜引导下抗肿瘤治疗

EUS–Guided Anti–tumor Therapy

Therapeutic Endoscopic Ultrasound

治疗性超声内镜学

第 10 章　超声内镜引导下实体肿瘤消融术

EUS–Guided Anti–tumor Therapy: Ablation of Solid Neoplasms

Sabrina Gloria Giulia Testoni　Gemma Rossi　Livia Archibugi　Paolo Giorgio Arcidiacono **著**

孙　畅　彭立嗣 **译**

王凯旋　张敏敏　金震东 **校**

内容要点

- 治疗性超声内镜必须有直径 3.7～4.0mm 的工作孔道，允许在实施介入手术时各个配件通过。
- 标准的 19G 穿刺针最常用于引流术和（或）吻合术，可通过导丝进行机械性或电热性腔道扩张。
- 通过放置胆道塑料支架或自膨胀式金属支架等，可实现跨壁引流，自膨胀式金属支架已逐渐被双蘑菇头金属支架或双侧法兰全覆膜金属支架所替代。
- 通过新型增强型电灼自膨式支架置入系统，可实现直接跨壁引流，无须事先进行穿刺及扩张。
- 常规或专用针头可用于超声内镜引导下肿瘤内药物注射或放射性粒子植入治疗及基准标记物植入。
- 借助于超声内镜专用配件，可实现超声内镜引导下肿瘤消融治疗，如激光消融、射频消融、低温热疗消融及光动力疗法。

一、概述

在过去 10 年中，随着新的生物技术应用于内镜诊疗，使得超声内镜（EUS）成为一种介入性治疗技术，其中应用最为广泛的领域为肿瘤局部消融治疗。通过以不同类型的能量（电和热）进行消融可导致靶组织损伤及细胞坏死，从而达到治疗肿瘤的目的。目前消融治疗方法已成为许多实体瘤（如肝肿瘤及其他局部晚期恶性肿瘤）的常规治疗方法之一[1]。根据作用机制不同，EUS 引导下消融治疗有两种不同方法：直接法，通过传递热能或化学能来直接造成肿瘤细胞损伤；间接法，通过注射化疗药物或免疫治疗因子、放置基准标记物及近距离放射治疗等来诱导二次抗肿瘤作用[2]。直接作用于局部的基于能量的消融疗法包括热消融技术［如射频消融（RFA）、高强度聚焦超声（HIFU）消融、微波消融（MWA）、激光消融（LA）、光动力疗法（PDT）、低温消融（CRYO）及冷热消融］及非热消融技术［如不可逆电穿孔（IRE）及无水乙醇消融］[3]。这些治疗在操作过

本章视频来源：**Electronic Supplementary Material** The online version of this chapter (https://doi. org/10.1007/978-3-030-28964-5_10) contains supplementary material, which is available to authorized users.

程中均需将治疗针插入病变靶点。近年来，EUS 引导下消融在胰腺实体瘤治疗中的应用越来越受到重视；可通过消融来治疗的胰腺实体肿瘤包括腺癌等常见恶性肿瘤，以及功能性和非功能性神经内分泌肿瘤、实体性假乳头状肿瘤、腺泡细胞癌、胰腺母细胞瘤等潜在恶性病变 [4]。

（一）消融治疗的基本原理

在美国，胰腺癌的死亡率在所有癌症中居第四位，预计 2030 年胰腺癌的死亡率将跃居第二位 [1, 5]。外科手术切除是唯一首选的治疗方法，这意味着会有相当大的围手术期并发症发生率及死亡率。此外，只有约 20% 的患者在确诊时有手术切除的机会，且由于疾病复发等原因，患者术后 2 年的生存率仅为 30%～42%；对于其余 80% 的患者而言，标准的治疗方法是全身化疗，可单纯化疗亦可辅以放射治疗。尽管目前已有多种新的化疗方案可供选择，如 FOLFIRINOX 方案（5- 氟尿嘧啶、亚叶酸钙、伊立替康及奥沙利铂）、Gemcitabine-Abraxane 方案（吉西他滨联合白蛋白紫杉醇）或 PEXG 方案（顺铂、表阿霉素、吉西他滨、卡培他滨），使用这些药物进行术前或术后辅助化疗尽管在总体生存率方面略有优势，但患者的临床获益仍然很低（5 年生存率仅为 2%），且根治性切除术的临床治愈率也仅为 25%[1, 5, 6]。在这种情况下，微创治疗（如 EUS 引导下消融）可能在多模式治疗方法中发挥作用。对于局部病灶，由于已经侵犯大血管，无法进行根治性切除时，局部消融疗法可作为一种有效的姑息治疗方法，主要目的是对疾病进行局部控制，减少肿瘤的转移扩散，减缓患者的病情进展并延长总体生存期 [1, 5]。相比于单纯接受消融治疗及在消融治疗前接受化疗的患者，消融治疗后接受化疗的患者具有更长的生存期（25.6 个月 vs. 14.7 个月）[1]。因此推测局部消融治疗可能有助于增强其他治疗方法的效果。胰腺癌的组织学特点是结缔组织增生明显、乏血供、扩散受限、缺氧，从而导致对化疗药物的反应不佳 [7]。局部消融疗法（如 RFA、IRE 及 HIFU）可通过诱导细胞毒性改变肿瘤微环境，使细胞表型发生改变，从而增加肿瘤内部化疗药物的吸收和作用，并增加癌细胞 [3, 7] 及消融区周围肿瘤组织对放射治疗的敏感性 [3]。

局部消融治疗也可能通过调节患者的全身免疫系统间接起到抗肿瘤作用。根据这一假设，肿瘤的彻底根除不仅取决于肿瘤细胞的局部直接减少，还取决于抗肿瘤免疫反应的激活，该治疗在消融诱导肿瘤坏死及局部炎症释放隔离癌抗原后，还调节了免疫系统对肿瘤细胞的反应 [8]。然而，目前关于这一观点的研究仍非常少 [9]。RFA 及 HIFU 消融治疗胰腺癌后，可观察到 CD4+、CD8+ 淋巴细胞及效应记忆 T 淋巴细胞（TEM）、树突状细胞和巨噬细胞水平升高 [3, 10]，表明适应性免疫反应被激活，且在消融治疗后 30 天仍持续存在 [10]。肝细胞癌经 IRE 治疗后，随着炎症反应的激活及巨噬细胞在消融区的浸润。此时，可观察到异常循环的 Th2 细胞因子模式回到 Th1 细胞因子模式，表明局部及全身免疫反应均受到刺激 [8]。假设 CRYO 及 IRE 治疗后释放的癌抗原比 RFA 及其他热消融疗法诱导的细胞溶解释放的癌抗原更完整 [5]，其优点是可诱导更高比例的 T 效应细胞 /Treg 抑制细胞及更强的细胞毒性 CD8+ T 细胞抗肿瘤反应 [11]。然而，正如既往一些研究所证实的，消融诱导的免疫刺激似乎并不足以建立抗肿瘤特异性免疫反应。将消融疗法与其他免疫调节方法相结合，例如在 CRYO 前给予抗 CTLA-4 和（或）抗 PD1 抗体 [11] 或同时给予异基因 NK 细胞并进行 IRE 治疗 [5]，可能会产生协同效应。事实上，通过阻断细胞毒 T 淋巴细胞的抑制作用，可有效激活全身抗肿瘤特异性免疫反应，增加 T 淋巴细胞的抗原递呈，增强 T 细胞的功能，从而杀灭癌细胞。然而，目前也有学者 [12] 认为局部消融治疗对肿瘤免疫有负调节作用。

（二）消融治疗的适应证

对于无法经外科手术切除或拒绝接受外科手术的患者，消融疗法已广泛应用于治疗不同部位（甲状腺、肝、乳腺、前列腺、肾上腺）实质性肿瘤的治疗，并获得了令人满意的效果。消融治疗过程中，胰腺周围组织（主要包括血管、胰管、胆总管等）易受热损伤而导致严重并发症，因此这类疗法在胰腺实性病变中的应用受到一定限制 [4, 13]。尽管存在这些局限性，但由于新型探针的应用及消融设备技术的改进，尤其是在微创 EUS 领域的发展，使得消融治疗在胰腺疾病中的应用显示出光明的前景。

由于激素相关的症状及潜在的恶性特征，手术几乎是功能性胰腺神经内分泌肿瘤患者目前唯一的治疗选择，但对于拒绝手术或无法进行外科手术的患者，EUS 引导下直接消融也不失为一种理想的非手术治疗方式。根据欧洲神经内分泌肿瘤协会发布的指南 [4, 14-16]，可受益于 EUS 引导消融的患者中包括伴有多发性胰腺神经内分泌肿瘤的多发性内分泌肿瘤综合征 1 型（MEN-1）患者。消融治疗也可作为对手术治疗的补充。EUS 引导下消融治疗小型无功能性胰腺神经内分泌肿瘤目前在研究中。

适合 EUS 引导下消融治疗的另一种肿瘤为实性假乳头状瘤（SPN），但目前关于这种方法治疗 SPN 的研究数据还很有限。

由于胰腺癌的生物学行为，其并不是局部消融治疗最理想的疾病，但在多模式治疗的背景下，消融治疗可作为化疗的辅助，有助于减轻肿瘤负荷并增强新辅助化疗的疗效 [4]。如前所述，对于无法经外科手术切除的局部晚期患者或病灶虽可切除但因周围血管有轻微受累而需要术前进行降分期治疗的患者，均可从局部消融治疗中获益 [16]。与外科手术相比，局部消融治疗的并发症发生率较低，对其他正常组织器官的影响较小，患者住院时间较短。

二、消融技术

（一）常规消融方法

RFA 及 CRYO 可用于多种良性、癌前及恶性病变的消融治疗 [17-19]，有利于病变的局部控制。RFA 治疗可根据病变的位置及类型，通过不同的途径进行消融，包括在影像引导下经皮消融、术中（剖腹手术或腹腔镜手术）消融及内镜下（胆道镜及 EUS）消融 [1, 20]。最常见的方法是在超声引导下通过剖腹手术进行消融。该方法利用高频交流电诱导热凝固及蛋白质变性。近年来，RFA 在胰腺疾病介入治疗方面进一步拓展了临床指征，如导管内乳头状黏液瘤（IPMN）、功能性胰腺神经内分泌肿瘤及绝大部分（92%）不能切除的胰腺肿瘤[20]。然而，胰腺 RFA 治疗也存在并发症发生率高（10%～37%）的不足，常见的并发症包括胰腺炎、胰瘘、胃肠道出血及门静脉血栓形成。据报道，其并发症相关死亡率高达 19%[1]，且由于脱水后组织阻抗增加及蒸汽、炭化等原因使得消融能力受限[2,3]。此外，与其他消融疗法相比，RFA 在经皮或术中消融时由于射频探头缺乏内冷却系统可能会导致更多的并发症。CRYO 技术基于氩气冷冻手术装置，在肿瘤内诱导快速的"冻融"。可在超声引导下或经皮进行消融，通过开放的路径进行姑息性治疗[1]。多项研究表明，"冻融"周期可能会诱发抗肿瘤免疫反应，CRYO 常与免疫疗法相结合，从而显著提高转移性胰腺癌的总体生存率[2]。即便对于已发生转移的胰腺癌患者而言，CRYO 也已经被证明是一种相对安全、可行的治疗选择。局部晚期胰腺癌患者 CRYO 术后的中位生存期为 5～30 个月，如联合姑息性治疗则可进一步延长生存期[1]。使用 CRYO 治疗胰腺神经内分泌肿瘤及 MEN-1，在减轻患者疼痛、提高总生存率及改善状态方面均获得了令人满意的效果[3]。术后并发的问题依然存在，主要并发症包括腹痛、重症胰腺炎、胰瘘、出血及胃排空延迟[1]。

IRE（又称为"纳米刀消融"）是一种基于低能量高压直流电脉冲的电穿孔技术，能够诱导细胞膜的不可逆损伤，导致细胞凋亡，并可有效避免细胞外基质及邻近血管、重要组织及神经损伤[3]。可经开腹或腹腔镜手术入路或经皮 CT/ 超声引导下入路进行 IRE 治疗。IRE 可能的并发症包括胰腺炎、胰瘘或脓肿、心律失常、门静脉血栓或假性动脉瘤及十二指肠瘘（探头通过十二指肠途径进入肿瘤时所致）[1,5]，总体并发症发生率为 30%～57%。此外，高压直流电脉冲可引起骨骼肌兴奋，致使患者产生肌肉抽搐，并可能干扰手术[21]。已置入金属胆道支架为 IRE 的禁忌证，因为金属支架会增加胆管受到热损伤的风险[22]。心房颤动、无法控制的心绞痛或在心脏应力测试中可被诱导的心肌缺血同样是 IRE 的禁忌证，这主要是因为 IRE 可诱发心律失常。此外有癫痫病史及曾植入心脏起搏器或体内其他电刺激装置也属于 IRE 的禁忌证[1,21]。已有研究表明，对于先前接受过 CT 检查但未申请手术的Ⅲ期胰腺癌患者或对于不符合其他消融治疗条件的Ⅳ期胰腺癌患者，可进行 IRE 治疗。正如 Martin 等报道的那样，IRE 的治疗效果是值得期待的，在 150 例局部进展期胰腺癌患者中，约 96% 的肿瘤被消融；在术后 3 个月随访中，CT 检查均未发现肿瘤活性灶；从临床确诊开始计算，患者的中位生存期为 23.2 个月，而术后中位生存期为 18 个月[23]。与单纯标准化疗（20.2 个月 vs. 11 个月）相比，IRE 与化疗联合治疗（结合或不结合放射治疗）可显著延长无进展生存期（14 个月 vs. 6 个月）及总生存期[24]。尽管目前尚缺乏大样本对照研究进一步证实，但其他小样本研究在 IRE 治疗患者生存率方面也获得了相似的结果。IRE 目前也常被作为是放射治疗前的辅助治疗[1,15]。

使用掺钕钇铝石榴石（Nd：YAG）激光器进行 LA 治疗，可在 MRI、CT 及超声引导下经皮穿刺或在 EUS 引导下进行。LA 最初被应用于治疗肝细胞癌、肝转移及甲状腺肿瘤。与其他消融技术相比，其具有一个明显的优势，即可精确地靶向消融恶性肿瘤组织[25,26]，在较短的时间内通过传递低功率（1～10W）能量获得一个界限清晰的坏死消融区域[27]。在胰腺疾病领域，该技术目前主要还是在离体实验中进行研究，而临床仅在少数胰腺癌病例中应用。在一项将 LA 技术用于活体猪的实验研究中，使用经皮穿刺法，发现在靠近治疗区域的胰腺腺体内血栓形成为治疗相关的并发症[28]。近年来，LA 联合纳米颗粒的研究已有报道，在离体胰腺癌细胞中实现了增加线粒体膜通透性及诱导细胞凋亡，并证实其可显著降低胰腺癌细胞（PANC-1）的增殖[29-31]。

PDT 是目前公认的治疗胆管癌的有效方法，特别是在引入第二代光敏剂（二氢卟吩 e6 衍生物）后，因为该光敏剂在较长波长上具有强吸收带，随着光能在生物组织中的深入可充分渗透并造成选择性组织坏死或凋亡，其较快的代泄速度及在肿瘤组织中高较高的积累率有助于防止对正常组织造成损害，并降低了皮肤对日光的感光性[27]。该技术已在动物实验中得到证实。Bown 等[32] 于 2002 年将 PDT 应用于临床，并对 16 例无法手术切除的胰腺导管腺癌（PDAC）患者进行治疗。该研究中，PDT 治疗是通过经皮途径进行的[32]。在 CT 引导下，静脉注射 0.15mg/kg 中四羟基苯二氢卟吩，3 天后进行局部光照。所有病例中，病灶均被消融。但其中 2 例患者由于肿瘤累及胃十二指肠动脉，术后出现明显的胃肠道出血；3 例出现十二指肠梗阻。PDT 治疗后，患者的中位生存期为 9.5 个月（4～30 个月）。

HIFU 消融是经美国食品药品管理局（FDA）批准的一种非侵入性消融方法，可用于治疗骨转移疼痛、子宫肌瘤及原发性震颤，通过体外超声引导聚焦超声源或通过 MRI 引导聚焦超声源诱发肿瘤的凝固性坏死。与其他消融技术相比，其优势在于完全无创、无电离辐射、可实时监测组织内达到的温度[1, 3]。该方法已用于治疗肝脏原发性肿瘤及其他转移性或无法手术切除的病变。此外，近期有学者提议将 HIFU 消融应用于治疗局部进展期胰腺癌及不适合外科手术治疗的功能性胰腺神经内分泌肿瘤患者。HIFU 与化疗相结合，尤其是当反复进行 HIFU 时，能够有效延长患者的无进展生存期。据报道，HIFU 消融的并发症发生率为 10%，常见的并发症包括胰瘘、胃溃疡、假性囊肿、皮肤烧伤及血液病[1]。

MWA 通过微波能量发生器发出频率为 900～2450MHz（介于红外线与无线电波之间）的微波辐射，诱导肿瘤组织产热、发生凝固性坏死，现已成功应用于肝、肾、肺、骨等病变的治疗，可在超声或 CT 引导下进行开腹、腹腔镜下或经皮穿刺 WMA 治疗。MWA 与 RFA 的不同之处在于，微波的频率范围可使 MWA 能更好地预测消融体积；且 MWA 的消融效果不受组织阻抗的限制，适合对接近血管结构的胰腺区域进行治疗而不必担心"热沉"效应。此外，对体积较大的病灶进行MWA 时，靶组织产热更快[2, 3, 15]。目前 MWA 仍主要用于治疗无法手术切除的胰腺病变，且经验有限[15]。2018 年 Ierardi 等[33] 报道了 5 例接受超声引导下 MWA 治疗的不可切除性局部晚期胰腺癌病例，该研究使用的是一种新型的微波探针，能够获得可预测的球形消融体积，消融系统是一个可在2450MHz 下产生 100W 功率的微波发生器，通过同轴电缆连接至一个辐射截面为 2.8cm 的 13.5G 直头微波针上。通过该消融系统可在室温下提供连续的生理盐水灌注，以避免热损伤。MWA 治疗在所有患者中几乎都是可行的，目前尚未发现与之相关的严重并发症[33]。

无水乙醇消融术是将无水乙醇直接注射至肿瘤组织中，通过蛋白质变性及胞质脱水诱导肿瘤细胞坏死。无水乙醇是一种常用的化学消融剂，因其具有成本效益比高、消融速度快、对于大病灶（直径＞5cm）的疗效好、适用范围广等优点。无水乙醇消融术已成功应用于肾、肝囊肿及肝、肾上腺、甲状旁腺、甲状腺等实体瘤及转移瘤的治疗。在治疗肝癌方面，无水乙醇消融治疗患者的 5 年生存率与外科切除术相当[34]。然而，由于注射的无水乙醇可能会从肿瘤中逸出，导致消融治疗无包膜肿瘤的疗效降低。此外，无水乙醇消融治疗通常需要多次及大量注射无水乙醇，但这样会增加肿瘤周围组织受损的风险[35]。与经皮消融相比，EUS 引导下无水乙醇消融可以利用将无水乙醇精确输送至靶点的优势，减少对非肿瘤组织的损伤。EUS 引导下无水乙醇消融已被应用于胰腺及腹部其他肿瘤 [如胃肠道间质瘤（GIST）、肝脏、肾上腺及盆腔转移性淋巴结等] 的治疗[14]。

（二）EUS 引导下消融治疗

随着各种探针及其他消融设备不断研发，多种 EUS 引导下消融治疗方法已应用于临床，且在有效性及安全性方面得到了离体及在体研究的证实。尽管有研究显示 EUS 引导下消融治疗对胰腺实体瘤具有较好的疗效，肿瘤消融率为 62%～100%，EUS 引导下消融治疗的临床应用仍未成为像非 EUS 引导的常规介入消融那种成熟的治疗方法[14]。胰腺解剖位置位于较深的腹膜后间隙，毗邻其他重要器官及主要血管，难以触及；将实时成像与精确定位相结合，可实现选择性消融，相比经皮及术中途径消融的并发症发生率及死亡率更低。彩色多普勒工具可用于避免沿针道的血管结构损伤，且可实时监测病变组织对治疗的反应变化[4, 16]。目前，EUS 引导下的直接局部消融治疗方法包括 RFA、PDT、LA、IRE、HIFU、冷热消融及无水乙醇消融。专用于 EUS 引导下 MWA 及 CRYO 的设备目前尚在研发中。

EUS 引导下 RFA 可有效治疗胰腺实性肿瘤，尽管术后可能出现并发症，但与经皮及术中方法相比，即使使用非内冷探头，该方法的并发症也大多较为轻微[36]。目前，EUS-RFA 已被证明是治疗功能性胰腺神经内分泌肿瘤的有效方法，可缓解症状并改善检查指标[20]。已有关于 EUS 引导 RFA 治疗肝细胞癌及内镜下切除息肉状直肠癌伴转移性盆腔淋巴结的临床病例报道[37, 38]。其他 EUS 引导下的消融治疗的相关研究及临床经验仍较少。

本章将回顾 EUS 引导下胰腺实体瘤消融治疗的现有方法及新技术，重点介绍技术方面的进展及治疗的临床效果。

三、超声内镜引导下射频消融

（一）物理学及生物学因素

RFA 杀灭肿瘤细胞主要基于局部高温，进而诱导不可逆的细胞损伤、细胞凋亡及组织凝固性坏死[39]。通过传递高能量导致热损伤，最终导致肿瘤微环境破坏、细胞膜损伤及亚细胞损伤[40]。

众所周知，与正常组织相比，肿瘤对热损伤更为敏感，这可能是由于较高的代谢率、较低的热导率及较低的癌微环境 pH 值[41]。此外，由于离子液体的大量存在，生物组织通常是导电介质，因此交流电的导电性（对于 RFA，频率为 1MHz）允许离子以与电场大小成一定比例的速度振荡运动。

基于与离子电流相关的欧姆能量损失来实现 RFA 肿瘤消融。治疗过程中的组织温度控制是治疗结果的关键因素，因为高温会导致组织炭化或脱水，从而降低能量穿透并增加电极部位的阻抗[42, 43]。

RFA 破坏肿瘤组织的过程分为两个阶段，直接或间接有效的细胞损伤在亚细胞和组织水平上并行发生。热介导的毒性随能量传递量及靶组织的热敏感性而变化。此外，其他细胞过程（如细胞膜完整性丧失、线粒体功能失调及线粒体复制抑制）也在消融过程中发挥作用[40]。氧化应激及炎症过程等也会发生并间接起到抗肿瘤的作用，前者是由于缺血再灌注损伤所致，后者是由于中性粒细胞、巨噬细胞、树突状细胞、自然杀伤淋巴细胞、T 淋巴细胞和 B 淋巴细胞对边缘区的浸润所致[44]。这些炎性细胞在远离肿瘤的血流中被回收，反映出一种可能的系统性自身免疫反应，由 RFA 触发，并由多种白介素相互作用介导。热休克蛋白（特别是 HSP70 蛋白）水平在 RFA 后似乎也有所增加，这被认为是良好治疗反应的潜在标志。

从物理角度来看，RFA 治疗 60～100℃的局部温度是由高频交流电产生的，这种交流电会引起摩擦加热，也就是所谓的电阻加热。有趣的是，100℃以上的温度在局部消融中效率较低，可能是由于探针周围组织的立即蒸发及脱水过程导致较高的热阻抗，最终影响到消融效率及消融效果。RFA 的另一个局限性是"热收缩"效应，当热能被邻近血管的血流吸收时，会出现这种现象，从而使热疗消散，限制了消融的有效性[45]。

在 RFA 治疗后，通过相关影像可较为容易地识别出 3 个区域，即一个与探针直接接触的凝固性坏死区，一个具有亚致死性损伤的周围区域及一个位于外周的组织结构正常的非消融区。

（二）技术因素

RFA 可以采用于单极和双极模式。这两种模式的主要区别在于需要（单极模式）或不需要（双极模式）使用接地垫。在常用的单极模式下，射频电流通过一个电极引导至靶肿瘤内部，并在患者皮肤上固定一个返回电极，用于闭合电路及收集射频治疗时分散在体内的电流。在双极模式下，多个间隙电极嵌入阳极及阴极，因此允许闭合电路。电流在探针之间比在单极模式下更为集中。在单极模式下，电流朝向分散垫向外传播；而在双极模式下，需要额外的电极插入，且经常需要注入生理盐水以改善消融效果。在这两种射频类型中，电极通常插入目标肿瘤内，电流由外部射频发生器产生。

单极模式是 EUS 引导下 RFA 治疗胰腺病变最常用的方法。目前市面上有两种专用于 EUS-RFA 的单极探针。

1. EUS-RFA 系统（STARMED 公司），包括探针（末端带有单极电极）及 VIVA 射频发生器。

2. Habib-EUS 单极 RFA 探针（EMcision 公司），其可插入普通的超声内镜引导下细针抽吸（EUS-FNA）穿刺针中，有 19G 及 22G 两种规格。射频能量由 RITA 射频发生器释放。

一般来说，单极 RFA 可选择两种不同的治疗策略，一种是选择适合病变大小的输出功率，在 EUS 引导下首选；另一种是选择固定的温度阈值及治疗时间，在经皮 / 术中入路首选，但在这种情况下，射频电极需配备一个或多个温度传感器。

超声成像通常用于胰腺病变内镜引导下 RFA 治疗的引导及实时监测（消融过程中，电极周围可见回声云，术后可见圆形高回声消融区）。CT 检查通常是评估消融范围及效果的首选方法。

EUS-RFA 系统（STARMED 公司）的探针为一根 140cm 长的探针（EUSRA 探针），可插入 EUS 工作孔道，有不同直径（18G 或 19G）及长度（5mm、10mm、15mm、20mm、25mm 及 30mm）的各种规格可供选择，治疗时可根据病变大小进行选择（图 10-1），该探针末端带有单极电极（除了传递能量的末端部分，探针内部都是孤立的）。能量通过与探测器相连的射频发生器（VIVA 射频发生器）传输。通过射频发生器可设定消融功率及消融时间，消融过程中需持续监测组织阻抗、电流及温度。如组织阻抗迅速增加，该系统可自动调节输出功率；如阻抗（和相对温度）升高超过安全阈值（阻抗≥500Ω；温度 >100℃），系统将自动停止治疗。返回电极的表面较大，该电极被固定于患者皮肤处（单极模式）。在消融过程中，可将内部冷却系统连接至射频发生器，通过注射泵输送冷冻（0℃）生理盐水进行循环冷却及内部灌注，以避免针头周围的组织烧焦（由于热损伤导致"电阻加热"效应），并使消融体积最大化。从既往的经验来看，消融的设置（消融功率及消融时间）与消融效果是异质性的，且尚无标准化的 EUS 引导下 RFA 操作程序。

Habib-EUS 单极 RFA 探针（EMcision 公司）是一根 1Fr 的导管（直径 0.013in），工作长度 190cm。射频能量被传输至位于金属丝远端（未涂层部分）的电极上，以烧灼或凝固靶组织。Habib 导管可通过插入 ESU 钳道中的 19G 或 22G EUS 穿刺针（去掉针头）来使用，通常在 RF 发生器上设定的功率下施加 90～120s 或 360s 的 RF 能量（图 10-2）。导线可连接至 RITA 发生器（电外科射频发生器）上，以释放能量。射频发生器可自动调整功率，在消融过程中保持最佳温度（实时监

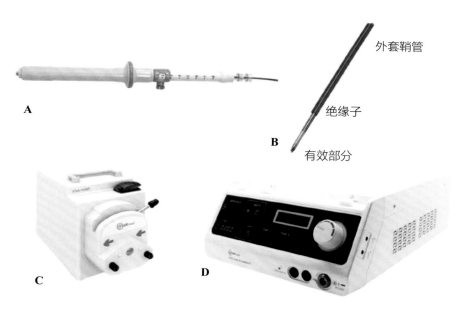

外套鞘管

绝缘子

有效部分

▲ 图 10-1 EUS-RFA 系统（STARMED 公司）

A. EUSRA 探针（有 18G 及 19G 两种规格）；B. 探针末端电极有效部分（有 5mm、10mm、15mm、20mm、25mm 及 30mm 多种规格）；C. 注射泵，用于输送冷冻（0℃）生理盐水进行循环冷却及内部灌注，以避免针头周围的组织烧焦并使消融体积最大化；D.VIVA 射频发生器（STARMED 公司），可设定射频功率及消融时间，并射频过程中监测阻抗（经 Taewoong Medical 公司许可使用图片）

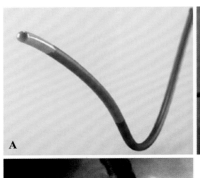
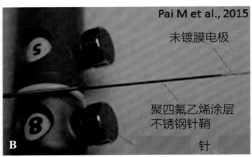
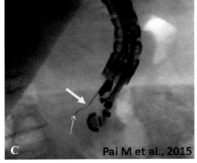

▲ 图 10-2　Habib-EUS 单极 RFA 探针（EMcision 公司）

A. 末端的电极；B. 将 Habib 导管插入常规 EUS-FNA 穿刺针（经 Pai M 等许可使用图片）；C. 消融术中在 EUS 引导下取出 EUS-FNA 穿刺针及 Habib 导管（经 Pai M 等许可使用图片）

测消融温度）。由于 Habib 导管是单极设备，因此需要使用接地垫 / 透热垫。在消融治疗期间，远程脚踏板可用于免手动激活设备。在既往的动物实验及离体实验中，证实了使用该设备进行 RFA 的作用。一般来说，与 EUS-RFA 系统（STARMED 公司）相比，使用 Habib-EUS 单极 RFA 探针（EMcision 公司）在射频发生器上设置的消融功率更低。

包括结合双极射频及冷冻技术的柔性双极混合消融装置（Erbe Elektromedizin GmbH 公司）的双极射频系统也可使用。

（三）EUS 引导下 RFA 在胰腺病变中的应用

尽管 EUS 引导下 RFA 已在多种疾病的治疗中有过许多应用，但临床一直很少将其用于胰腺病变的消融，因为担心会引发诸如胰腺炎及邻近组织结构（如十二指肠、胃、肠系膜动静脉和胆管）损伤等并发症。

尽管胰腺热消融治疗的临床经验有限 [44, 46, 47]，但 EUS 引导下 RFA 仍显示出其毋庸置疑的优势，例如在手术过程中可实时成像，监测治疗过程中病变的变化，以及与经皮穿刺方法相比，更有利于对位置深在而难以接近的解剖区域进行消融 [48]。RFA 电极在 EUS 下清晰可见，其从钳道中送出后可在实时成像引导下直接插入胰腺实质。消融过程中，RFA 电极尖端周围可见回声云，在消融结束时形成圆形高回声区。

此外，胰腺是一个高度温度敏感的器官，正如先前基于动物模型进行的一些研究所显示的那样，有可能受到医源性损伤，导致胰腺炎、胰周积液、胃或肠穿孔及腹膜炎 [49]。

在一项动物实验中，EUS-RFA 系统（STARMED 公司）被用于对 10 头成年猪分别进行 50W、5min 的胰腺消融（基于先前对牛肝脏的体外试验结果，在该试验中确定了 50W 的有效功率及 5min

的消融时间）[50]。活体动物实验得到一个界限清楚的消融区，由凝固性坏死组成，与周围胰腺实质之间有纤维化边缘的，大体（非组织学）消融区域最大径（23±6.9）mm。在 3 头实验猪中可观察到腹膜后纤维化或粘连。在另一项研究[51]中，该系统被用于 6 例Ⅲ期或Ⅳ期 PDAC 患者的治疗（18G探针，电极有效部分 10mm），设定功率 20～50W，消融时间 10～15s，该研究未报道具体的消融面积。6 例患者中，2 例术后出现轻度腹痛，但无胰腺炎或出血等并发症。

Lakthakia 等[52]及 Armellini 等[53]使用该系统治疗 4 例胰腺胰岛素瘤患者，设定功率 50W，消融时间 10～15s，术后患者症状缓解效果良好。

近期临床试验[54]显示，EUS-RFA 系统（STARMED 公司）被用于 8 例局部晚期 PDAC 患者的治疗（18G 探针，电极有效部分 10mm），其已确定的较低消融功率为 30W，如有必要，可多次重复进行 EUS 引导下 RFA。消融时间未预先确定，治疗在阻抗升高时中断，最终平均消融时间为58s。术后 24h 及 1 个月随访 CT 检查显示肿瘤中有 30% 的"热诱发"病变。

2018 年 Scopelliti 等[55]研究报道，在 EUS 引导下对 10 例局部晚期胰腺癌患者进行 RFA（18G或 19G EUSRA 探针，电极有效部分 10mm）。根据经验，对于直径＞3cm 的病变，功率设置为30W；而对于较小的病变（只需 1 或 2 个针道），功率设置为 20W。术前未确定消融时间，但当电阻抗急剧上升时能量传输停止（＞500Ω 时停止消融）。在所有病例术后第 7 天及第 30 天的 CT 扫描中均可观察到肿瘤内的低密度消融区，术后 7 天 CT 扫描显示消融区平均最大径为（28±14SD）mm，术后 30 天 CT 扫描显示消融区界限不清。

Choi 等[56]在 2018 年对 10 例胰腺实质性病变患者（7 例非功能性胰腺神经内分泌肿瘤、2 例胰腺实性假乳头状瘤及 1 例胰岛素瘤）使用 18G 或 19G EUSRA 探针（电极有效部分 10mm）在高功率（50W）下平均消融 780s，对 10 例患者进行的 16 次 EUS 引导下 RFA 均获得成功，中位肿瘤最大径为 20mm（8～28mm），随访期间（中位随访时间 13 个月），7 例患者获得放射学完全好转，发生 2 例并发症（包括 1 例腹痛及 1 例胰腺炎）。

Gaidhane 等在 2012 年应用 Habib-EUS 单极 RFA 探针（EMcision 公司）[57]，在 EUS 引导下对5 头尤卡坦猪进行消融实验，在消融后 6 天处死实验动物。该实验中，消融过程分别使用于具有不同规格有效部分的探针（6～10mm），发生器上设置不同的功率（4W、5W、6W），经组织学证实消融后的并发症仅有极少量的胰腺炎。

Wang 等[58]报道了 3 例接受 EUS 引导下 RFA 治疗的局部晚期胰腺癌病例，应用 Habib-EUS 单极 RFA 探针（EMcision 公司），功率 10～15W，消融时间 120s，根据肿瘤大小进行多次 EUS-RFA治疗，消融后肿瘤平均缩小 13.94%，实验室检查显示 CA19-9 显著降低（46.53%），未发生任何并发症。

Pai 等[59]进行多中心研究，分析应用 Habib-EUS 单极 RFA 探针（EMcision 公司）进行 EUS引导下 RFA 的可行性及安全性，对 8 例患者（6 例胰腺囊性病变及 2 例胰头神经内分泌肿瘤）进行消融治疗，功率 5～25W，消融时间 90s，消融成功率为 100%，6 例中 2 例患者的病灶完全消退。胰腺神经内分泌肿瘤经 EUS 引导下 RFA 治疗后主要病理表现为血管改变及中心坏死。消融后无严重并发症发生，仅 2 例患者出现轻度的自限性腹痛。

Goyal 等 [60] 及 Malikowski 等 [61] 在 2017 年应用 Habib-EUS 单极 RFA 探针（EMcision 公司）对 9 例胰腺实性病变患者在 EUS 引导下进行治疗，消融时间 120s，消融后患者症状缓解效果良好，50% 的患者影像表现为形态学完全或部分好转，无任何并发症发生。

（四）使用 EUS-RFA 系统的 EUS 引导下射频消融操作步骤

1. 步骤 1：系统设置

(1) 准备 VIVA 射频发生器（STARMED 公司），注意控制好设备的开启及关闭。

(2) 将两个接地垫固定于患者大腿两侧。

(3) 将衬垫的电缆连接到 VIVA 射频发生器上。

(4) 将针状冷却管连接到注射泵及探针上。

(5) 将电极的电缆连接到射频发生器及 EUSRA 电极上。

(6) 将射频发生器的模式选定为"连续模式（Continuance Mode）"。

(7) 顺时针转动射频功率控制旋钮，选择消融所需要的功率。

(8) 启动射频发生器。做好治疗准备后，按开始 / 停止键激活输出功率。

2. 步骤 2：病变射频消融（以肾透明细胞癌胰腺转移为例）（视频 10-1）

(1) 在经过准确的 EUS 评估并避开重要血管和（或）其他结构后开始消融治疗。

(2) 将探针插入目标病变并适当调整探针的位置。

(3) 将针尖放置在病变内的远端。

(4) 启动射频消融（提前在射频发射器上设置好输出功率），在阻抗增加（≥ 500Ω）时停止消融（此时 EUS 显示器可见"气泡"）。

(5) 收回探针以消融另一部分邻近区域或同一轨迹中的部分病变（可通过不同孔道来消融同一病变中的其他区域），并在阻抗增加（≥ 500Ω）时停止消融。

四、超声内镜引导下冷热消融

（一）物理、技术及生物学注意事项

冷热消融治疗由意大利的一个研究团队首先提出，该方法结合了两种不同的消融治疗技术（RFA 及 CRYO），目的是获得各单一技术的协同效应。这项技术需通过专用电极（Erbe Elektromedizin GmbH 公司的 HybridgeTherm 电极）来实施，该电极为具有混合双极特征的含 CO_2 冷却装置的设备，可通过线阵 EUS 的工作孔道插入病变中。与单极系统相比，双极系统消融对周围实质及邻近结构造成的热损伤较少，但效率似乎也较低 [62, 63]。混合热电极（HTP）克服了双极射频消融效率低的缺点，因为低温气体的冷却增加了基于焦耳 - 汤姆逊效应（Joule Thomson effect）

的射频消融引起的组织间质失活；与射频消融相比，在更低的输入功率下即可达到相同的消融效果。HTP 类似于 14G 的 EUS-FNA 穿刺针，其末端尖端锋利而坚硬，无须切割电流即可刺穿胃或十二指肠壁并到达胰腺实质。整个电极都被特氟龙涂料的保护管覆盖，因此可安全地通过 EUS 的 3.8mm 工作孔道。HTP 的长度为 1.4m，直径为 3.2mm，在电极的末端有一部分电活性结构（直径 2.2mm，长度 26mm），在 EUS 实时监测消融过程中易于识别（表现为一条高回声线）。电极有效部分的尺寸限制了可应用 HTP 进行治疗的最小病变（直径 ≥ 28mm）。消融治疗中（视频 10-2），热能由 VIO 300D 射频发生器（Erbe Elektromedizin GmbH 公司）提供，冷却效果由 ERBECRYO2 系统（Erbe Elektromedizin GmbH 公司）提供（图 10-3），排出 CO_2 气体的压力、发生器的输出功率及消融时间均可独立调节 [64-69]。

　　近期，中国的一个研究团队提出了一种与冷热消融类似的混合消融方法，使用液氮进行局部快速冷却，然后对肿瘤病变进行射频消融以快速加热，如此反复操作以达到杀灭肿瘤细胞的目的。该研究团队以小鼠为试验对象，在 –20℃的温度下冷冻 5min 后将直径为 10mm 的电极其圆柱形尖端插入小鼠皮下肿瘤内，以 50℃的温度加热 10min），这种方法在小鼠皮下 4T1 乳腺癌及 B16 黑色素瘤模型中被证实有效，能够对肿瘤血管造成损伤并有效杀伤肿瘤细胞，还可使转移瘤消退，从而延长小鼠的生存期。此外，冷热疗法还具有以下两方面的作用。一方面，通过减少循环中的 CD4+、

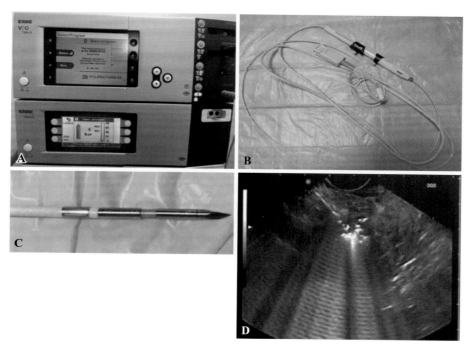

▲ 图 10-3　冷热消融系统

A. 热能由 VIO 300D 射频发生器（Erbe Elektromedizin GmbH 公司）提供，冷却效果由 ERBECRYO2 系统（Erbe Elektromedizin GmbH 公司）提供；B. 混合热电极（HTP）设备（Erbe Elektromedizin GmbH 公司），HTP 的长度和直径分别为 1.4m 及 3.2mm，整个电极都被特氟龙涂料的保护管覆盖；C. 混合热电极（Erbe Elektromedizin GmbH 公司），类似于 14G 的 EUS-FNA 穿刺针，末端锋利而坚硬，有一部分为电活性结构，直径为 2.2mm，长度为 26mm；D. 在能量传输过程中，实时 EUS 下可见 HTP 末端周围有一个被低回声边缘包围的高回声椭圆形区域（经 Arcidiacono PG 等许可使用图片）

CD25[+] 调节性 T 细胞（Treg）及髓系来源的抑制细胞（MDSCs）并形成强大的急性炎症反应及局部和全身性 IL-6、IFN-γ、Hsp70 高表达，从而改善 Th2 免疫抑制的微环境；另一方面，通过激活依赖于 CD4[+]、CD25[-] T 细胞及细胞溶解性 CD8[+] T 细胞活化的全身性抗肿瘤免疫反应，使记忆性干细胞样 T 细胞中的 CD8[+] T 细胞及 CD4-CTL、Th1、Tfh 亚群中的 CD4[+] 细胞分化，从而产生持久的特异性抗肿瘤记忆免疫反应[70-74]。

（二）EUS 引导下冷热消融在胰腺病变中的应用

Arcidiacono 等[64] 针对 EUS 引导下冷热消融在胰腺病变中的应用进行了初步的离体、在体动物实验及人体体外研究，使用的消融功率为 16W、固定压力（冷却）为 650psi，但功率和压力设置均是基于既往动物模型的肝及脾消融体外实验所获得的结果来定义的。

在一项在体动物实验中，HTP 在 EUS 引导下被成功用于对 14 头实验猪的胰体及胰尾进行冷热消融，消融时间为 120～900s，具体消融时间取决于病变的大小[65]；如有必要，可进行多次消融。在能量传输过程中，实时 EUS 下可见 HTP 末端周围的高回声椭圆形区域被低回声边缘包围。可对消融区域进行 EUS 评估，EUS 结果与肉眼所见具有很好的相关性，消融面积与 HTP 应用时间也呈显著正相关。消融后 2 周组织学检查可见消融区与周围胰腺实质之间有明显分界，中心坏死区内含有细胞碎片及不规则物质，周围有炎症因子，肉芽组织周围有成纤维细胞反应、新生血管、大量淋巴细胞及分叶核中性粒细胞存在。该实验中，未发生消融相关动物死亡，但其中 1 头实验猪出现了严重的并发症（坏死性胰腺炎伴腹膜炎），43% 出现轻微并发症（2 头猪出现组织化学性胰腺炎、1 头猪出现胃壁灼伤、4 头猪出现肠粘连），多数并发症明显与能量多少相关，消融相关胰腺炎大多发生在持续消融约 900s 后。

有学者在胰腺癌手术标本（肿瘤平均最大径 29mm，范围 20～42mm）上进行体外实验研究[66]。该研究使用 HTP 于超声引导下进行消融，将 16 个手术标本分为 4 组，对于每组预先设定消融时间（120～480s），使用 VIO 300D 射频发生器（Erbe Elektromedizin GmbH 公司）及 ERBEKRYO CA 系统（Erbe Elektromedizin GmbH 公司）对胰腺肿瘤标本进行热消融及冷却［输出功率 16W，固定压力（冷却）650psi］。消融过程中，HTP 末端周围可见高回声区域。消融后，组织学检查可见所有胰腺肿瘤标本内均有凝固性坏死区（平均短径为 10～20mm），周围有水肿及细胞损伤区（平均短径为 21～29mm），无细胞死亡迹象。消融时间与组织坏死的范围及周围水肿、细胞损伤区域的范围间存在显著的线性相关关系。

基于既往实验研究结果，Arcidiacono 等进行了一项初步的临床研究[67]，收集 22 例无法手术切除的局部晚期胰腺癌患者，这些患者在接受标准化疗（无论是否辅以放射治疗）后出现疾病进展或复发，或由于伴随疾病而不适合化疗或外科手术；对其中 16 例（16/22，72.7%）患者使用 HTP 成功进行了 EUS 引导下冷热消融治疗，电极通过线阵 EUS（Pentax 公司的 EG3830UT 型 EUS）的钳道置入；在 6 例（6/22，27.3%）患者中，由于胃十二指肠壁僵硬及肿瘤的硬度，HTP 无法插入，这可能是由于促结缔组织增生反应或放射导致的纤维化所致。消融参数设置：固定功率（加热）

为 18W，固定压力（冷却）为 650psi，消融时间为 10～360s[平均（107±86s）s]，病灶最大径 23～54mm（平均 35.7mm）。电极在肿瘤内清晰可见，并可在实时 EUS 引导下追踪消融效果。如果在预设的消融时间之前出现肿瘤细胞失活导致的电阻增加，则射频能量传输系统会自动停止能量传输。消融结束时，EUS 下在治疗区内可见沿电极路径的高回声线，周围有高回声斑点的不均匀组织。消融后 48h，CT 检查显示无严重并发症。患者早期轻微并发症发生率为 43.7%（7/16），晚期并发症发生率为 25%（4/16，4 例患者包括 2 例黄疸、1 例十二指肠狭窄及 1 例自限性囊液聚集），晚期并发症大多与肿瘤进展有关。消融后随访［平均（14.6±15.8）天］影像学检查发现 6 例患者的消融区域边缘足够清晰可用以评估消融效果；有证据表明，消融后长达 78 天肿瘤均无明显增大。13 例患者经治疗后中位生存期为 6 个月（范围 1～12 个月）。这种治疗的有效性随后在更大的患者队列中也得到证实 [68]，该研究使用一种先进的成像检测系统（Philips 公司的 IntelliSpace Portal 7.0 系统），对 92.3% 的患者在冷热消融治疗后的第一次 CT 扫描（治疗后约 15 天）及 80% 的患者在冷热消融治疗后的第二次 CT 扫描（治疗后约 45 天）中进行病变及坏死灶体积测量，结果显示在两次 CT 扫描间期病灶体积无明显变化。肿瘤组织消融率为 34.9%（范围 3%～65%），且消融时间与坏死灶体积、病变体积与坏死灶体积均呈显著正相关。接受多次 HTP 消融治疗的患者其中位生存期比仅接受一次消融治疗的患者更长（9 个月 vs. 1 个月，$P=0.066$）。

　　为进一步评估无法手术切除的胰腺癌患者 EUS 引导下冷热消融治疗的预后，Arcidiacono 等正在进行一项随机对照试验 [69]，对比分析进行 EUS 引导下冷热消融治疗（使用 HTP）+ 化疗（无论是否辅以放射治疗）与标准的单纯化疗（无论是否辅以放射治疗）对Ⅲ期胰腺癌（交界性可切除及局部进展期胰腺癌）的疗效。对 10 例患者进行 EUS 引导下冷热消融治疗（使用 HTP）+ 化疗（无论是否辅以放射治疗）的初步分析表明，消融时间与病灶的短径显著相关，随着治疗时间的延长，病变体积、残活性组织体及病灶的短径明显减小。此外，EUS 引导下冷热消融 + 标准化疗后 6 个月，无进展生存率为 70%（Choi 标准），中位总生存期为 362 天，这些数据将与仅用化疗的对照组进行比较。

（三）使用 HTP 的 EUS 引导下冷热消融

在麻醉医师给予患者丙泊酚深度镇静的情况下，根据以下方案进行操作。

1. 步骤 1：EUS 初步评估

通过诊断性 EUS 检查对病变进充分行评估，并确定将 HTP 插入病变内的理想路径。

2. 步骤 2：系统设置

将 HTP 与射频发生器（Erbe Elektromedizin GmbH 公司的 VIO 300D 射频发生器）及冷却系统（Erbe Elektromedizin GmbH 公司的 ERBECRYO CA 系统），并通过线阵 EUS 的钳道（3.8mm）插入。然后，在实时 EUS 监测下根据胰腺病变部位将电极通过胃壁或十二指肠壁（胰体及胰尾部通过胃，胰头及钩突部通过十二指肠球部或降段）置入病变内，并应用彩色多普勒来评估避免插入血管，以消除血管损伤的风险。

3. 步骤 3：EUS 引导下冷热消融操作

在实时 EUS 引导下进行肿瘤消融治疗时，通过射频发生器 – 冷却系统界面能够设置为在消融区组织脱水的情况下自动停止消融，而不会继续按照预先设定的时间进行消融。组织脱水会导致电阻抗上升，从而使射频发生器检测到的电流减少，从而自动停止能量传输，以避免额外的无效功率输出。射频消融的能量由 VIO 300D 射频发生器（Erbe Elektromedizin GmbH 公司）提供，而ERBEKRYO2 系统（Erbe Elektromedizin GmbH 公司）用于冷却。排出 CO_2 气体的压力、发生器的功率设置及消融时间均可独立调节。基于初步的动物实验及人体体外研究，消融参数设置如下：固定功率（加热）为 18W，固定压力（冷却）为 650psi；然而，应用时间取决于病变的大小（直径约2cm 的肿块 240s，直径＞3cm 的肿块 480s）。治疗过程中，患者体位保持稳定有利于控制消融范围，避免超声伪影。为防止热损伤诱发急性胰腺炎和感染的风险，对患者进行消融前均应予以吲哚美辛纳肛（消炎痛，2 个栓剂）。

4. 步骤 4：术后 EUS 评估

在消融结束时，应对胰腺病变再次进行 EUS 评估，以评价与消融相关的并发症，并确定消融引起的坏死区的范围。

五、超声内镜引导下不可逆电穿孔治疗

（一）物理、技术及生物学注意事项

IRE 是一种非热消融技术，利用短脉冲的高压、低能量直流电流，不可逆地改变细胞膜的通透性，产生"纳米孔"，由此来诱导细胞凋亡，而细胞外基质不被破坏，邻近的血管和胆管也不会损伤，尤其适用于局部晚期肿瘤的治疗 [1, 21, 75, 76]。这为 IRE 用以治疗累及胰周主要血管的肿瘤提供了基础 [3]。

IRE 期初是在开腹及腹腔镜手术中应用，而后逐渐发展为在经皮穿刺下用于治疗晚期胰腺癌。对 Ⅳ 期胰腺癌患者的原发性胰腺病变（6/7）或转移性病变（1/7）进行 IRE 治疗并结合化疗及寡转移性肿瘤切除术具有良好的疗效 [77]。

（二）EUS 引导下 IRE 在胰腺病变中的应用

2018 年年底，韩国开发出一种用于 EUS 引导下 IRE 治疗的针形电极（译者注：原书图片引见有误，已删除），但到目前为止其在胰腺方面的应用只通过一项有关猪胰腺的实验研究中得到了验证，尽管该实验结果显示 EUS 引导下 IRE 是非常前景的 [78]。该针形电极（译者注：原书图片引见有误，已删除）由前端间隔 1cm 的两个电极和可通过内镜钳道插入的有弹性的针体组成，并连接至ECM 830 方波 IRE 系统（BTX Genetronics 公司）。EUS 引导下 IRE 使用 ProSound Alpha 10 超声系统（Hitachi–Aloka 公司），通过线阵 EUS（Olympus 公司的 GF–UCT180 型 EUS）的内镜钳道将针形电极插入胰体及胰尾。治疗过程中，10 个序列的脉冲波被传送，其中 5 个脉冲持续时间为 100μs，波幅为 2000V，并且在 5 个脉冲序列之间进行间隔 2s 频率为 1Hz 的重复，术中电极在 EUS 上表现为清楚的高回声线条。EUS 引导下 IRE 在技术成功率及消融有效率方面均显示出优势，实验动物均无严重并发症，消融过程中只出现短暂的肌肉收缩。EUS 引导下 IRE 治疗后 24h 组织病理学检查显示，穿刺点中心周围有边界清晰的圆形坏死灶（10～15mm），TUNEL 检测可见消融区有弥漫性细胞凋亡，圆形消融区内胰腺实质核固缩、核破裂，保留有细胞外基质、胰管、血管及正常腺泡细胞[78]。

对 EUS 引导下 IRE 在人体胰腺病变的临床应用尚需进一步研究。

六、超声内镜引导下掺钕钇铝石榴石激光消融

（一）物理、技术及生物学注意事项

使用 Nd:YAG 激光器进行 LA 治疗，为一种热消融技术，最初用于肝脏或其他器官的消融治疗，在 EUS 引导下胰腺疾病治疗方面的应用目前正在研究中[79]。其工作原理是基于光与组织之间的相互作用，组织根据特有的光学特性吸收穿透光并将光转化为热量。Nd：YAG 激光以 1064nm 的波长发射，从而能治疗深部肿瘤（如胰腺病变）[27]。

对于胰腺疾病的 LA 治疗，激光通过接触式敷贴器传输，该敷贴器由直径＜ 1mm 的光纤组成，可调制光能沉积到组织中，提供低功率能量（1～10W）。

EUS 引导下 LA 治疗应用的是由 300μm 光纤（Echolaser 公司）（图 10-4）发出的 1064nm 波长的激光，该光纤可通过 22G 穿刺针插入肿瘤内。

（二）EUS 引导下 Nd：YAG 激光消融在胰腺病变中的应用

Di Matteo 等分析了 EUS 引导下使用 Nd：YAG 激光器进行 LA 治疗对胰腺肿瘤的应用价值[80]，在对 9 例患者进行的前瞻性研究中，22G FNA 穿刺针进入胰头、胰体、胰尾部肿瘤的病变均无困难，且均无严重并发症发生。尽管 LA 为热消融技术，在胆道金属支架在位的情况下，激光光纤

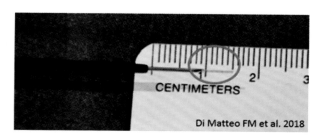

▲ 图 10-4　掺钕钇铝石榴石（Nd：YAG）激光电极（Echolaser, Elesta s.r.l., Florence, Italy）
（经 Di Matteo FM 等许可使用图片）

（300μm）平行于支架放置，热能可安全地作用于距离支架＞1cm 的地方，以避免热量通过金属网异常分布，使支架处的温度始终保持在 40℃以下。

该研究中，经 1064nm 波长的激光消融后 24h 进行 CT 扫描，可见明确的凝固性坏死区，根据功率设置，消融区域大小为 0.4～6.4cm³。消融 30 天 CT 扫描显示消融面积消退了 44%～85%。

这项技术在其他肿瘤治疗方面的并发症相比于其他热消融技术（如 RFA 或 MWA）更少，且能够使用细针，使得在高危患者及特殊位置的病变进行消融成为可能。对于其在 EUS 引导下的应用，目前尚无严重并发症的报道。

Di Matteo 等应用该消融技术治疗 1 例胰腺神经内分泌肿瘤患者，以 4W 功率消融 300s，治疗后即刻 CT 扫描可见直径 35mm 边界清楚的凝固性坏死，且在 1 年的随访期内均可见凝固性坏死区（2 个月时直径为 18mm，12 个月时直径为 9mm），68GA-DOTA-NOC PET 检查无代谢活性[81]。

目前尚缺乏关于该疗法临床疗效的研究数据，但新的研究正在进行中。

七、超声内镜引导下光动力疗法

（一）物理、技术及生物学注意事项

PDT 过程包括光敏剂全身给药、肿瘤细胞选择性摄取光敏剂及通过适当波长的光激活光敏剂。光敏剂无药理、免疫及代谢活性，但在被激光激发后能将能量传递给氧分子，从而释放活性氧物质（ROS）及单线态氧，对癌细胞及新生血管细胞均有抑制作用。第一代光敏剂是一种血卟啉衍生物，其特点是穿透深度有限（4～6mm）、皮肤光敏性保持时间长（达 3 个月）。新型光敏剂（如二氢卟吩 e6 衍生物）在更长的波长上有一个强烈的吸收带，可使光在生物组织中更深的有效穿透。它的其他优点包括排泄速度快、积聚率高，可防止对正常组织的损害，降低皮肤光敏性[82]。维替泊芬的半衰期短，只能在给药后 1～2h 内进行治疗，患者只会在 7 天的时间里保持光敏性。其他更罕见的局部并发症包括十二指肠/胃/胆道穿孔或出血[83]。

因为光敏剂被摄取后只导致癌细胞的坏死和（或）凋亡，与射频消融等其他技术相比，PDT 的优点在于热损伤的风险低及靶细胞的选择性高。更有趣的是，一些光敏剂（如维替泊芬）无须暴露在激光下即具有被增殖的人胰腺癌细胞摄取的能力，甚至可抑制人胰腺癌细胞系的增殖并诱导凋亡[84]。其他研究者报道了这些光敏剂在胰腺癌细胞系中克服吉西他滨化疗耐药性的能力[85]。

（二）EUS 引导下 PDT 在胰腺病变中的应用

Choi 等首次报道了 EUS 引导下 PDT 在 4 例胰腺恶性肿瘤患者中的应用。DeWitt 等[86] 在一项 I 期研究中介绍了 EUS 引导下 PDT（图 10-5）在 12 例胰头、胰体、胰尾肿瘤患者中的应用。该研究中，使用的激光纤维是一种小直径的石英光纤，带有 1cm 的圆柱形光散射器（Pioneer Optics 公司），已预先装入 19G 穿刺针内。在 EUS 引导下 PDT 治疗前约 45h 对患者给予光敏剂卟吩姆钠（Photofrin，

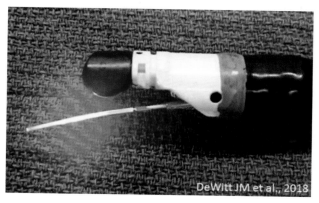

▲ 图 10-5　光动力疗法设备
带有 1cm 圆柱形光散射器的小直径石英光纤（Pioneer Optics，Bloomfield Conn），预先装入 19G 穿刺针内并用 630nm 的激发光（Diomed Inc.，Andover，Mass）照射（经 DeWitt JM 等许可使用图片）

Concordia Laboratories Inc），并用波长 630nm 的激发光照射。

就疗效而言，EUS 引导下 PDT 治疗后 18 天影像学检查显示 50% 的患者肿瘤坏死的体积及所占比例均有所增加（其中大部分患者接受了大剂量的光敏剂），分别平均增加（10±26）cm^3（P=0.20）及（18±22）%（P=0.016）。据推测，药代动力学及肿瘤生物学方面（如血管灌注）的差异可能是观察到的不同患者对 PDT 治疗反应不同的原因。此外，该研究中，患者的中位无进展生存期及总生存期分别为 2.6 个月及 11.5 个月，有 4 例患者出现并发症，包括光照射造成手灼伤及引发恶心、皮肤色素沉着及疲劳，均为轻度及中度并发症。据报道，梅奥医学中心（Mayo Clinic）目前正在进行的 VERTPAC-02 试验，以维替泊芬作为光敏剂研究 EUS-PDT 的作用。

八、超声内镜引导下高强度聚焦超声消融

（一）物理、技术及生物学注意事项

HIFU 是一种具有良好前景的消融技术，将高振幅的超声波聚焦在肿瘤病灶内，以实现对目标组织的热消融及机械破坏，可在避免损害周围组织的情况下导致肿瘤组织坏死。机械效应及热效应均被认为是导致肿瘤组织坏死的重要原因。一方面，多个超声波会聚于焦点区域，导致被组织吸收的能量密度增加并转化为热能；另一方面，超声是一种能在组织内产生各种机械效应的机械波（如空化、辐射力及声流）。近期有研究报道，HIFU 的机械效应可增强药物进入目标病变的能力，并激发肝癌及胰腺癌患者的全身性抗肿瘤免疫反应 [27, 87]。然而，由于缺乏声学窗口，肠道气体干扰，肠襻及肋骨可反射或吸收 HIFU 能量，降低预期的生物效应并对这些器官造成损伤等因素，使用体外声源靶向消融深层肿瘤极具挑战性。其他研究报道的与 HIFU 治疗相关的常见并发症包括腹壁灼伤及肋骨坏死 [27]。

（二）EUS 引导下 HIFU 消融在胰腺病变中的应用

2015 年，Li 等[87] 将 EUS 引导下 HIFU 消融在猪模型中进行了在体实验，旨在改善胰腺病变的靶向性。EUS-HIFU 系统包括一个定制的球面弯曲 HIFU 换能器（Sonic Concepts 公司的 SU121 换能器）组成，工作频率为 3.73MHz，并与一个 10MHz 的 EUS 成像探头（Olympus 公司的 BF-Y0044 探头）集成在一起。HIFU 换能器与函数信号发生器（Tektronix 公司的 AFG 3022B 发生器）及 400W 功率放大器（ENI 公司的 ENI 400B 功率放大器）相连接。通过胃腔进行治疗，对每头实验猪均成功地将 HIFU 应用于肝脏及胰腺的 4～5 个部位。消融后即刻，组织学检查显示存在明确的凝固性坏死区，治疗区细胞结构完整，边缘可见肉芽组织，炎症细胞浸润增多，消融后 10～14 天凝固性坏死被纤维组织取代。然而，在 HIFU 消融后即刻行内镜检查，可见与治疗部位相对应的胃黏膜热损伤。

EUS 引导下 HIFU 消融目前尚未在临床应用。

九、超声内镜引导下无水乙醇消融

2005 年，Aslanian 等[88] 在 EUS 引导下向猪模型正常胰腺注射无水乙醇，以评价 EUS 引导下无水乙醇消融的可行性。此后，该技术逐渐被用于消融治疗不符合手术切除条件的胰岛素瘤或非功能性胰腺神经内分泌肿瘤及胰腺囊肿。无水乙醇可诱导细胞裂解、蛋白变性和血管闭塞，导致细胞死亡，其主要优势在于易获得性及极低的成本。

目前有关注射乙醇消融胰腺神经内分泌肿瘤的研究主要为小样本研究及个案报道。不同研究报道的结果各异，有些病例在一次治疗后肿瘤完全消失，血糖恢复正常，且无并发症；而另一些病例在多次治疗后肿瘤体积有所缩小，但代价是术后胰腺炎的发生率很高，且在某些病例中甚至非常严重。

此外，所采用的技术变量及将胰腺炎风险降至最低的附加技术在不同的研究中差异很大，如穿刺针口径为 22G 或 25G，无水乙醇注射量不同（0.3～8ml）及乙醇浓度不同（40%～99%）。

Facciorusso 等[89] 在 2016 年的一项研究中报道了联合 EUS 引导下无水乙醇消融与 EUS 引导下腹腔神经丛溶解术（EUS-CPN）在 65 例胰腺癌患者中的应用。将 22G 穿刺针尖定位于肿块中心点，注射相当于肿瘤体积 75%～95% 的无水乙醇，直至高回声延伸至肿瘤边缘。研究终点为疼痛缓解、总体生存期及安全性。有趣的是，联合治疗的患者的疼痛缓解程度及持久性明显好于单纯 EUS-CPN 治疗的患者，术后 48h 进行 CT 扫描显示 55 例（55/65，84.6%）成功消融，术后 3 个月随访时 13 例（13/65，20%）保持消融效果。此外，联合治疗组的中位总体生存期相比于单纯 EUS-CPN 治疗组明显延长（8.3 个月 vs. 6.5 个月，$P=0.05$），无严重并发症发生，但联合治疗组中仍有患者出现轻度发热（47.6%）、腹痛（46.1%）及轻症胰腺炎（43%）。

虽然这种联合治疗技术似乎会造成较高的术后胰腺炎发病率，但鉴于其具有较好的疗效，仍提倡进行进一步研究。

十、总结

EUS 引导下消融设备的发展扩大了其在胆胰疾病治疗中的应用范围，特别是在胰腺肿瘤的 EUS 引导下消融领域中的潜在应用范围。

EUS 具有微创技术的优点，与外科手术相比风险较低，但也并非完全不会出现严重的并发症，因此消融设备及电极的生物技术改进及真正的临床适应证及治疗效果评估应继续进行研究。

尽管目前的研究表明消融治疗的成功率很高，且与治疗相关的并发症发生率很低，但胰腺消融治疗的临床适应证还需进一步验证。消融治疗技术应该作为多学科治疗中的一部分，而此前的临床研究大多是初步研究、个案报道或具有后续选择、方法及人群偏倚的回顾性队列研究，且缺乏关于总体生存期和生活质量的长期随访数据及消融治疗后复发、转移风险的数据。因此，需精心设计纳入更多患者的多中心对照研究及试验，比较 EUS 引导下的消融治疗与标准化疗及不同的消融方式之间的差异，以证明消融治疗的有效性并分析其对胰腺实体肿瘤患者预后的影响意义。

正如此前几项临床研究所显示的那样，功能性胰腺神经内分泌肿瘤及与多发性内分泌腺瘤综合征 1 型（MEN-1）相关的多种胰腺病变被认为是 EUS 引导下热消融的理想靶点。通过该技术可有效缓解激素相关的症状，并防止潜在的恶变倾向。

对于围手术期风险较高的患者或不愿接受外科手术的患者，EUS 引导下消融治疗也可能是非功能性胰腺神经内分泌肿瘤的一种很好的替代治疗选择。

对胰腺癌患者而言，局部热消融治疗可作为多学科联合标准治疗的补充，这也要归功于最近通过引入新的化疗方案而使患者生存期改善。由于消融所致微环境及结缔组织增生的生物学改变，增强了化疗药物在肿瘤内的输送，也增强了全身性抗肿瘤免疫应答，使肿瘤细胞及转移瘤扩散减少，潜在地提高了新辅助治疗的疗效。从这个角度来看，EUS 引导下局部消融是一种安全、可重复的直接抗肿瘤治疗方法。对于无法切除的病变，该方法血管受累最小，可使不适合手术的患者在降级的术前治疗基础上，从局部消融治疗中受益。

然而，EUS 引导下消融技术在胰腺肿瘤治疗中的作用仍需进一步临床研究加以验证。

参 考 文 献

[1] Shah R, Ostapoff KT, Kuvshinoff B, Hochwald SN. Ablative therapies for locally advanced pancreatic cancer. Pancreas. 2018;41(1):6–11.

[2] D'Onofrio M, Ciaravino V, De Robertis R, Barbi E, Salvia R, Girelli R, Paiella S, Gasparini C, Cardobi

N, Bassi C. Percutaneous ablation of pancreatic cancer. World J Gastroenterol. 2016;22(44):9661–73.

[3]   Marrocchio C, Dababou S, Catalano C, Napoli A. Nonoperative ablation of pancreatic neoplasms. Surg Clin N Am. 2018;98:127–40.

[4]   Paik WH, Seo DW. Echoendoscopic ablative therapy for solid pancreatic tumors. J Dig Dis. 2017;18:135–42.

[5]   Paiella S, De Pastena M, D'Onofrio M, Crinò SF, Pan TL, De Robertis R, Elio G, Martone E, Bassi C, Salvia R. Palliative therapy in pancreatic cancer – interventional treatment with radiofrequency ablation/irreversible electroporation. Transl Gastroenterol Hepatol. 2018;3:80.

[6]   Reni M, Balzano G, Zanon S, Zerbi A, Rimassa L, Castoldi R, Pinelli D, Mosconi S, Doglioni C, Chiaravalli M, Pircher C, Arcidiacono PG, Torri V, Maggiora P, Ceraulo D, Falconi M, Gianni L. Safety and efficacy of preoperative or postoperative chemotherapy for resectable pancreatic adenocarcinoma (PACT-15): a randomised, open-label, phase 2-3 trial. Lancet Gastroenterol Hepatol. 2018;3:413–23.

[7]   Ware MJ, Curtis LT, Wu M, Ho JC, Corr SJ, Curley SA, Godin B, Frieboes HB. Pancreatic adenocarcinoma response to chemotherapy enhanced with non-invasive radiofrequency evaluated via an integrated experimental/computational approach. Sci Rep. 2017;7:3437.

[8]   Chen X, Ren Z, Yin S, Ku Y, Guo D, Xie H, Zhou L, Wu L, Jiang J, Li H, Sun J, Zheng S. The local liver ablation with pulsed electric field stimulate systemic immune reaction against hepatocellular carcinoma (HCC) with time-dependent cytokine profile. Cytokine. 2017;93:44–50.

[9]   Slovak R, Ludwig JM, Gettinger SN, Herbst RS, Kim HS. Immuno-thermal ablations – boosting the anticancer immune response. J ImmunoTherapy Cancer. 2017;5:78.

[10] Giardino A, Innamorati G, Ugel S, Perbellini O, Girelli R, Frigerio I, Regi P, Scopelliti F, Butturini G, Paiella S, Bacchion M, Bassi C. Immunomodulation after radiofrequency ablation of locally advanced pancreatic cancer by monitoring the immune response in 10 patients. Pancreatology. 2017;17:962–6.

[11] Abdo J, Cornell DL, Mittal SK, Agrawal DK. Immunotherapy plus Cryotherapy: potential augmented abscopal effect for advanced cancers. Front Oncol. 2018;8:1–16.

[12] Takaki H, Cornelis F, Kako Y, Kobayashi K, Kamikonya N, Yamakado K. Thermal ablation and immunomodulation: from preclinical experiments to clinical trials. Diagn Interv Imaging. 2017;98:651–9.

[13] Chaudary S, Sun SY. Endoscopic ultrasound-guided radiofrequency ablation in gastroenterology: new horizons in search. World J Gastroenterol. 2017;23(27):4892–6.

[14] Paik WH, Lee SH, Jang S. Future perspectives on endoscopic ultrasonography-guided therapy for pancreatic neoplasm. Clin Endosc. 2018;51:229–34.

[15] Mele C, Brunani A, Damascelli B, Tichà V, Castello L, Aimaretti G, Scacchi M, Marzullo P. Non-

surgical ablative therapies for inoperable benign insulinoma. J Endocrinol Investig. 2018;41:153–62.

[16] Han J, Chang KJ. Endoscopic ultrasound-guided direct intervention for solid pancreatic tumors. Clin Endosc. 2017;50:126–37.

[17] Spechler SJ, Souza RF. Barrett's esophagus. N Engl J Med. 2014;371:836–45.

[18] European Association for the Study of the Liver, European Organisation for Research and Treatment of Cancer. EASL-EORTC clinical practice guidelines: management of hepatocellular carcinoma. J Hepatol. 2012;56:908–43.

[19] Laquière A, Boustière C, Leblanc S, et al. Safety and feasibility of endoscopic biliary radiofrequency ablation treatment of extrahepaticcholangiocarcinoma. Surg Endosc. 2016;30:1242–8.

[20] McCarty TR, Rustagi T. New indications for endoscopic radiofrequency ablation. Clin Gastroenterol Hepatol. 2018;16:1007–17.

[21] Ansari D, Kristoffersson S, Andersson R, et al. The role of irreversible electroporation (IRE) for locally advanced pancreatic cancer: a systematic review of safety and efficacy. Scand J Gastroenterol. 2017;52(11):1165–71.

[22] Månsson C, Nilsson A, Karlson BM. Severe complications with irreversible electroporation of the pancreas in the presence of a metallic stent: a warning of a procedure that never should be performed. Acta Radiol Short Rep. 2014;3:2047981614556409.

[23] Martin RC 2nd, McFarland K, Ellis S, et al. Irreversible electroporation therapy in the management of locally advanced pancreatic adenocarcinoma. J Am Coll Surg. 2012;215:361–9.

[24] Martin RC 2nd, McFarland K, Ellis S, et al. Irreversible electroporation therapy in the management of locally advanced pancreatic cancer: potential improved overall survival. Ann Surg Oncol. 2013;20(suppl 3):S443–9.

[25] Mukewar S, Muthusamy VR. Recents advances in therapeutic endosonography for cancer treatment. Gastrointest Endosc Clin N Am. 2017;27:657–80.

[26] Jiang T, Chai W. Endoscopic ultrasonography (EUS)-guided laser ablation (LA) of adrenal metastasis from pancreatic adenocarcinoma. Lasers Med Sci. 2018;33:1613–6.

[27] Saccomandi P, Lapergola A, Longo F, Schena E, Quero G. Thermal ablation of pancreatic cancer: a systematic review of clinical practice and pre-clinical studies. Int J Hyperth. 2018;35(1):398–418. https://doi.org/10.1080/02656736.2018.1506165.

[28] Stroszczynski C, Hosten N, Puls R, et al. Histopathological correlation to MRI findings during and after laser-induced thermotherapy in a pig pancreas model. Investig Radiol. 2001;36:413–21.

[29] Mocan L, Tabaran FA, Mocan T, et al. Selective ex-vivo photothermal ablation of human pancreatic cancer with albumin functionalized multiwalled carbon nanotubes. Int J Nanomedicine. 2011;6: 915–28.

[30] Guo Y, Zhang Z, Kim DH, et al. Photothermal ablation of pancreatic cancer cells with hybrid iron-oxide core gold-shell nanoparticles. Int J Nanomedicine. 2013;8:3437–46.

[31] Mocan T, Matea CT, Cojocaru I, et al. Photothermal treatment of human pancreatic cancer using PEGylated multi-walled carbon nanotubes induces apoptosis by triggering mitochondrial membrane depolarization mechanism. J Cancer. 2014;5:679.

[32] Bown SG, Rogowska AZ, Whitelaw DE, et al. Photodynamic therapy for cancer of the pancreas. Gut. 2002;50:549–57.

[33] Ierardi AM, Biondetti P, Coppola A, et al. Percutaneous microwave thermosphere ablation of pancreatic tumours. Gland Surg. 2018;7(2):59–66.

[34] Ryu M, et al. Therapeutic results of resection, transcatheter arterial embolization and percutaneous transhepatic ethanol injection in 3225 patients with hepatocellular carcinoma: a retrospective multicenter study. Jpn J Clin Oncol. 1997;27:251–7.

[35] Morhard R, Nief C, Barrero Castedo C, et al. Development of enhanced ethanol ablation as an alternative to surgery in treatment of superficial solid tumors. Sci Rep. 2017;7:8750.

[36] Lakhtakia S. Therapy of pancreatic neuroendocrine tumors: fine needle intervention including ethanol and radiofrequency ablation. Clin Endosc. 2017;50:546–51.

[37] Attili F, Boskoski I, Bove V, Familiari P, Costamagna G. EUS-guided radiofrequency ablation of a hepatocellular carcinoma of the liver. VideoGIE. 2018;3(5):149–50.

[38] DeWitt J, Mohamadnejad M. EUS-guided alcohol ablation of metastatic pelvic lymph nodes after endoscopic resection of polypoid rectal cancer: the need for long-term surveillance. Gastrointest Endosc. 2011;74(2):446–7.

[39] Paiella S, Salvia R, Ramera M, et al. Local ablative strategies for ductal pancreatic cancer (radiofrequency ablation, irreversible electroporation): a review. Gastroenterol Res Pract. 2016;2016:4508376.

[40] Chu KF, Dupuy DE. Thermal ablation of tumours: biological mechanisms and advances in therapy. Nat Rev Cancer. 2014;14:199–208.

[41] Nikfarjam M, Muralidharan V, Christophi C. Mechanisms of focal heat destruction of liver tumors. J Surg Res. 2005;127:208–23.

[42] Goldberg SN. Radiofrequency tumor ablation: principles and techniques. Eur J Ultrasound. 2001;13:129–47.

[43] Pereira PL, Trubenbach J, Schenk M, et al. Radiofrequency ablation: in vivo comparison of four commercially available devices in pig livers. Radiology. 2004;232:482–90.

[44] Zerbini A, Pilli M, Penna A, et al. Radiofrequency thermal ablation of hepatocellular carcinoma liver nodules can activate and enhance tumor-specific T-cell responses. Cancer Res. 2006;66:1139–46.

[45] Wright AS, Sampson LA, Warner TF, et al. Radiofrequency versus microwave ablation in a hepatic porcine model. Radiology. 2005;236:132–9.

[46] Girelli R, Frigerio I, Giardino A, et al. Results of 100 pancreatic radiofrequency ablations in the context of a multimodal strategy for stage III ductal adenocarcinoma. Langenbeck's Arch Surg. 2013;398:63–9.

[47] Spiliotis JD, Datsis AC, Michalopoulos NV, et al. Radiofrequency ablation combined with palliative surgery may prolong survival of patients with advanced cancer of the pancreas. Langenbecks Arch Surg. 2007;392(1):55–60.

[48] Carrara S, Petrone MC, Testoni PA, et al. Tumors and new endoscopic ultrasound-guided therapies. World J Gastrointest Endosc. 2013;5:141–7.

[49] Goldberg SN, Mallery S, Gazelle GS, et al. EUS-guided radiofrequency ablation in the pancreas: results in a porcine model. Gastrointest Endosc. 1999;50:392–401.

[50] Kim HJ, Seo DW, Hassanuddin A, et al. EUS-guided radiofrequency ablation of the porcine pancreas. Gastrointest Endosc. 2012;76:1039–43.

[51] Song TJ, Seo DW, Lakhtakia S, et al. Initial experience of EUS-guided radiofrequency ablation of unresectable pancreatic cancer. Gastrointest Endosc. 2016;83:440–3.

[52] Lakhtakia S, Ramchandani M, Galasso D, et al. EUS-guided radiofrequency ablation for management of pancreatic insulinoma by using a novel needle electrode (with videos). Gastrointest Endosc. 2016;83:234–9.

[53] Armellini E, Crinò SF, Ballarè M, et al. Endoscopic ultrasound-guided radiofrequency ablation of a pancreatic neuroendocrine tumor. Endoscopy. 2015;47(Suppl 1):E600–1.

[54] Crinò SF, D'Onofrio M, Bernardoni L, et al. EUS-guided Radiofrequency Ablation (EUS-RFA) of solid pancreatic neoplasm using an 18-gauge needle electrode: feasibility, safety, and technical success. J Gastrointestin Liver Dis. 2018;27:67–72.

[55] Scopelliti F, Pea A, Conigliaro R, et al. Technique, safety, and feasibility of EUS-guided radiofrequency ablation in unresectable pancreatic cancer. Surg Endosc. 2018;32:4022–8.

[56] Choi JH, Seo DW, Song TJ, et al. Endoscopic ultrasound-guided radiofrequency ablation for management of benign solid pancreatic tumors. Endoscopy. 2018;50(11):1099–104.

[57] Gaidhane M, Smith I, Ellen K, et al. Endoscopic Ultrasound-Guided Radiofrequency Ablation (EUS-RFA) of the pancreas in a porcine model. Gastroenterol Res Pract. 2012;2012:431451.

[58] Wang DJZ, Lei W, Leung JW, Li Z. Endoscopic ultrasound guided radiofrequency ablation for the treatment of advanced pancreatic carcinoma. Gastrointest Endosc. 2013;77(5S):AB414.

[59] Pai M, Habib N, Senturk H, et al. Endoscopic ultrasound guided radiofrequency ablation, for pancreatic cystic neoplasms and neuroendocrine tumors. World J Gastrointest Surg. 2015;7:52–9.

[60] Goyal D, Cen P, Wray CJ, et al. Feasibility, safety and efficacy of endoscopic ultrasound (EUS) guided radiofrequency ablation (RFA) of pancreatic lesions: single Center US experience. Gastrointest Endosc. 2017;85(5S):AB144.

[61] Malikowski T, Gleeson FC, Block M, et al. Endoscopic ultrasound guided radiofrequency ablation (EUS-RFA): initial assessment of safety and efficacy. Gastrintest Endosc. 2017;85(5S):AB484.

[62] Van Goethem BERK, Kirpensteijn J. Monopolar versus bipolar electrocoagulation in canine laparoscopic ovariectomy: a non-randomized, prospective, clinical trial. Vet Surg. 2003;32:464–70.

[63] Lee JM, Han JK, Choi SH, Kim SH, Lee JY, Shin KS, Han CJ, Choi BI. Comparison of renal ablation with monopolar radiofrequency and hypertonic-saline-augmented bipolar radiofrequency: in vitro and in vivo experimental studies. AJR Am J Roentgenol. 2005;184:897–905.

[64] Carrara S, Arcidiacono PG, Albarello L, Addis A, Enderle MD, Boemo C, Neugebauer A, Campagnol M, Doglioni C, Testoni PA. Endoscopic ultrasound–guided application of a new internally gas–cooled radiofrequency ablation probe in the liver and spleen of an animal model: a preliminary study. Endoscopy. 2008;40:759–63.

[65] Carrara S, Arcidiacono PG, Albarello L, Addis A, Enderle MD, Boemo C, Campagnol M, Ambrosi A, Doglioni C, Testoni PA. Endoscopic ultrasound-guided application of a new hybrid cryotherm probe in porcine pancreas: a preliminary study. Endoscopy. 2008;40:321–6.

[66] Petrone MC, Arcidiacono PG, Carrara S, Albarello L, Enderle MD, Neugebauer A, Boemo C, Doglioni C, Testoni PA. US-guided application of a new hybrid probe in human pancreatic adenocarcinoma: an ex vivo study. Gastrointest Endosc. 2010 Jun;71(7):1294–7. https://doi.org/10.1016/j.gie.2010.02.014.

[67] Arcidiacono PG, Carrara S, Reni M, Petrone MC, Cappio S, Balzano G, Boemo C, Cereda S, Nicoletti R, Enderle MD, et al. Feasibility and safety of EUS-guided cryothermal ablation in patients with locally advanced pancreatic cancer. Gastrointest Endosc. 2012;76:1142–51.

[68] Petrone MC, Testoni SGG, Cava M, Dabizzi E, Linzenbold W, Enderle M, De Cobelli F, Gusmini S, Reni M, Falconi M, Arcidiacono PG. Endoscopic ultrasound-guided HybridTherm ablation in patients with stage III pancreatic ductal adenocarcinoma: prospective single center cohort study. United Eur Gastroenterol J. 2017;3(5S):A377.

[69] Dabizzi E, Testoni SGG, Barbera M, Linzenbold W, Petrone M, Enderle M, De Cobelli F, Nicoletti R, Gusmini S, Rossi G, Traini M, Mariani A, Arcidiacono PG. EUS-guided Cryotherm ablation of Stage III pancreatic adenocarcinoma: a preliminary radiological perspective. Gastrointest Endosc. 2018;87(6):AB84.

[70] Liu P, Ren X, Xu LX. Alternate Cooling and Heating Thermal Physical Treatment: An Effective Strategy Against MDSCs in 4T1 Mouse Mammary Carcinoma. In: ASME 2012 Summer

Bioengineering Conference; 2012: American Society of Mechanical Engineers. Bioengineering Division: Fajardo, Puerto Rico, USA; 2012. pp. 937–938.

[71] Xue T, Liu P, Zhou Y, Liu K, Yang L, Moritz RL, Yan W, Xu LX. Interleukin-6 induced "Acute" phenotypic microenvironment promotes Th1 anti-tumor immunity in cryo-thermal therapy revealed by shotgun and parallel reaction monitoring proteomics. Theranostics. 2016;6(6):773–94.

[72] Zhu J, Zhang Y, Zhang A, He K, Liu P, Xu LX. Cryo-thermal therapy elicits potent anti-tumor immunity by inducing extracellular Hsp70-dependent MDSC differentiation. Sci Rep. 2016;6:27136.

[73] He K, Liu P, Xu LX. The cryo-thermal therapy eradicated melanoma in mice by eliciting CD4[+] T-cell-mediated antitumor memory immune response. Cell Death Dis. 2017;8(3):e2703.

[74] Liu K, He K, Xue T, Liu P, Xu LX. The cryo-thermal therapy-induced IL-6-rich acute pro-inflammatory response promoted DCs phenotypic maturation as the prerequisite to CD4+ T cell differentiation. Int J Hyperth. 2018;34(3):261–72.

[75] Esser AT, Smith KC, Gowrishankar TR, et al. Towards solid tumor treatment by irreversible electroporation: intrinsic redistribution of fields and currents in tissue. Technol Cancer Res Treat. 2007;6:261–74.

[76] Al-Sakere B, Andre F, Bernat C, et al. Tumor ablation with irreversible electroporation. PLoS One. 2007;2:e1135.

[77] Hong Y, Rice J, Sharma D, Martin RCG II. The use of IRE in multi-modality treatment for oligometastatic pancreatic cancer. Am J Surg. 2018;216:106–10.

[78] Lee JM, Choi HS, Chun HJ, et al. EUS-guided irreversible electroporation using endoscopic needle-electrode in porcine pancreas. Surg Endosc. 2018;33(2):658–62. https://doi.org/10.1007/s00464-018-6425-4.

[79] Dabizzi E, Arcidiacono PG. EUS-guided solid pancreatic tumor ablation. Endosc Ultrasound. 2017 Dec;6(Suppl 3):S90–4.

[80] Di Matteo FM, Saccomandi P, Martino M, et al. Feasibility of EUS-guided Nd:YAG laser ablation of unresectable pancreatic adenocarcinoma. Gastrointest Endosc. 2018;88(1):168–174.e1.

[81] Di Matteo F, Picconi F, Martino M, Pandolfi M, Pacella CM, Schena E, Costamagna G. Endoscopic ultrasound-guided Nd:YAG laser ablation of recurrent pancreatic neuroendocrine tumor: a promising revolution? Endoscopy. 2014;46(Suppl 1):E380–1.

[82] Lakhtakia S, Seo DW. Endoscopic ultrasonography-guided tumor ablation. Dig Endosc. 2017;29(4):486–94.

[83] Lee HH, Choi MG, Hasan T. Application of photonic tumor therapy in gastrointestinal disorders: an outdated or re-emerging technique? Korean J Intern Med. 2017;32(1):1–10.

[84] Wei H, Wang F, Wang Y, et al. Verteporfin suppresses cell survival, angiogenesis and vasculogenic

mimicry of pancreatic ductal adenocarcinoma via disrupting the YAP-TEAD complex. Cancer Sci. 2017;108(3):478–87.

[85] Celli JP, Solban N, Liang A, et al. Verteporfin-based photonic tumor therapy overcomes gemcitabine insensitivity in a panel of pancreatic cancer cell lines. Lasers Surg Med. 2011;43(7):565–74.

[86] DeWitt JM, Sandrasegaran K, O'Neil B, et al. Phase 1 study of EUS-guided photodynamic therapy for locally advanced pancreatic cancer. Gastrointest Endosc. 2018;89(2):390–8. pii: S0016-5107(18)33033-5.

[87] Li T, Khokhlova T, Wang YN, Maloney E, D'Andrea S, Starr F, Farr N, Morrison K, Keilman G, Hwang JH. Endoscopic high-intensity focused US: technical aspects and studies in an in vivo porcine model. Gastrointest Endosc. 2015;81(5):1243–50.

[88] Aslanian H, Salem RR, Marginean C, et al. EUS-guided ethanol injection of normal porcine pancreas: a pilot study. Gastrointest Endosc. 2005;62:723–7.

[89] Facciorusso A, Di Maso M, Serviddio G, et al. Echoendoscopic ethanol ablation of tumor combined with celiac plexus neurolysis in patients with pancreatic adenocarcinoma. J Gastroenterol Hepatol. 2017;32(2):439–45.

第 11 章　超声内镜引导下胰腺囊性病变消融术

EUS–Guided Pancreatic Cyst Ablation

Kristopher Philogene　　William R. Brugge　**著**

蒋　斐　**译**

王凯旋　金震东　**校**

内容要点

- 由于医学影像学检查技术的发展及临床应用的日益广泛，随着胰腺囊性病变检出率不断增高，其已成为一种越来越常见的疾病，健康体检人群通过 CT 及 MRI 发现胰腺囊性病变的比例分别＞2.6% 及＞13.5%。
- 多项研究表明，超声内镜（EUS）引导下无水乙醇消融治疗胰腺囊性病变是安全的。
- 无水乙醇具有成本低、适用范围广、黏度低等优点，是目前应用最广泛的囊性病变消融药物。
- 消融治疗只适用于部分胰腺囊性病变患者，消融过程中需尽量避免与治疗相关的并发症，因此对于消融治疗的选择需慎重权衡利弊。

一、概述

随着医学影像学检查技术的发展及临床应用的日益广泛，胰腺囊性病变已成为一种临床发病率逐渐上升的疾病，分别有＞2.6% 及＞13.5% 的健康体检者经 CT 及 MRI 检出了胰腺囊性病变[1, 2]。胰腺囊性病变的组织病理类型各异，需引起足够重视的是，有些类型的囊性病变会发生恶变。黏液性囊腺瘤（MCN）及导管内乳头状黏液瘤（IPMN）曾被认为是癌前病变。对于胰腺囊性病变的组织学病理分析，最重要的是明确其恶性潜能及辨别其良恶性[3]。既往曾通过 CEA、CA19-9 等肿瘤指标来鉴别胰腺良恶性囊性病变，但现已证实其实用性有限。即使完善了包括囊性病灶穿刺和囊液检测等许多检测项目，胰腺囊性病变的诊断仍然非常困难。Chiaro 等[4]研究发现，8.5% 的胰腺囊性病变的术前诊断与术后病理学检查结果不符，这部分患者可能因术前诊断有误而接受了外科手术，虽然外科手术的死亡率低于 1%，但手术并发症发生率高达 18%，其中胰瘘是最常见的术后并发症。全胰切除术后 90 天内患者死亡率高达 7%[5-6]。由于外科手术的风险，临床选择手术切除或随访是一个需要权衡的决定。

对于胰腺囊性病变患者的治疗，尤其是诊断不明的患者，一部分仅需要随访，而另一部分则需要手术切除。因此，对于胰腺囊性病变患者，目前需要一种更加安全、有效的治疗方法，以降低手术干预率及手术相关并发症的发生风险。针对囊液的 EUS 引导下细针抽吸（FNA）是一种广泛应用的胰腺囊性病变分析及鉴别诊断技术。通过 EUS 引导下 FNA，对胰腺囊性病变的处理可以很快从诊断转变为治疗。目前已经开展了有关 EUS 引导下无水乙醇（及其他消融药物）消融治疗胰腺囊性病变的研究。多项研究表明，在 EUS 引导下注射无水乙醇可安全地进行消融，且并发症少。EUS 引导下无水乙醇消融技术及使用其他化学药物作为消融剂的消融术已成功用于全身多个部位肿瘤及囊肿的治疗（如胰岛素瘤、胰腺癌、甲状腺结节及脾、肝、肾囊肿）[7-13]。有研究显示，EUS 引导下的胰腺囊性病变消融可作为一项颇有前景的外科手术替代疗法，研究热点主要集中在无水乙醇注射及紫杉醇与无水乙醇联合注射的应用上。本章将回顾总结 EUS 引导下无水乙醇消融或使用其他药物进行消融对胰腺囊性病变的应用价值，分析消融的有效性及安全性，并展望这种治疗方式的应用前景。

二、超声内镜引导下胰腺囊性病变消融治疗的注意事项

评估胰腺囊性病变内部结构所需的设备必须要能够用于确定病变内间隔的数量及肿块或结节及囊壁的厚度，因为这些都是囊性病变形态学研究的要素；此外，据此还可确定哪些囊性病变适用消融治疗。传统的 EUS 为环扫成像，可用于分析囊性病变的结构。另一种方法是使用带有 7.5MHz 换能器的线阵 EUS。两者均可实现高分辨率成像。然而，只有线阵列 EUS 能通过胃窦或十二指肠路径，使用 22G 针进行穿刺。在注射无水乙醇等消融药物前，可先从囊性病变中抽出囊液进行检验。然后，在囊性病变中注射与抽出囊液量相当的消融药物（图 11-1）。对囊性病变用消融药物灌洗3～5min 后，应尝试从病变中尽可能多地将消融药物抽回。如需在病变内注射消融药物后再注射化疗药物，则应将化疗药物保留在囊腔内，总注射量不得超过抽出的囊液量。囊壁内渗漏或实质损伤

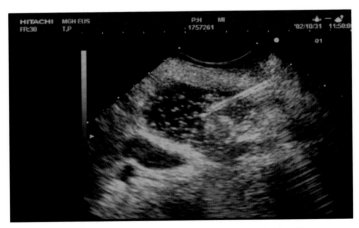

▲ 图 11-11　无水乙醇灌洗，线阵超声内镜图像

可能是该治疗方法的并发症，为尽量避免这种情况，注射及抽吸过程中针尖应稳定保持在囊腔内。注射及灌洗完成后，从囊腔中拔出穿刺针。

三、无水乙醇联合紫杉醇治疗胰腺囊性病变

无水乙醇具有成本低、可利用性广、黏度低等优点，是目前应用最广泛的囊性病变消融剂。如囊液的黏性不高，注射无水乙醇及进行灌洗在技术上是很容易实现的。无水乙醇已被用于肝囊肿的消融治疗，其有效性主要体现在无水乙醇可溶解细胞膜并促使蛋白变性及引起血管栓塞方面[14-15]。

紫杉醇是常用的化疗药物，其作用机制是通过与微管蛋白 β 亚基结合，稳定微管，抑制正常的有丝分裂纺锤体形成[16]。与无水乙醇不同，紫杉醇是一种疏水性的黏性物质，有利于减少囊腔内渗漏的风险。然而，由于紫杉醇及蓖麻油（共溶剂）的高黏度，需要在注射前用 0.9% 生理盐水按照 1∶1 进行稀释。紫杉醇的另一种使用方法是与聚合胶束联用，这种胶束黏性较小，无须稀释即可给药[17]。

四、超声内镜引导下消融治疗后胰腺囊性病变的特征

胰腺囊性病变的形态学表现是决定是否行注射及消融术的一个关键因素，同时也能更准确地指导消融术的运用以对胰腺囊性病变进行质量控制。病变大小是 EUS 引导消融术后囊性病变是否完全缓解的重要决定因素。病变直径＜ 35mm 则可预测消融后囊性病变能够达到完全缓解，病变分房及间隔的数目也是预测胰腺囊性病变消融疗效的关键因素。对于单房或有 2 或 3 个房的病变，很可能通过一针穿刺就达到成功消融；而对于有＞ 3 个房的病变则需要两针甚至更多次穿刺进行消融[18]。如有囊腔有间隔，穿刺针可刺入间隔，然而有时通过超声内镜无法看到所有的囊腔。分隔上的气泡回声及分房的塌陷是穿刺针穿透分隔，消融药物有效分布的标志。囊腔内某个分房未塌陷或消失则表明治疗不充分或治疗失败。应注意穿刺针的角度，以便通过最少的穿刺最大限度地提高消融疗效。因为随着穿刺针数的增加，治疗相关并发症的发生风险也会增高。对于与胰管相通的病变，消融后有可能引起相关的胰腺炎，这是此类囊性病变的消融并发症之一[17]。反复灌洗及注射也会导致流出道的形成并影响消融的效果，这是因为减少了消融药物与病变的接触时间。由于穿刺的固有风险，术者应当减少多次穿刺及反复灌洗，且每针穿刺时均应小心操作。

在注射消融药物前，最好将原先的囊腔抽吸干净，这有利于增加消融剂与病变的接触面积，增强消融的疗效。在使用其他消融 / 化疗药物之前，使用无水乙醇可能会降低胰腺囊性病变中黏蛋白的黏性，从而促进消融药物在囊腔内播散。

五、胰腺囊性病变消融安全性

采用任何治疗方法前，必须先权衡治疗方案的安全性，尤其是寻找一种既可避免手术，又可获得满意疗效的消融治疗方案。目前已有一些临床试验涉及了消融相关的并发症。大多数并发症是自限性及轻度的，腹痛是最常见的并发症，胰腺炎作为并发症也有报道。然而，一些研究表明，胰腺炎是一种罕见的囊性病变消融后并发症，仅发生在 10% 的囊性病变消融患者中[19]。

门静脉血栓形成是另一种罕见的并发症，曾有研究报道 1 例 68 岁的女性患者接受第二次胰腺囊性病变消融后，经 CT 检查发现门静脉血栓。门静脉血栓形成可能发生在局部炎症中（如胰腺炎及憩室炎）。EUS 引导下胰腺囊性病变消融可诱导囊腔内壁产生炎症反应，继而发展为病变上皮层萎缩（图 11-2）。然而，由于这种现象，病变消融可导致病变周围及囊腔内的广泛炎症，进而发展为胰腺炎甚至门静脉血栓。脾静脉闭塞是囊性病变消融的另一罕见并发症，在一项前瞻性双盲随机对照试验中，报道了 1 例消融相关脾静脉闭塞病例[19]。病变中的任何消融药物发生渗漏都会引起炎症，并可能扩散至附近的血管，导致门静脉血栓形成[20]。一项涉及 52 例接受 EUS 引导下消融的患者的研究，其结果也显示出脾静脉闭塞为罕见的并发症，其中仅 1 例患者发生脾静脉闭塞伴侧支形成[17]。

如使用化疗药物对囊性病变进行注射消融，则存在引起全身受累的风险。有研究报道[21]，在一个由 10 例患者组成的病例组中，患者均接受无水乙醇联合紫杉醇治疗，实验室检查患者血浆紫杉醇浓度几乎无法测出，且很少引起任何并发症，让我们较为放心的是局部使用紫杉醇不会引起全身反应。然而，该结论尚值得深究。

近年研究显示，尽管 EUS 引导下胰腺囊性病变消融的风险较小，但仍会发生一些并发症。长期以来，普遍认为使用无水乙醇作为消融药物会导致更严重的消融并发症（胰腺炎、脾静脉闭塞等），这被认为是无水乙醇外渗或无水乙醇对胰腺实质及其周围组织的炎症反应引起的[22]。良性囊

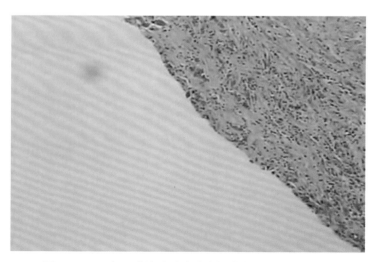

▲ 图 11-2　无水乙醇消融后胰腺囊性病变内皮组织病理表现

性病变的消融也存在发生并发症的风险。囊液分析有助于治疗策略的选择，但有部分患者尽管进行了囊液分析，仍无法确定囊性病变的分型。

对胰腺囊性病变患者进行随访监测，这对于不适合手术的患者来说是一个可接受的选择。然而，终身随访是一项耗时、经济负担沉重的工作，对随访的患者来说也是一项特殊的挑战，尤其是年老后确诊为胰腺囊性病变的患者。囊性病变消融术对于那些不适合外科手术的患者来说是一个合理的选择，能够促进对潜在癌变病灶的早期管理。考虑到其低风险和高疗效，使用 EUS 引导下囊性病变消融术来根除癌前病变，被认为是一种合理的治疗方法。

六、超声内镜引导下胰腺囊性病变消融的研究数据

自 2005 年首个采用无水乙醇作为消融药物治疗胰腺囊性病变的临床试验开展以来，后续又有多项研究将紫杉醇作为消融药物，目前已有多项类似的研究。最初的临床研究将无水乙醇作为消融药物，消融后对患者进行 6～12 个月随访，结果显示 23 例患者中有 35%（8/23）的患者在无水乙醇消融后胰腺囊性病变完全消失（图 11-3）[23]。然而，所有有分隔的囊性病变均未缓解，且有 5 例患者接受了手术治疗，术后病理证实为黏液性囊腺瘤（MCN）[23]。在一项回顾性研究中，收集了来自 2 个三级医疗机构的 13 例胰腺囊性病变患者，均接受 EUS 引导下无水乙醇消融治疗，其中 11 例消融后达到完全缓解。在这项研究中，平均随访时间为 26 个月 [24]。在 EUS 引导下囊性病变消融的临床试验中，有一项研究纳入了 91 例未分类的胰腺囊性病变患者，是目前入组患者最多的研究，同时也是随访时间最长的研究。该研究发现，EUS 引导下消融治疗对于 MCN 患者的治愈率为 50%，导管内乳头状黏液瘤（IPMN）患者的治愈率为 11%，这种明显的差异可能归因于囊性病变与胰管的沟通降低了无水乙醇消融的疗效 [4]。

紫杉醇是一种可用于治疗多种恶性肿瘤的化疗药物，其疗效已得到验证。有研究表明，将紫杉醇与无水乙醇消融相结合可提高胰腺囊性病变的消融疗效。无水乙醇消融的作用机制在于破坏囊性病变本身的上皮层，这种破坏使得紫杉醇可更容易地通过受损的上皮层扩散，通过恶性细胞的凋亡，达到更好的消融效果。在一项涉及 14 例接受无水乙醇联合紫杉醇治疗的临床研究显示，14 例

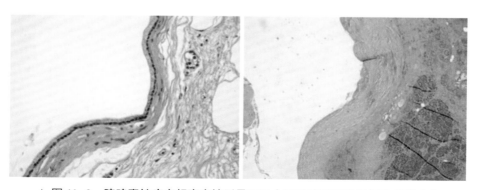

▲ 图 11-3　胰腺囊性病变超声内镜引导下无水乙醇消融后的组织病理学改变

患者中有 11 例在 6 个月内达到完全缓解，而单纯进行无水乙醇消融的缓解率只有 36%（5/14），表明在无水乙醇联合紫杉醇治疗时两者有协同作用[25]。另一项涉及 52 例患者的研究也表明，62%（32/52）的患者达到了完全缓解。体积较小的囊性病变治愈率较高，而这一结论在其他研究中也得到了证实[17]。

目前也有学者认为应当弃用无水乙醇作为囊性病变消融药物，因为囊性病变消融相关并发症的主要原因是使用无水乙醇，而非消融技术本身。CHARM 试验是一项前瞻性随机试验，对 10 例确诊为黏液囊腺瘤的患者进行双盲初步研究。该研究中，将接受无水乙醇序贯紫杉醇及吉西他滨联合治疗的患者与接受生理盐水序贯紫杉醇及吉西他滨联合治疗的患者分别作为一组，术后 6 个月及 12 个月随访时，生理盐水组均有 67% 的患者达到了完全缓解，无水乙醇组的完全缓解率分别为50% 及 75%。这项研究显示很重要的一点：囊性病变的有效消融，可能并不一定需要无水乙醇[26]。一项单中心、前瞻性、双盲临床试验纳入了 39 例黏液性胰腺囊性病变患者，这些患者被分为两组，对其中一组在紫杉醇和吉西他滨治疗前先使用生理盐水灌洗，另一组则使用无水乙醇代替生理盐水灌洗。生理盐水组有 67% 的患者病变达到完全缓解，而在无水乙醇组中则为 61%。该研究中，对两组患者的并发症也进行了比较，结果显示无水乙醇组有 6% 的患者发生了严重的并发症（如胰腺炎），22% 的患者出现轻微的并发症（如轻度腹痛），而生理盐水组中无并发症发生[27]。以上研究结果表明，为减少 EUS 引导下囊性病变消融相关并发症，弃用无水乙醇而选用其他消融药物是一个可行的选择，有利于提高治疗的安全性（图 11-4）。

胰腺囊性病变的分隔是影响囊性病变消融效果的重要形态学因素。一项涉及 10 例分隔性囊性病变患者的研究显示，60% 的病变经 EUS 引导下消融治疗后达到完全缓解，与既往研究报道相符；无水乙醇联合紫杉醇治疗对 2 例患者显示出初步疗效，但术后 12 个月随访发现这 2 例患者的囊性病变复发。这种现象被认为是由于囊腔分房中残留的黏液上皮再生引起的，这一点也已被组织病理学证实[28]。因此，在筛选患者时需要考虑囊性病变形态学的差异，特别是那些有间隔的病变，以改

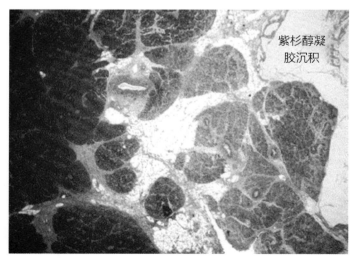

紫杉醇凝胶沉积

▲ 图 11-4　在胰腺囊性病变内注射紫杉醇胶后的组织病理学改变

善 EUS 引导下囊性病变消融患者的预后。

既往研究表明，胰腺囊性病变 EUS 引导下消融治疗的短期疗效是相当理想的，但其长期疗效仍不明确，需要进一步研究加以证实。一项单中心前瞻性研究显示，164 例接受无水乙醇联合紫杉醇治疗的胰腺囊性病变患者中，72.2% 的患者达到了完全缓解，仅有 2 例在 72 个月的中位随访其中出现囊性病变复发，表明 EUS 引导下囊性病变消融可能是一种有效、持久且能够替代手术的治疗方法，因此对于这项技术进行大样本、时间长随访的深入研究十分重要[29]。

充分利用第二针道也可提高胰腺囊性病变消融的有效率。当评估哪些囊性病变适合消融时，通常会选择有 6 个或 6 个以下囊腔的病变，因为有囊内间隔会阻止消融剂有效地播散到囊腔内。为了减少遗漏病变内分房的风险，可能需要在不同的角度进行多针穿刺。在一组 13 例疑似 IPMN 的病例中，38% 的患者经过两次穿刺及灌洗，复查 CT 或 MRI 发现病灶达到了完全缓解，而仅一次穿刺及灌洗的患者中无病灶完全缓解者。该研究结果提示，应根据囊性病变的形态选择需要灌洗的次数，以便使囊性病变上皮可以更充分地与消融药物接触，从而提高病变消融率[18]。然而，多针穿刺风险高，且可能增加囊性病变消融相关的并发症发生率，在同一治疗病例中进行第二针穿刺时应小心谨慎[30]。

七、进行超声内镜引导下囊性病变消融的时机

目前 EUS 引导下的胰腺囊性病变消融仍处于研究的早期阶段，因此临床仅选择性地针对一部分患者进行治疗，且在治疗前需充分权衡此治疗策略的利弊。理想的消融对象：随访过程中病变增大，病变直径 2~3.5cm 且为单房或少房，影像学检查显示病变与胰管不连通，外科手术风险高和（或）患者不愿接受手术治疗，以及需通过 EUS-FNA 来分型的囊性病变[29]。需要通过多学科讨论来选择治疗策略（治疗策略包括 EUS 引导下消融术、外科介入治疗或终身随访）。在技术上，黏液性囊肿也是理想的消融对象，但这种病变可通过腹腔镜行胰尾切除术来治疗，且手术死亡率低，切除后复发的风险也相对较小，并不一定选择消融治疗[31]。目前对于胰腺囊性病变尚需进一步研究，是否只有手术或病变切除术才是唯一可行的治疗方法仍存在争议。

八、胰腺囊性病变消融治疗的前景

EUS 引导下囊性病变消融术是一种极具潜力的外科手术的替代疗法，且无外科手术相关的风险。然而，必须先让外科医师、肿瘤科医师、医疗机构及主管部门认同消化内科医师使用所需的化疗药治疗胰腺囊性病变，接受消融术作为外科手术的替代方法。此外，还需认同胃肠科医师使用化疗治疗胰腺囊性病变，并且将 EUS 引导下消融术作为一种合理的、广泛应用的外科替代疗法[31]。

目前，一些提高消融疗效的改进手段正在研究中，例如对分隔囊性病变进行第二针穿刺、对于难治性的较大囊性病变、在消融过程中通过维持无水乙醇浓度，以及开发一些缓慢释放的消融剂

来提高消融的疗效[32]。对于囊性病变消融患者术后的长期随访也需要做进一步的研究，尤其是在目前尚无常规的影像学检查能够准确无误地反映病灶消融有效性的情况下（图 11-5）。临床一部分患者在接受无水乙醇联合紫杉醇治疗后又接受了外科手术，术后病理发现至少有 50% 的胰腺囊性病变内皮是完整的，表明这些患者在消融治疗后仍有进展为恶性肿瘤的风险，在选择 EUS 引导下消融及 MRCP 监测的患者时，应考虑到这种风险，特别是对于病变本身存在高危恶性潜能的患者（图 11-6）[33]。

目前正在研究其他的消融治疗方法，以期能够替代 EUS 引导下无水乙醇消融治疗。RFA 是一种被广泛研究的抗肿瘤疗法，对肝细胞癌及增生异常的食管有效，其作用机制是通过局部热诱导引发凝固性坏死。这项技术也应用于胰腺癌，取得了令人瞩目的成果。然而，RFA 术后并发症发生率高，部分原因是热损伤对病灶周围实质产生了影响。与周围有相对保护性实质的肝脏肿瘤不同，胰腺肿瘤通常包裹远端胆管及周围血管。这项技术可避免胰腺的重要结构受到热损伤而造成严重后果。有多项研究表明，RFA 术是一种可行的、安全的治疗方法，但仍需今后进一步研究[34-36]。另外需要考虑的一个问题是，RFA 治疗所需的总体费用及专业知识。目前，研究人员正在设计一种新型 EUS 针头，其可连接至多种标准高频电设备，这将有助于降低购买新设备的成本，并节约进行相关培训的成本[37]。

近距离放射治疗是一种将放射源植入恶性组织内或邻近组织的放射疗法。近距离放射治疗已被用于治疗几种局灶性癌症。然而，其在胰腺癌中的应用仍在研究当中。在一项对 15 例胰腺癌患者进行近距离放射治疗的临床试验中，一些患者的疼痛至少在有限的时间内得到了缓解。然而，总死亡率仍保持不变，有 3 例患者术后发生了胰腺炎及假性囊肿。使用光敏剂光卟啉的 PDT 治疗也被

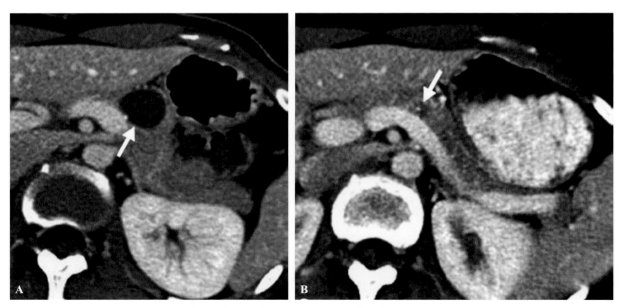

▲ 图 11-5　超声内镜引导下胰腺囊性病变消融前后 CT 图像
CT 显示胰腺囊性病变的位置（A），治疗后胰腺囊性病变 CT 表现（B）

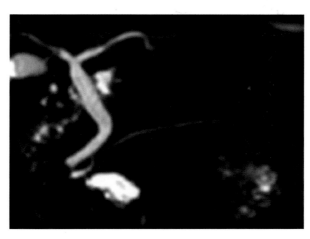

▲ 图 11-6　磁共振胰胆管造影显示胰腺钩突部的分支导管内乳头状黏液瘤

证明是一种有效的肿瘤治疗方法，且其有效性并已在有关猪的肝脏、胰腺、脾脏及肾脏的相关实验中得到证实。HIFU 消融也是一种很有前景的治疗方法，已被应用于多种良恶性肿瘤的无创、微创消融治疗。HIFU 通过将超声能量传递至肿瘤组织，产生热能，最终导致恶性组织变性。HIFU 对胰腺癌患者具有姑息治疗作用，也可用于减轻无法手术的胰腺癌患者的疼痛症状 [38]。

参 考 文 献

[1] Levy A. Prevalence of unsuspected pancreatic cysts on MDCT. Yearb Diagn Radiol. 2009;2009:273–4.

[2] Sekhar A, Lee KS, Brown A, Pedrosa I. Prevalence of incidental pancreatic cysts in the adult population on MR imaging. Pancreas. 2008;37(4):495.

[3] Bhutani M, Jana T, Shroff J. Pancreatic cystic neoplasms: review of current knowledge, diagnostic challenges, and management options. J Carcinogenesis. 2015;14(1):3.

[4] Park JK, Song BJ, Ryu JK, Paik WH, Park JM, Kim J, et al. Clinical outcomes of endoscopic ultrasonography-guided pancreatic cyst ablation. Pancreas. 2016;45:889–94.

[5] Ferrone CR. Current trends in pancreatic cystic neoplasms. Arch Surg. 2009;144:448–54.

[6] Gerry JM, Poultsides GA. Surgical management of pancreatic cysts: a shifting paradigm toward selective resection. Dig Dis Sci. 2017;62(7):1816–26.

[7] Qin S, Lu X-P, Jiang H-X. EUS-guided ethanol ablation of insulinomas. Medicine. 2014;93:e85.

[8] Larssen TB, Viste A, Horn A, Haldorsen IS, Espeland A. Single-session alcohol sclerotherapy of symptomatic liver cysts using 10–20 min of ethanol exposure: no recurrence at 2–16 years of follow-up. Abdom Radiol. 2016;41(9):1776–81.

[9]   Basu N, Dutta D, Maisnam I, Basu S, Ghosh S, Chowdhury S, et al. Percutaneous ethanol ablation in managing predominantly cystic thyroid nodules: an eastern India perspective. Indian J Endocrinol Metab. 2014;18:662–8.

[10]   Yang X, Yu J, Liang P, Yu X, Cheng Z, Han Z, et al. Ultrasound-guided percutaneous ethanol ablation for primary non-parasitic splenic cysts in 15 patients. Abdom Radiol. 2016;41(3):538–44.

[11]   Chang KJ, Nguyen PT, Thompson JA, Kurosaki TT, Casey LR, Leung EC, et al. Phase I clinical trial of allogeneic mixed lymphocyte culture (cytoimplant) delivered by endoscopic ultrasound guided fine-needle injection in patients with advanced pancreatic carcinoma. Cancer. 2000;88(6):1325–35.

[12]   Hecht JR, Bedford R, Abruzzese JL, Lahoti S, Reid TR, Soetikno RM, et al. A phase I/II trial of intratumoral endoscopic ultrasound injection of ONYX-015 with intravenous gemcitabine in unresectable pancreatic carcinoma. Clin Cancer Res. 2003;9(2):555–61.

[13]   Chang KJ, Lee JG, Holcombe RF, Kuo J, Muthusamy R, Wu ML. Endoscopic ultrasound delivery of an antitumor agent to treat a case of pancreatic cancer. Nat Clin Pract Gastroenterol Hepatol. 2008;5(2):107–11.

[14]   Bean WJ, Rodan BA. Hepatic cysts: treatment with alcohol. Am J Roentgenol. 1985;144:237–41.

[15]   Gelczer RK, Charboneau JW, Hussain S, Brown DL. Complications of percutaneous ethanol ablation. J Ultrasound Med. 1998;17(8):531–3.

[16]   Rowinsky EK, Donehower RC. Paclitaxel (taxol). N Engl J Med. 1995;332:1004–14.

[17]   Oh HC, Seo DW, Song TJ, Moon SH, Park DH, Soo LS, et al. Endoscopic ultrasonography-guided ethanol lavage with paclitaxel injection treats patients with pancreatic cysts. Gastroenterology. 2011;140:172–9.

[18]   Dimaio CJ, Dewitt JM, Brugge WR. Ablation of pancreatic cystic lesions: the use of multiple endoscopic ultrasound-guided ethanol lavage sessions. Pancreas. 2011;40:664–8.

[19]   Seo D-W, Cho M-K, Choi J-H. Endoscopic ultrasound-guided ablation therapy for pancreatic cysts. Endosc Ultrasound. 2015;4(4):293.

[20]   Oh H-C, Seo DW, Kim SC. Portal vein thrombosis after EUS-guided pancreatic cyst ablation. Dig Dis Sci. 2012;57(7):1965–7.

[21]   Oh H-C, Seo DW, Kim S-H, Min B, Kim J. Systemic effect of endoscopic ultrasonography-guided pancreatic cyst ablation with ethanol and paclitaxel. Dig Dis Sci. 2014;59:1573–7.

[22]   Dewitt J, Mcgreevy K, Schmidt CM, Brugge WR. EUS-guided ethanol versus saline solution lavage for pancreatic cysts: a randomized, double-blind study. Gastrointest Endosc. 2009;70(4):710–23.

[23]   Gan SI, Thompson CC, Lauwers GY, Bounds BC, Brugge WR. Ethanol lavage of pancreatic cystic lesions: initial pilot study. Gastrointest Endosc. 2005;61(6):746–52.

[24]   Caillol F, Poincloux L, Bories E, Cruzille E, Pesenti C, Darcha C, et al. Ethanol lavage of 14

mucinous cysts of the pancreas: a retrospective study in two tertiary centers. Endosc Ultrasound. 2012;1:48–52.

[25] Oh H-C, Seo DW, Lee TY, Kim JY, Lee SS, Lee SK, et al. New treatment for cystic tumors of the pancreas: EUS-guided ethanol lavage with paclitaxel injection. Gastrointest Endosc. 2008;64(4):636–42. Available from: https://doi-org.ezp-prod1.hul.harvard.edu/10.1016/j.gie.2007.09.038.

[26] Moyer MT, Dye CE, Ancrile B, Sharzehi S, Mathew A, Mcgarrity TJ, et al. 104 Is alcohol required for effective pancreatic cyst ablation? The prospective randomized CHARM preliminary trial pilot study. Gastrointest Endosc. 2015;81(5):AB114.

[27] Moyer MT, Sharzehi S, Mathew A, Levenick JM, Headlee BD, Blandford JT, et al. The safety and efficacy of an alcohol-free pancreatic cyst ablation protocol. Gastroenterology. 2017;153(5):1295–303.

[28] Oh HC, Seo DW, Kim SC, Yu E, Kim K, Moon SH, et al. Septated cystic tumors of the pancreas: is it possible to treat them by endoscopic ultrasonography-guided intervention? Scand J Gastroenterol. 2009;44:242–7.

[29] Choi J-H, Seo D, Song T, Park D, Lee S, Lee S, et al. Long-term outcomes after endoscopic ultrasound-guided ablation of pancreatic cysts. Endoscopy. 2017;49(09):866–73.

[30] Oh H-C, Seo DW, Song TJ. Resolution of a septated pancreatic cyst by booster endoscopic ultrasonography-guided ablation. J Dig Dis. 2011;12(6):497–9.

[31] Dewitt J. Pancreatic cyst ablation: why are we not doing more of these procedures? Endoscopy. 2017;49(09):839–41.

[32] Xu XX, Du Y, Yang HF, Zhang Q, Li Y, Zee CS. CT-guided Sclerotherapy with ethanol concentration monitoring for treatment of renal cysts. Am J Roentgenol. 2011;196(1):W78–82.

[33] Vazquez-Sequeiros E, Maluf-Filho F. Endosonography-guided ablation of pancreatic cystic tumors: is it justified? Gastrointest Endosc. 2016;83(5):921–3.

[34] Lakhtakia S, Seo D-W. Endoscopic ultrasonography-guided tumor ablation. Dig Endosc. 2017;29(4):486–94.

[35] Kim J. Endoscopic ultrasound-guided treatment of pancreatic cystic and solid masses. Clin Endosc. 2015;48(4):308.

[36] Kirtane T, Bhutani MS. EUS for pancreatic cystic neoplasms: the roadmap to the future is much more than just a few shades of gray. Asian Pac J Trop Med. 2016;9(12):1218–21.

[37] Wallace M, Moris M, Atar M, Kadayifci A, Krishna M, Librero A, et al. Thermal ablation of pancreatic cyst with a prototype endoscopic ultrasound capable radiofrequency needle device: a pilot feasibility study. Endosc Ultrasound. 2017;6(2):123.

[38] Ende AR, Hwang JH. Endoscopic ultrasound-guided tumor ablation. Gastrointest Intervent. 2014;3(1):27–9.

第 12 章 超声内镜引导下标记物植入引导放射治疗

Fiducial Placement for Guidance of Radiotherapy

Irina M. Cazacu　Joseph M. Herman　Manoop S. Bhutani　**著**

郭杰芳　**译**

王凯旋　金震东　**校**

内容要点

- 基准标记物可为金属或液性的标记物，植入在肿瘤附近或肿瘤内，作为影像引导放射治疗的参考点。
- 是否决定将超声内镜（EUS）引导下基准标记物植入纳入患者的治疗计划，这取决于多学科团队的协作及共同规划。
- EUS 引导下标记物植入已应用于多部位胃肠道恶性肿瘤的治疗。
- EUS 引导下标记物植入是一项安全、可行的操作，技术成功率高。

一、概述

放射治疗在胃肠道恶性肿瘤的新辅助治疗、辅助治疗或姑息性治疗中均具有重要作用。影像引导放射治疗的技术优势在于其可对目标病变进行精准放射治疗，并改善对肿瘤控制的潜力[1]。

影像引导下放射治疗通过先进的影像技术实时追踪靶区，因此能够精确地将高剂量的放射线传送至靶区，并有效减低周围正常组织的辐射暴露[2, 3]。基准标记物是一些金属或液性的标记物，可被植入在肿瘤旁或肿瘤内，作为影像引导放射治疗的参考点[4]。基准标记物的可视化使其可被用于评估呼吸运动及肿瘤位置移动，从而更加精准地将多束放射线传送至靶区[5]。

最初，基准标记物可通过 CT 或超声引导下经手术或经皮植入[6]。在过去 10 年中，EUS 引导下基准标记物植入已经发展成为一种安全、有效的方法。Pishvaian 等[7] 于 2006 年首次报道在胰腺癌患者中进行 EUS 引导下基准标记物植入，并证明了其可行性及安全性。在 EUS 引导下植入已成为胃肠腔内或附近的病变基准标记物植入的优选方法。EUS 可出色地显示纵隔及腹部深层结构[8]，使得穿刺路径更短，从而降低腹膜种植转移的风险[9]，克服了经皮植入的一些局限性。

二、基准标记物的特性

目前已研发出多种类型的基准标记物及其植入系统用于 EUS 引导下标记物植入[5, 10]。基准标记物可由金、碳、铂或聚合物制成[11-13]。金标记物（图 12-1A）是最常用的一种，因为其更易于显像，能提供良好的对比度[14]。此外，还可在 EUS 引导下植入基于液体聚合物的标记物[15, 16]。一种由碘酸盐交联的聚乙烯乙二醇颗粒制成的新型可注射水凝胶标记物（Augmenix 公司的 TraceIT Fiducial Marker）已获得美国食品药品管理局（FDA）批准，并被用作食管与胰腺肿瘤放射治疗的液体标记物[15, 17]，其为可再吸收标记物，具有多模式下可视性，可通过细针头注射至目标肿瘤或肿瘤周围组织中[17]。另一种新型液体标记物（Nanovi 公司的 BioXmark）已应用于食管癌的治疗，且其可行性及安全性均得到了证实。另有研究报道，将铂标记物作为一种影像引导策略的一部分用于消融性放射治疗，其在 MRI 上的可视性优于金标记物[13]（图 12-1B）。

基准标记物的大小及形状多种多样。传统标记物是一个圆柱形的金属粒子（长度 3～5mm，直径 0.75～1.2mm），可通过 19G 细针抽吸（FNA）穿刺针植入。卷曲标记物（IBA Dosimetry 公司的 Visicoil）是一种具有弹性的金标记物，在设计上主要是出于降低标记物移位风险的考虑（图 12-2A）。卷曲标记物较长（长度 10mm），有两种不同的直径（0.35mm 及 0.75mm）可供选择。直径为 0.35mm 的卷曲标记物可与 22G FNA 穿刺针配合使用，以便于在一些具有挑战性的解剖位置上进行操作时获得更大的灵活性。较大的 0.75mm 直径的卷曲标记物是一个圆柱形的金标记物，

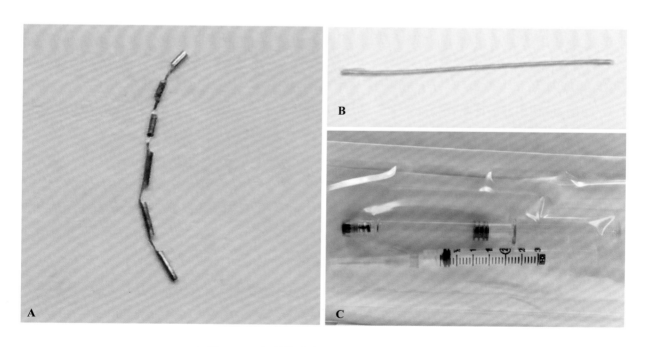

▲ 图 12-1　目前临床常用的不同材质基准标记物

A. 金标记物 Gold Anchor，长度 10mm，直径 0.28mm；B. 铂标记物 Lumicoil，长度 5mm；C. 可注射水凝胶标记物

需要 19G FNA 针才能植入。一项回顾性研究对比分析了传统标记物与卷曲标记物在进展期胰腺癌患者中的应用，结果显示两种标记物的植入在技术成功率方面相似，且在标记物迁移或并发症方面无明显差异。然而，在模拟 CT 扫描及治疗过程中，传统标记物的可视性明显更优于卷曲标记物，这可能与其直径较大有关 [18]。

槽口标记物（Naslund Medical 公司的 Gold Anchor）有多种规格（长度为 10～20mm，直径为 0.28～0.4mm），可安装在 22G 或 25G FNA 针中（图 12-2B）。这些标记物上每隔 2mm 距离就有一个凹槽，使得标记物在通过不同技术被植入后可呈现出线性或圆形的形状 [5, 19]。

条带标记物由金圆柱形条带组成。这些标记物也可以是短的（长度 5mm）（ONC Solutions 公司的 X-seed）或加长的（长度 10～30mm）（ONC Solutions 公司的 X-mark），直径也可为 0.85mm 或 1.15mm[5]。

目前，多标记物植入系统已应用于临床（图 12-2C）。Beacon FNF 针（Medtronic 公司）有两种尺寸（22G 及 19G），预加载有两个标记物（长度 5mm，直径 0.43mm/0.75mm）。另一种 22G、预载有标记物的穿刺针（Cook 公司的 EchoTip Ultra 标记物穿刺针）也已被研发出来，加载有 4 个标记物（长度 5mm，直径 0.43mm）。

目前关于 EUS 引导下基准标记物植入的最佳标记物类型的研究数据仍很有限。

三、超声内镜引导下标记物植入技术

通常应用标准的线阵式 EUS 来引导基准标记物的植入，其操作技术与 EUS 引导下穿刺抽吸相似。通过 EUS 进行恰当的定位，对获得良好的超声显像与植入标记物均极其重要 [5, 20]。

通过 19G、22 或 25G 穿刺针及多标记物植入系统可将基准标记物植入到目标位置。鉴于传统标记物的直径较粗，最初 EUS 引导下基准标记物植入是使用 19G FNA 穿刺针来进行的 [21]。虽然 19G 穿刺针的使用已被证明是可行且安全的，但这种穿刺硬度过高，可能会对向靶病变内植入标记物造成影响。22G 穿刺针逐渐取代了 19G 穿刺针用于 EUS 引导下标记物植入；相对而言，其具有更好的弹性，更有利于在穿刺相对困难的部位植入标记物。

已有研究描述了用于标记物加载及植入的多种技术 [5, 10]。最常用的方法之一是逆向加载、干性植入技术。在这种技术中，将针芯回抽 2～3cm，将标记物直接加载在针尖，用无菌骨蜡封闭 FNA 针尖以固定标记物。然后，将 FNA 针插入 EUS 的操作孔道，一旦确定好一个安全的穿刺窗口即可在 EUS 引导下将针插入靶区。最后，通过在退出穿刺针的同时推入针芯来植入标记物 [5]。

这种技术的另一种替代方法是逆向加载、液压植入。这种方法中，要取下针芯，用无菌水清洗针腔。标记物是逆向加载于穿刺针的。然后，用骨蜡密封针尖。最后，通过针道注入无菌水以植入标记物。据报道，这种方法有利于减少空气伪影，且由于不用插入针芯从而降低了通过弯曲成角的内镜前端部的阻力 [20]。另一种替代方法是逆向加载、湿充满技术。这种方法中，先将 FNA 针插入无菌水中，接着将针芯撤回数厘米以使针尖里充满无菌水。然后，将标记物逆向加载于针尖，并在

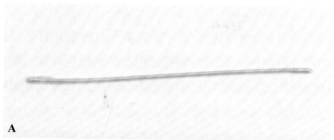

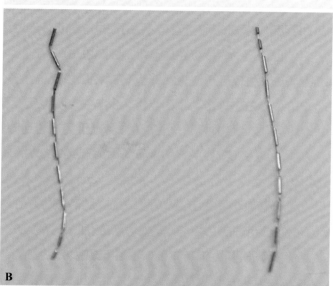

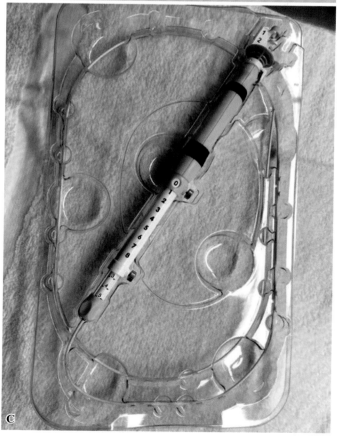

◀ 图 12-2　目前临床常用的不同形状基准标记物

A. 卷曲标记物 Visicoil，长度 10mm，直径 0.35mm；B. 凹槽标记物 Gold Anchor，长度 20mm，直径 0.28mm；C. 预加载标记物的穿刺针

不使用骨蜡的情况下通过表面张力将其固定在位[5]。

前加载法或顺行加载法包括将穿刺针插入病灶内，然后将针芯完全拔除[5]。然后，将标记物手动装入针腔，重新插入针芯，直至将标记物推入到组织内。此方法允许在不移除穿刺针的情况下植入多个标记物。然而，由于使用针芯推入标记物的阻力更大[22]，因此将标记物通过针腔推入组织可能会比较困难，并且因为操作中推入了空气，因此会增加伪影[23]。

为提高植入效率，已开发了多标记物植入系统。目前尚未有足够的证据表明，使用预加载设备比传统的手动加载设备更好，但考虑到前者在操作之前无须进行标记物的安装，因此它们似乎更省力。

目前尚缺乏对照研究对比分析这些不同技术的应用效果。由于目标病变所在位置与特性上的差异，很难建立一种方法来进行比较。

近期一项涉及1000余例患者的Meta分析显示，EUS引导下采用各种方法对胃肠道恶性肿瘤进行标记物植入在技术上均是可行的，总体成功率为98%[24]。标记物植入失败常常是由设备的局限性或解剖位置太具挑战性所致[25]。有研究报道，对于接受胰十二指肠切除术的患者，可能由于无法观察到胰腺病变而导致标记物植入失败[26]。另有研究报道，由于无法避开穿刺路径中的血管结构，因此无法将穿刺针插入目标病变内[4, 7]。其他与设备相关的植入失败原因包括内镜前端部成角太大，难以通过穿刺针推入标记物，以及19G FNA穿刺针无法刺入纤维化的胰腺肿瘤内[7, 27]。

四、靶病变

EUS引导下标记物植入已被报道用于各种不同部位胃肠道恶性肿瘤的治疗。

（一）胰腺导管腺癌（PDAC）

EUS引导下标记物植入在恶性肿瘤治疗中的作用备受关注，胰腺导管腺癌是目前该方面研究最为广泛的恶性肿瘤之一。立体定向放射治疗（SBRT）已成为胰腺癌治疗的一种新方法，其可将高剂量的放射线传递至一个局限的目标内，且整个治疗周期可在几天内完成，而常规化疗则需要4周或更长时间才能完成。相对而言，SBRT更有利于防止病情延误[28]。多项研究表明，SBRT具有有较高的肿瘤局部控制率[29-32]。虽然目前有关SBRT用于治疗PDAC的研究中，大多数的病变为局部进展期肿瘤或边缘可切除肿瘤，但对可切除的PDAC患者来说，SBRT似乎是一个可行的治疗选择[33]。

在缺乏高质量CT或MRI的情况下，SBRT对放射线的准确传递依赖于基准标记物。对于胰腺肿瘤来说，推荐在EUS引导下放置至少3个基准标记物，应尝试将基准点放置在肿瘤内和（或）肿瘤周围，且最好放置在不同的EUS平面上（图12-3）。

EUS引导下基准标记物植入可在EUS引导下FNA时进行。不过，同时进行这两项手术可能会延长麻醉时间或导致手术相关并发症的发生[34]。鉴于目前胰腺导管腺癌治疗方面尚存在一些争议，在进行诊断性EUS引导下FNA及EUS肿瘤分期评估时通常不植入基准标记物。

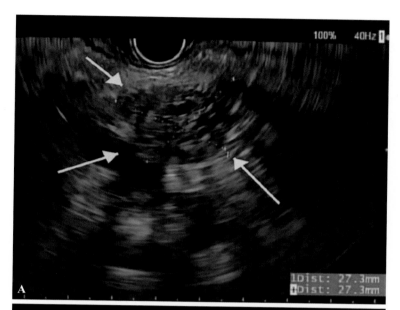

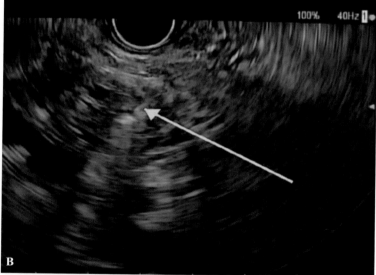

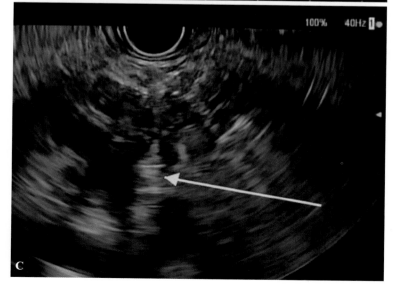

◀ 图 12-3　超声内镜（EUS）引导下胰腺肿瘤基准标记物植入。57 岁男性患者，局部进展期不可切除胰腺癌，经 6 个疗程吉西他滨 / 白蛋白结合型紫杉醇治疗后，为行 SBRT 而接受 EUS 引导下标记物植入。在 EUS 下确认靶病变后，进行基准标记物植入。将一个金标记物（长度 20mm，直径 0.28mm）逆向加载于 22G 穿刺针内，用骨蜡固封后植入病灶内。重复上述操作 3 次，共植入 3 个金标记物，并使之排列成三角形
A. EUS 下可见胰体部一不规则的低回声团块。一旦确定目标病变即可进行标记物植入；B 和 C. 植入的金标记物（长度 20mm，直径 0.28mm）在 EUS 下清晰可见

关于是否植入基准标记物，应该由多学科团队共同进行规划（图 12-4）。

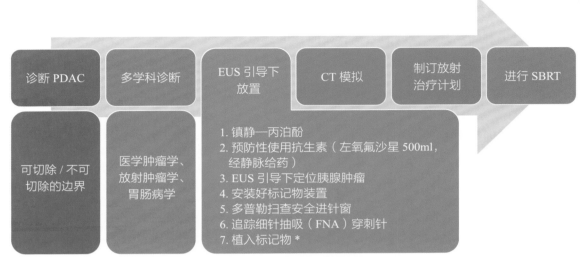

1. 镇静—丙泊酚
2. 预防性使用抗生素（左氧氟沙星 500ml，经静脉给药）
3. EUS 引导下定位胰腺肿瘤
4. 安装好标记物装置
5. 多普勒扫查安全进针窗
6. 追踪细针抽吸（FNA）穿刺针
7. 植入标记物 *

诊断 PDAC — 多学科诊断 — EUS 引导下放置 — CT 模拟 — 制订放射治疗计划 — 进行 SBRT

可切除 / 不可切除的边界

医学肿瘤学、放射肿瘤学、胃肠病学

* 满意的植入应为在不同的 EUS 扫查平面植入 > 3 个标记物

▲ 图 12-4　无法手术切除的胰腺导管腺癌（PDAC）患者立体定向放射治疗（SBRT）前超声内镜（EUS）引导下基准标记物植入流程

（二）食管癌

放射治疗（包括确定性、新辅助、辅助性或姑息性放射治疗）是食管癌综合治疗的重要组成部分。据报道，对食管癌患者进行 EUS 引导下基准标记物植入具有较高的技术成功率[35-41]。

基准标记物通常被植入至肿瘤黏膜下层及肿瘤近端或远端。由于治疗过程中可能会因肿瘤反应而出现基准标记物"丢失"的现象，因此在植入基准标记物时并未将其直接植入瘤体内[37]。可在肿瘤的远端植入标记物，以降低术中标记物移位的风险。当食管癌引起食管腔梗阻、超声内镜无法通过时，只需植入一个基准标记物[35]。

食管癌患者植入标记物后可更精确地显示病变，并能提高 CT 模拟上对呼吸运动的评估[42,43]。

（三）直肠癌

高剂量直肠内近距离放射治疗（HDR-EBT）可在更短的时间内向直肠肿瘤传输高剂量的放射线。在肿瘤周围植入基准标记物有助于进行影像引导，以确保精确地进行 HDR-EBT[44]。

对于直肠癌患者而言，基准标记物通常被植入于肿瘤的上下边缘及肿瘤中心。关于每例患者需植入的标记物数量，目前尚缺乏统一标准。

研究表明，基准标记物有助于对直肠肿瘤患者进行 HDR-EBT[44]，且直肠肿瘤标记物植入仅有轻微的并发症（如轻度出血）[35]。

（四）其他肿瘤

除 PDAC、食管癌及直肠癌外，EUS 引导下标记物植入还可应用于其他恶性肿瘤中，如前列腺癌 [45]、胃癌 [25]、肛管癌 [35]、胆管癌 [23, 36] 或腹部及纵隔转移性病变 [7, 23, 34, 35]。

五、禁忌证

EUS 引导下基准标记物植入的禁忌证与其他的内镜操作相似，包括肿瘤位于无法安全插入内镜的解剖部位、原有心肺疾病无法安全镇静或有凝血功能障碍 [5]。

六、术后注意事项

（一）基准标记物移位

当术后 CT 显示基准标记物位于初始植入点以外的位置上，即为基准标记物移位，其可能是自发性的，并可能导致影像学引导下放射治疗所必需的基准标记物"丢失" [18]。最近一项 Meta 分析显示，标记物移位的总体发生率较低（3%）[24]。标记物移位的临床影响尚不清楚，且有关标记物移位相关并发症的研究报道鲜见 [24]。

（二）基准标记物可视度

标记物的可视度对于放射治疗十分重要。治疗过程中，如果标记物可视度很差，可能导致传输的剂量不足或对周围结构造成过度照射 [46]。

研究表明，基准标记物的大小会影响其可视度，但目前的研究结果仍有争议。Khashab 等 [18] 研究报道，传统标记物的可视度明显优于卷曲标记物，提示在影像学引导下放射治疗时如使标记物获得最佳可视度，则标记物的直径应比其长度更重要。而 Machiels 等 [15] 研究报道，与传统金标记物及液态水凝胶标记物相比，长度＞ 5mm 的卷曲标记物可视度更高。但目前有关 EUS 引导下植入的标记物的理想类型，研究数据仍然有限。

七、并发症

一项涉及 1100 例患者的 Meta 分析显示，EUS 引导下基准标记物植入是一种相对安全的操作，并发症发生率仅为 4%[24]。虽然无严重并发症的报道，但 EUS 引导下基准标记物植入必须谨慎进行，以避免损伤血管，并确保植入至适当的目标病变。

目前已报道的并发症包括轻度急性胰腺炎、纵隔炎、气胸、少量出血、发热、腹痛、直肠疼痛或肝酶升高（表 12-1）[34, 36, 37, 47-49]。

有学者[50]认为应在 EUS 引导下基准标记物植入前预防性使用抗生素，但尚无充分证据支持这一观点。

表 12-1　不同研究报道的胃肠恶性肿瘤患者超声内镜引导下金标记物植入相关并发症

并发症（临床症状 / 实验室检查）	病例数 / 样本量	并发症的处理
轻型胰腺炎（腹痛、血清脂肪酶升高）[34]	1/32	住院，保守治疗
轻型胰腺炎（同时进行 FNA）[47]	1/39	住院，补液及镇痛
轻型胰腺炎（同时进行 CPN）[26]	1/51	住院，补液、镇痛及抑酶治疗
少量出血[35]	9/514	自行愈合
少量出血[20]	1/57	自行愈合
少量出血[48]	1/44	自行愈合
胆管炎（发热、肝功能异常）[36]	1/30	无须住院治疗，予以抗生素
腹痛[37]	1/60	自行愈合
腹痛[47]	3/39	自行愈合
直肠内疼痛[48]	1/17	自行愈合
麻醉后无症状性低血压[37]	1/60	少量补液
无症状气胸[15]	1/30	自行愈合
无症状纵隔炎[15]	1/30	未进行干预（分析该并发症可能是放射治疗引发的反应）
呕吐[47]	1/39	自行愈合

FNA. 细针抽吸；CPN. 腹腔神经丛溶解术

八、临床效果

有研究表明，与使用邻近的骨性解剖结构进行定位相比，基准标记物植入可提高影像学引导下放射治疗时靶区勾画的精确性[51-53]。如有条件，建议常规进行 EUS 引导下基准标记物植入。

然而，目前尚无随机对照研究对基准标记物植入后放射治疗患者与无标记物植入的放射治疗患者局部肿瘤控制情况、放射治疗毒性及总体生存率进行对比分析。相信在未来的研究中进一步阐明基准标记物植入在胃肠道恶性肿瘤患者中的应用价值，以及患者的生存获益。

九、结论

EUS 引导下基准标记物植入是一项安全、可行的方法，技术成功率高。虽然已研发出多种新设备与技术，但目前尚缺乏 EUS 引导下标记物植入术的指南。是否将标记物植入纳入到患者的治疗计划内，这决定取决于多学科团队的协作。还需要更多的临床试验，以进一步评估胃肠道恶性肿瘤患者接受 EUS 引导下标记物植入的生存获益。

十、操作步骤

视频 1 展示了 EUS 引导下标记物植入在 1 例腹膜后平滑肌肉瘤伴胰尾转移患者中的应用。对于胰尾病变，推荐进行 SBRT。该患者转诊至我院进行 EUS 引导下基准标记物植入，术中使用一个预加载的多标记物植入系统进行操作。

对患者经静脉注射 500mg 左氧氟沙星。然后，先进行上消化道内镜检查，以观察胃 / 十二指肠的情况，并吸尽胃内残留物。随后，将线阵 EUS 探头插入患者胃内，开启超声扫查，确认靶区病变。病灶呈低回声，边界清楚，大小约 7.4mm×6.8mm。将一根预加载 2 个金标记物（长度 5mm，直径 0.43mm）的穿刺针插入 EUS 的工作钳道，找到一个安全的穿刺窗口后进行穿刺，在病灶边缘植入一个标记物，并重复操作，共植入 3 个金标记物，并使其在不同平面上成三角形排列：一个标记物位于病变边缘，一个标记物位于病变内，另一个标记物部分位于病变内、部分位于正常胰腺内。

致谢：衷心感谢 Mr. Ben S. Singh 在本章节所附视频编辑中做出的贡献。

参 考 文 献

[1] Gupta T, Narayan CA. Image-guided radiation therapy: physician's perspectives. J Med Phys. 2012;37(4):174–82.

[2] Goldstein SD, et al. Use of respiratory-correlated four-dimensional computed tomography to determine acceptable treatment margins for locally advanced pancreatic adenocarcinoma. Int J Radiat Oncol Biol Phys. 2010;76(2):597–602.

[3] Timmerman RD, et al. Stereotactic body radiation therapy in multiple organ sites. J Clin Oncol. 2007;25(8):947–52.

[4] Ellsmere JC, et al. EUS-guided radiotherapy fiducials for upper gastrointestinal malignancies.

Gastrointest Endosc. 2007;65(5):AB208.

[5] Cheesman AR, DiMaio CJ. Role and technique of endoscopic ultrasound placement of fiducial markers in gastrointestinal malignancies. Tech Gastrointest Endosc. 2017;19(4):213–8.

[6] Kothary N, et al. Safety and efficacy of percutaneous fiducial marker implantation for image-guided radiation therapy. J Vasc Interv Radiol. 2009;20(2):235–9.

[7] Pishvaian AC, et al. EUS-guided fiducial placement for CyberKnife radiotherapy of mediastinal and abdominal malignancies. Gastrointest Endosc. 2006;64(3):412–7.

[8] Cazacu IM, et al. A quarter century of EUS-FNA: Progress, milestones, and future directions. Endosc Ultrasound. 2018;7(3):141–60.

[9] Micames C, et al. Lower frequency of peritoneal carcinomatosis in patients with pancreatic cancer diagnosed by EUS-guided FNA vs. percutaneous FNA. Gastrointest Endosc. 2003;58(5):690–5.

[10] Dam AN, Klapman JB. EUS-Guided Fiducial Placement. In: Interventional endoscopic ultrasound. Berlin: Springer; 2019. p. 95–107.

[11] Handsfield LL, et al. Determination of optimal fiducial marker across image-guided radiation therapy (IGRT) modalities: visibility and artifact analysis of gold, carbon, and polymer fiducial markers. J Appl Clin Med Phys. 2012;13(5):3976.

[12] Habermehl D, et al. Evaluation of different fiducial markers for image-guided radiotherapy and particle therapy. J Radiat Res. 2013;54(Suppl 1):i61–8.

[13] Nair VJ, et al. Feasibility, detectability and clinical experience with platinum fiducial seeds for MRI/CT fusion and real-time tumor tracking during CyberKnife® stereotactic ablative radiotherapy. J Radiosurg SBRT. 2015;3(4):315.

[14] Kassim I, et al. Implications of artefacts reduction in the planning CT originating from implanted fiducial markers. Med Dosim. 2011;36(2):119–25.

[15] Machiels M, et al. Endoscopy/EUS-guided fiducial marker placement in patients with esophageal cancer: a comparative analysis of 3 types of markers. Gastrointest Endosc. 2015;82(4):641–9.

[16] de Blanck SR, et al. Feasibility of a novel liquid fiducial marker for use in image guided radiotherapy of oesophageal cancer. Br J Radiol. 2018;91(1092):20180236.

[17] Ussui V, Kuritzky N, Berzosa M. EUS -guided liquid fiducial placement for stereotactic radiotherapy in pancreatic cancer: feasibility study. Endosc Ultrasound. 2018;7(2):135–6.

[18] Khashab MA, et al. Comparative analysis of traditional and coiled fiducials implanted during EUS for pancreatic cancer patients receiving stereotactic body radiation therapy. Gastrointest Endosc. 2012;76(5):962–71.

[19] Dávila Fajardo R, et al. EUS-guided fiducial markers placement with a 22-gauge needle for image-guided radiation therapy in pancreatic cancer. Gastrointest Endosc. 2014;79(5):851–5.

[20] Park WG, et al. EUS-guided gold fiducial insertion for image-guided radiation therapy of pancreatic cancer: 50 successful cases without fluoroscopy. Gastrointest Endosc. 2010;71(3):513–8.

[21] Yang J, et al. EUS-guided fiducial placement (EUS FNF) prior to targeted radiation therapy in abdominal and pelvic tumors: a case series. Gastrointest Endosc. 2008;67(5):AB202–3.

[22] Varadarajulu S, et al. The use of endoscopic ultrasound-guided gold markers in image-guided radiation therapy of pancreatic cancers: a case series. Endoscopy. 2010;42(05):423–5.

[23] Ammar T, et al. Fiducial placement for stereotactic radiation by using EUS: feasibility when using a marker compatible with a standard 22-gauge needle. Gastrointest Endosc. 2010;71(3):630–3.

[24] Coronel E, et al. EUS-guided fiducial placement for GI malignancies: a systematic review and meta-analysis. Gastrointest Endosc. 2018;89(4):659–670.e18.

[25] Chandran S, et al. A pilot study of EUS-guided fiducial insertion for the multidisciplinary management of gastric cancer. Endosc Int Open. 2014;2(3):E153.

[26] Sanders MK, et al. EUS-guided fiducial placement for stereotactic body radiotherapy in locally advanced and recurrent pancreatic cancer. Gastrointest Endosc. 2010;71(7):1178–84.

[27] Yan BM, et al. EUS guided gold fiducial insertion for image guided radiation therapy of pancreatic cancer. Gastrointest Endosc. 2008;67(5):AB225.

[28] de Geus SWL, et al. Stereotactic body radiotherapy for unresected pancreatic cancer: a nationwide review. Cancer. 2017;123(21):4158–67.

[29] Herman JM, et al. Phase 2 multi-institutional trial evaluating gemcitabine and stereotactic body radiotherapy for patients with locally advanced unresectable pancreatic adenocarcinoma. Cancer. 2015;121(7):1128–37.

[30] Koong AC, et al. Phase I study of stereotactic radiosurgery in patients with locally advanced pancreatic cancer. Int J Radiat Oncol Biol Phys. 2004;58(4):1017–21.

[31] Gurka MK, et al. Stereotactic body radiation therapy (SBRT) combined with chemotherapy for unresected pancreatic adenocarcinoma. Am J Clin Oncol. 2017;40(2):152.

[32] Moningi S, et al. The role of stereotactic body radiation therapy for pancreatic cancer: a single-institution experience. Ann Surg Oncol. 2015;22(7):2352–8.

[33] Rwigema JC, et al. Adjuvant stereotactic body radiotherapy for resected pancreatic adenocarcinoma with close or positive margins. J Gastrointest Cancer. 2012;43(1):70–6.

[34] Choi JH, et al. Fiducial placement for stereotactic body radiation therapy under only endoscopic ultrasonography guidance in pancreatic and hepatic malignancy: practical feasibility and safety. Gut Liver. 2014;8(1):88–93.

[35] Dhadham GC, et al. Endoscopic ultrasound-guided fiducial marker placement for image-guided radiation therapy without fluoroscopy: safety and technical feasibility. Endosc Int Open.

2016;4(3):E378–82.

[36] DiMaio CJ, et al. EUS-guided fiducial placement for image-guided radiation therapy in GI malignancies by using a 22-gauge needle (with videos). Gastrointest Endosc. 2010;71(7):1204–10.

[37] Fernandez DC, et al. Stability of endoscopic ultrasound-guided fiducial marker placement for esophageal cancer target delineation and image-guided radiation therapy. Pract Radiat Oncol. 2013;3(1):32–9.

[38] Machiels M, et al. Feasibility of endoscopic guided placement of markers in patients with esophageal tumors. Int J Radiat Oncol Biol Phys. 2014;90(1):S344.

[39] Caillol F, et al. Fiducial marker placement (FMP) for image-guided radiation treatment: evaluation of the impact for radiotherapy in oesophageal and rectal Cancer (FIDUCOR Study). United European Gastroenterol J. 2016;4:A157–720.

[40] Gupta N, et al. Endoscopic ultrasound guided fiducial placement for cyberknife therapy is safe and effective. Gastroenterology. 2009;136(5):A518.

[41] Ryou M, et al. EUS-guided fiducial placement in GI malignances using a novel exchangeable FNA system with preloaded needles: an international multicenter study. Gastrointest Endosc. 2014;79(5):AB449.

[42] Oliver JA, et al. Fiducial markers vs. PET/CT for esophageal cancer GTV delineation for radiotherapy treatment planning using a standard SUV threshold and background uptake method. J Clin Oncol. 2016;34(4 SUPPL. 1):70.

[43] Fernandez DC, et al. Effect of abdominal compression on respiratory motion of esophageal cancers measured with 4dct after eus-guided fiducial marker placement. Int J Radiat Oncol Biol Phys. 2010;78(3):S302.

[44] Moningi S, et al. Analysis of fiducials implanted during EUS for patients with localized rectal cancer receiving high-dose rate endorectal brachytherapy. Gastrointest Endosc. 2015;81(3):765–769.e1.

[45] Yang J, Abdel-Wahab M, Ribeiro A. EUS-guided fiducial placement after radical prostatectomy before targeted radiation therapy for prostate cancer recurrence. Gastrointest Endosc. 2011;73(6):1302–5.

[46] Schiffner DC, et al. Daily electronic portal imaging of implanted gold seed fiducials in patients undergoing radiotherapy after radical prostatectomy. Int J Radiat Oncol Biol Phys. 2007;67(2):610–9.

[47] Majumder S, et al. Endoscopic ultrasound-guided pancreatic fiducial placement: how important is ideal fiducial geometry? Pancreas. 2013;42(4):692–5.

[48] Al-Haddad MA, et al. A multi center prospective assessment of the feasibility and safety of EUS guided fiducial placement for gastrointestinal malignancies. Gastrointest Endosc. 2014;79:AB340.

[49] Song TJ, et al. Endoscopic ultrasound (EUS)-guided placement of fiducial markers for image-guided radiation therapy in patients with pancreatic or hepatic malignancies. Ann Oncol. 2013;24:iv82.

[50] Varadarajulu S. Antibiotic prophylaxis is recommended for endoscopic ultrasound-guided fiducial placements. J Clin Gastroenterol. 2011;45(2):179.

[51] Jayachandran P, et al. Interfractional uncertainty in the treatment of pancreatic cancer with radiation. Int J Radiat Oncol Biol Phys. 2010;76(2):603–7.

[52] van der Horst A, et al. Interfractional position variation of pancreatic Tumors quantified using Intratumoral Fiducial markers and daily cone beam computed tomography. Int J Radiat Oncol Biol Phys. 2013;87(1):202–8.

[53] Packard M, et al. Use of implanted gold fiducial markers with MV-CBCT image-guided IMRT for pancreatic tumours. J Med Imaging Radiat Oncol. 2015;59(4):499–506.

第 13 章　超声内镜引导下胰腺癌抗肿瘤药物注射及近距离放射治疗

Endoscopic Ultrasound–Guided Delivery of Anti–tumor Agents and Brachytherapy in Pancreatic Cancer

Jason B. Samarasena　Mohammed F. Ali　Kenneth J. Chang　**著**

黄浩杰　王　雷　**译**

王凯旋　张敏敏　金震东　**校**

内容要点

- 在过去几十年中，治疗性超声内镜（EUS）在胰腺癌的治疗中得到了越来越多的关注。
- 目前 EUS 注射的抗肿瘤药物已囊括新型基因治疗药物及溶瘤病毒。
- EUS 抗肿瘤药物注射及 EUS 引导下近距离放射治疗胰腺癌的研究较少，治疗相关并发症也较少。
- 需进行多中心试验以充分评估 EUS 引导下抗肿瘤药物注射及近距离放射治疗在胰腺癌及其他可通过胃肠道治疗的癌症中的安全性。

一、概述

胰腺腺癌对全身细胞毒性疗法的反应较差，这是因为该肿瘤血管非常少且基质丰富。由于胰腺癌的解剖位置及其与附近器官和血管的关系，胰腺肿瘤难以通过手术切除[1]。近年来，EUS 引导下细针注射（EUS-FNI）抗肿瘤药物及超声内镜引导下近距离放射治疗作为治疗胰腺癌的创新方法已经引起业界极大的兴趣。通过 EUS-FNI 递送抗肿瘤药物治疗（包括细胞移植、基因治疗、吉西他滨及免疫治疗），已应用于治疗胰腺癌。在近距离放射治疗中，EUS 可被用来选择性地将放射性粒子植入肿瘤组织，从而最大限度地减少对邻近非癌组织的损伤。本章将回顾这两项有希望的领域中的进展。

二、超声内镜引导下细针注射抗肿瘤药物

（一）细胞移植

细胞移植是利用一种异体混合淋巴细胞培养物来进行治疗，通过对患者及供体的外周血单核细胞进行共培养而获得的。肿瘤内注射细胞移植物可促进肿瘤内细胞因子的产生，并通过激活免疫效应细胞而使其消退[2]。在 EUS-FNI 技术发展成熟之前，必须通过手术进行肿瘤内注射。Chang 等[2]进行了一项使用 EUS-FNI 将抗肿瘤药物直接注射到局部肿瘤组织中的临床试验。在Ⅰ期临床试验[2]中，对 8 例不可切除胰腺癌患者通过 EUS-FNI 将细胞移植物植入胰腺肿瘤中。在实时 EUS 引导下，将一根 22G 10cm 长的穿刺针（GIP/Medi-Globe）穿入胰腺肿瘤，当细胞移植物被注射时，针被缓慢后撤，在肿瘤中进行单次注射，术后无并发症发生。目前有关细胞移植的研究仍较少。

（二）基因治疗

1. TNFerade

TNFerade Biologic（AdGVEGR.TNF.11D）是一种能在放射治疗诱导的 Egr-1 启动子的控制下肿瘤坏死因子 -α（TNF-α）表达的复制缺陷型腺病毒载体[3]。当与标准放化疗联合使用时，局部注射 TNFerade Biologic 可将肿瘤坏死因子 -α 选择性地递送至肿瘤细胞。在Ⅰ/Ⅱ期试验研究中，Hecht 等[3]对局部晚期胰腺癌患者进行肿瘤内注射 TNFerade Biologic 联合放化疗，选择 EUS-FNI 或 CT/超声引导下经皮注射。穿刺方式的选择由每个参与研究的机构自行决定。EUS-FNI 是按照既往研究的方案进行的[4]，在胰腺肿瘤的不同部位注射 4 次，每次 0.5ml。在 50 例患者中，有 27 例患者接受 EUS-FNI，由于 Hecht 等[3]研究的目的是确定放化疗结合 TNFerade Biologic 的最大耐受剂量、可行性及安全性，因此并未报道技术成功率或与手术相关的并发症。试验期间有 2 例患者发生急性胰腺炎，而这 2 例均被给予了最大剂量的 TNFerade Biologics，且由于未指定注射方法，因此无法确定 2 例急性胰腺炎的发生是否与某种治疗有关。

另一项Ⅲ期试验研究在美国 39 个研究机构中进行，将 304 例局部晚期胰腺癌患者按照 2∶1 随机分为标准治疗 +TNFerade（SOC+TNFerade）组与标准治疗（SOC）组。SOC 包含 28 次总剂量 50.4Gy 的放射治疗，同时每日应用氟尿嘧啶（200mg/m²，连续输注）。在每周放射治疗的第一部分之前，通过使用经皮或 EUS 以 4×10^{11}U 剂量在肿瘤内注射 TNFerade。放化疗后 4 周，每日给予吉西他滨（1000mg/m²，静脉注射）伴或不伴厄洛替尼（100～150mg，口服）直至病情进展或出现不良反应。SOC+TNFerade 组及 SOC 单独组患者中位生存期均为 10.0 个月。该研究表明，尽管 SOC+TNFerade 是安全的，但却并不能延长局部晚期胰腺癌患者的生存期[5]。

2. BC-819

BC-819（又称为 DTA-H19）是在 H19 启动子调控下携带白喉毒素 A 链基因的双链 DNA 质粒。H19 转录因子在肿瘤细胞中过表达，其存在引发白喉毒素 A 链的表达。毒素表达导致肿瘤细胞选择

性破坏。在一项Ⅰ/Ⅱ期试验研究中，研究者对无法切除的局部晚期胰腺癌患者肿瘤内注射BC-819的安全性、耐受性、药代动力学及有效性进行了评估[6]。穿刺方式由各研究机构的主要研究者从经CT引导下经皮注射或经EUS-FNI中自行选择。受试者在任一队列中逐步增加剂量地接受BC-819治疗。9例患者中，6例接受了使用21G或22G穿刺针的EUS-FNI治疗，采用"顺时针注入位置方案"，第一次注射是在胰腺肿瘤的12点及6点位置注射BC-819，第二次注射是在3点及9点位置注射，第三次是在6点及12点位置注射。顺时针旋转的目的是使BC-819在胰腺肿瘤内分布最大化。每周注射两次，共2周。该研究未报道手术相关的并发症，但在开始治疗后4周，肿瘤均无明显增大，且在完成治疗2周后有2例继续接受化疗或放化疗的患者胰腺肿瘤分期下降，并被认为是可以手术切除的。此外，在治疗后的第三个月，6例患者（队列2）中3例有部分反应（治疗有一定效果），表明这种形式的基因治疗具有一定的效果。

3. STNM01

STNM01是一种合成的双链RNA寡核苷酸。STNM01抑制碳水化合物磺基转移酶15（CHST15）的表达，从而抑制胰腺癌细胞的增殖和侵袭。Nishimura等[7]对无法切除的胰腺癌患者进行了STNM01的单中心、非随机、开放标签、由研究者发起的研究。STNM01通过EUS-FNI被注射入6例不可切除的胰腺癌患者中。使用传统的22G穿刺针（Boston Scientific公司的Expect穿刺针）对每例患者胰腺肿瘤内的16个不同位置注射1ml STNM01。患者每4周接受一次STNM01注射，直至胰腺癌疾病进展停止，STNM01的中位注射数为3次（范围2~8次）。安全方面，结果显示STNM01无明显并发症。6例患者中有4例发生肿瘤坏死，患者总体生存期为5.8个月（范围2~18个月）。胰腺肿瘤反应方面，首次注射STNM01后4周胰腺肿瘤平均直径从30.7mm减小至29.3mm，但仍需大型多中心临床研究来验证在不可切除的胰腺癌患者通过EUS-FNI注射STNM01诱导肿瘤坏死治疗靶点方面的有效性[7]。

（三）吉西他滨

吉西他滨被用于治疗胰腺癌已有20余年的历史，其疗效及安全性已充分得到证实。因此，有临床研究[8]将其作为首选的EUS-FNI标准化疗药物来治疗胰腺癌，对36例局部晚期及转移性胰腺癌患者使用22G穿刺针（Cook公司）进行经EUS-FNI吉西他滨治疗，将针尖置于距离肿瘤外缘0.5~1cm处注射，边注射边退针。大约50%的注射液分布在肿瘤浸润部位，其余50%分布在胰腺肿瘤内。进行追加穿刺及注射，直至注射液不再在肿瘤内扩散。该研究显示，吉西他滨的使用浓度为38mg/ml，中位注射量为2.5ml（范围0.7~7.0ml），瘤内吉西他滨的相应剂量为95.0mg（范围26.6~266mg），中位穿刺数为3次（范围1~4次）。除EUS-FNI外，后续常规放化疗22例，单独化疗10例，不确定治疗3例，未治疗1例；术后6个月及12个月生存率分别为78%及44%，患者总体术后中位生存期为10.4个月（范围3.1~63.9个月）；在20例Ⅲ期不可切除的胰腺癌中，有4例分期下降，可接受根治性切除。

（四）免疫治疗

癌症免疫治疗涉及多种抗原呈递细胞，以刺激肿瘤细胞识别及肿瘤特异性免疫反应。树突状细胞是一种可诱导细胞毒性 T 淋巴细胞的强效抗原呈递细胞。有研究对未成熟树突状细胞 EUS-FNI 的可行性、安全性及临床疗效进行了分析[9]，将 7 例吉西他滨难治型 IV 期胰腺癌患者纳入研究，在实时 EUS 引导下于肿瘤内 2 个或 3 个位置注射未成熟树突状细胞。对每例患者每 7 天重复注射一次，注射次数 2～21 次不等。该研究未报道手术相关并发症；患者中有 2 例失访，2 例疾病稳定，3 例疾病进展，中位生存期为 9.9 个月（范围 5～21 个月）。

（五）溶瘤病毒

1. ONYX-015

ONYX-015（dl1520）是一种 55kD 大小 E1B 基因缺失的选择性复制腺病毒，可在肿瘤细胞内优先复制并杀灭恶性肿瘤细胞[4]。该机制涉及病毒在肿瘤细胞中的选择性复制与 p53 通路的改变。在一项 I / II 期试验研究中，21 例局部进展期胰腺腺癌或转移性疾病（轻微或无肝转移）患者在 8 周内接受了 8 次 EUS-FNI 治疗，将 ONYX-015 注射至胰腺肿瘤内[4]。最后 4 个疗程（4 次 EUS-FNI）是与吉西他滨静脉注射联合进行的。ONYX-015 的总体注射量为 CT 三维测量胰腺肿瘤体积的 1/10。该研究中，EUS-FNI 选择经胃或十二指肠入路（对 2 例因十二指肠入路导致十二指肠穿孔的患者，改为经胃穿刺路径），采用 22G 穿刺针（Cook 公司），在 EUS 引导下，退针过程中以"扇形"方式注射。开始 ONYX-015 治疗前，预防性使用抗生素。在 2 例可能与注射技术有关的感染发生后，将"扇形"模式下的注射方法调整为完成每一针道后针头不撤至胃腔内，且在注射前及注射后患者均口服环丙沙星。虽然患者均未发生明显的急性胰腺炎，但有 2 例患者出现了高脂血症，1 例患者有高淀粉酶血症，2 例患者在口服抗生素预防性治疗前已出现菌血症。除 2 例患者在之前的经十二指肠注射时出现穿孔外，其余患者均未发生穿刺相关并发症。肿瘤内 ONYX-015 联合静脉注射吉西他滨后，2 例患者的肿瘤部分消退，2 例出现轻微肿瘤反应，6 例病情稳定，11 例病变进展或因治疗毒性而终止治疗。虽然 ONYX-015 单用及联合吉西他滨的耐受性良好，但仍有 4 例出现严重并发症。

2. HF10

溶瘤病毒因其在复制及抗肿瘤免疫反应方面的独特性，被认为是一种可选择的新型肿瘤治疗。HF10 是来源于单纯疱疹病毒 -1 的一种自发突变的溶瘤病毒，其有可能在不损伤正常组织的情况下对恶性肿瘤表现出较强的抗肿瘤作用。HF10 在涉及复发性乳腺癌、头颈癌及黑色素瘤的临床试验中显示出良好的效果。Hirooka 等[10] 在 EUS 引导下对无法手术切除的局部晚期胰腺癌直接注射 HF10，并联合使用厄洛替尼及吉西他滨（厄洛替尼＋吉西他滨）治疗，进行 I 期剂量递增试验评估了这种新的"三联"疗法的安全性及抗肿瘤效果。该研究中，厄洛替尼＋吉西他滨治疗 1 周期后（吉西他滨，每周 1000mg/m², 3 周，休息 1 周；厄洛替尼，每日 100mg，口服），筛选出可耐受的患者准备进行下一阶段的 HF10 注射。HF10 注射开始于第二个化疗周期的第一天，每 2 周进行一次 EUS 引导下 HF10 注射，共 4 次。该研究显示，12 例患者中有 10 例接受 EUS 引导下 HF10 注射，其中 5 例出现Ⅲ级骨髓抑制，2 例出现十二指肠穿孔、肝功能障碍等严重并发症，但判断均与 HF10 无关。关于肿瘤反应，在完成治疗的 9 例患者中，3 例有部分肿瘤反应，4 例病情稳定，2 例病情进展。目标病变反应为 3 例进展性病变及 6 例稳定病变。患者中位无进展生存期为 6.3 个月，而中位总生存期为 15.5 个月。治疗后，2 例肿瘤分期下降，最终达到手术完全缓解，其中 1 例患者术后继续生存了 39.6 个月。溶瘤病毒注射治疗是一种有前途的新型 EUS 引导下抗肿瘤治疗方法。

三、超声内镜引导下近距离放射治疗

随着治疗性 EUS 的发展，EUS 引导下近距离放射治疗得到了越来越广泛的临床应用。传统的放射性粒子植入是在开腹手术或 CT 等本身有电离辐射的影像学检查引导下进行的。EUS 引导下放射性粒子植入的优点是可在精确定位肿瘤进行近距离放射治疗的同时，将对肿瘤周围正常组织的损伤及患者的辐射暴露降至最低。用于近距离放射治疗的放射性粒子包括 ^{125}I、^{192}Ir 及 ^{103}Pd[11]。其中，最常用的胰腺癌放射性粒子是 ^{125}I，其半衰期较长（59.7 天），更适合用于治疗胰腺癌等生长快速的肿瘤。

2006 年的一项研究报道了 15 例接受 EUS 引导下近距离放射治疗的晚期胰腺癌病例[12]。在植入放射性粒子前，需计算肿瘤体积及所需放射性粒子的数量，绘制分布平面图，并确定各靶区距胰腺肿瘤中心的距离及方向。通过 19G 细针抽吸（FNA）穿刺针（Cook 公司）植入 ^{125}I 粒子。将针插入胰腺肿瘤后，取出针芯，将粒子植入胰腺肿瘤内，粒子经针道展开。EUS 引导下放射性粒子植入的平均手术时间为 28min，每次治疗中建立的平均针道数为 14（范围 6～21），对每例平均植入 22 个放射性粒子（范围 11～30 个）。所有患者经 EUS 引导下近距离放射治疗后未接受化疗，3 例出现急性胰腺炎，2 例出现假性囊肿；总体治疗有效率为 80%（中度缓解约占 27%，轻度缓解占 20%，病情稳定占 33%），患者总体中位生存期为 10.6 个月（范围 4.2～25 个月）。近距离放射治疗 2 年后，6.7% 的患者仍存活。

Jin 等[13]进行前瞻性试验研究，对 22 例晚期胰腺癌患者进行 EUS 引导下 ^{125}I 粒子植入，分析其在技术上是成功率、有效性及安全性。该研究表明，近距离放射疗法可缓解患者腹痛，但并不能有效延长其生存期。所有患者在近距离放射治疗 1 周后接受吉西他滨及 5- 氟尿嘧啶联合化疗。该研究中，放射性粒子长 4.5mm，直径 0.8mm，半衰期 60.1 天，平均光子能量为 27～35keV，人体组织辐射穿透距离为 1.7cm，初始剂量率为 7cGy/h，平均辐射剂量为（ 0.694 ± 0.021 ）mCi（ 25.6MBq ）。在进行 EUS 引导下近距离放射治疗前，应通过 CT 检查来计算肿瘤的总体积，并以改良 Cevec 公式估算植入粒子的数量。为获得最佳的放射治疗效果，实际植入的粒子数量通常会比估算值多 15%。Jin 等的研究结果显示，EUS 引导下 ^{125}I 粒子（上海鑫科药业有限公司）植入的技术成功率为 100%，平均每次植入 10 个放射性粒子（范围 5～30 个），每次治疗中平均穿刺 3.2 次。22 例患者中，19 例只接受 1 次放射性粒子植入治疗，2 例接受 2 次治疗，1 例在 3 个月内接受 3 次治疗。所有患者无治疗相关并发症，中位随访时间为 9.3 个月，患者中位生存时间为 9.0 个月。在 4 周期间，13.6% 的患者出现部分缓解，45.5% 的患者病情稳定。所有患者均于治疗后 2 年内死亡。近距离放射治疗后 1 周视觉模拟疼痛评分由术前的 5.1 分降至 1.7 分（$P < 0.01$），而在 1 个月时又升高至 3.5 分（$P < 0.05$）。

Sun 等[14] 对 8 例晚期胰腺癌患者进行临床研究，评估 EUS 引导下近距离放射治疗联合肿瘤内持续给予 5- 氟尿嘧啶植入物的疗效。该方法又称为 EUS 引导的间质化放射治疗。治疗前，估算肿瘤体积及所需植入的放射学粒子数量。植入物的总数为粒子数的两倍。绘制分布平面图后，确定各靶区距胰腺肿瘤中心的距离及方向。使用带有针芯的 19G 穿刺针进行粒子及植入物的展开。对每例患者平均植入 19 个 ^{125}I 粒子（中国北京原子能研究所）及 36 个植入物用于持续递送 5- 氟尿嘧啶，每次治疗中建立的平均针道数为 13（范围 8～16）。该联合治疗方法的技术成功率为 100%，平均手术时间为 35min，植入的平均总放射性活性为 13.68mCi，肿瘤内 5- 氟尿嘧啶的平均总剂量为 3.6g。该研究中，未报道与手术相关的并发症，患者对该疗法的耐受性良好。

四、结论

在过去 20 年中，治疗性 EUS 在胰腺癌的治疗中得到了越来越多的关注及认可。随着新型基因治疗药物及溶瘤病毒的广泛应用，EUS 引导下胰腺癌抗肿瘤药物注射治疗迅速发展。虽然目前 EUS 引导下抗肿瘤药物注射及近距离放射治疗胰腺癌的相关研究仍较少，但现有研究表明几乎不会发生与治疗相关的并发症，这促进了该领域的进一步研究。然而，尚需今后进行更多的大样本、多中心的试验来加以验证。相信将来 EUS 引导的抗肿瘤治疗及近距离放射治疗不仅在胰腺癌的治疗中可发挥更大作用，且在其他癌症的治疗中发挥更大作用。

参 考 文 献

[1] Nakai Y, Chang K. Endoscopic ultrasound-guided antitumor agents. Gastrointest Endosc Clin N Am. 2012;22(2):315–24, x.

[2] Chang KJ, et al. Phase I clinical trial of allogeneic mixed lymphocyte culture (cytoimplant) delivered by endoscopic ultrasound-guided fine-needle injection in patients with advanced pancreatic carcinoma. Cancer. 2000;88(6):1325–35.

[3] Hecht JR, et al. EUS or percutaneously guided intratumoral TNFerade biologic with 5-fluorouracil and radiotherapy for first-line treatment of locally advanced pancreatic cancer: a phase I/II study.

Gastrointest Endosc. 2012;75(2):332–8.

[4] Hecht JR, et al. A phase I/II trial of intratumoral endoscopic ultrasound injection of ONYX-015 with intravenous gemcitabine in unresectable pancreatic carcinoma. Clin Cancer Res. 2003;9(2):555–61.

[5] Herman JM, et al. Randomized phase III multi-institutional study of TNFerade biologic with fluorouracil and radiotherapy for locally advanced pancreatic cancer: final results. J Clin Oncol. 2013;31(7):886–94.

[6] Hanna N, et al. Phase 1/2a, dose-escalation, safety, pharmacokinetic and preliminary efficacy study of intratumoral administration of BC-819 in patients with unresectable pancreatic cancer. Cancer Gene Ther. 2012;19(6):374–81.

[7] Nishimura M, et al. Effects of EUS-guided intratumoral injection of oligonucleotide STNM01 on tumor growth, histology, and overall survival in patients with unresectable pancreatic cancer. Gastrointest Endosc. 2018;87(4):1126–31.

[8] Levy MJ, et al. EUS-guided fine-needle injection of gemcitabine for locally advanced and metastatic pancreatic cancer. Gastrointest Endosc. 2017;86(1):161–9.

[9] Irisawa A, et al. Endoscopic ultrasound-guided fine-needle injection of immature dendritic cells into advanced pancreatic cancer refractory to gemcitabine: a pilot study. Pancreas. 2007;35(2):189–90.

[10] Hirooka Y, et al. A phase I clinical trial of EUS-guided intratumoral injection of the oncolytic virus, HF10 for unresectable locally advanced pancreatic cancer. BMC Cancer. 2018;18(1):596.

[11] Jin Z, Chang K. Endoscopic ultrasound-guided fiducial markers and brachytherapy. Gastrointest Endosc Clin N Am. 2012;22(2):325–31, x.

[12] Sun S, et al. Endoscopic ultrasound-guided interstitial brachytherapy of unresectable pancreatic cancer: results of a pilot trial. Endoscopy. 2006;38(4):399–403.

[13] Jin Z, et al. Endoscopic ultrasonography-guided interstitial implantation of iodine 125-seeds combined with chemotherapy in the treatment of unresectable pancreatic carcinoma: a prospective pilot study. Endoscopy. 2008;40(4):314–20.

[14] Sun S, et al. Pilot trial of endoscopic ultrasound-guided interstitial chemoradiation of UICC-T4 pancreatic cancer. Endosc Ultrasound. 2012;1(1):41–7.

第 14 章　超声内镜引导下腹腔神经丛阻滞术 / 溶解术

EUS–Guided Celiac Plexus Blockade/Neurolysis

Larissa L. Fujii–Lau　　Maurits J. Wiersema　　Michael J. Levy　**著**

孙力祺　**译**

张敏敏　金震东　**校**

内容要点

- 腹腔神经丛阻滞术（CPB）主要通过向腹腔神经丛中注射类固醇类药物并通常联合局部麻醉药物来为患者（主要是慢性胰腺炎患者）进行镇痛。该方法并不是一种常规的治疗手段。
- 腹腔神经丛溶解术（CPN）通过对腹腔恶性肿瘤患者的腹腔神经丛注射混合有无水乙醇的局部麻醉药物来诱导长效镇痛。
- 尽管腹腔神经节溶解术（CGN）可能比 CPN 的镇痛效果更强，但由于绝大多数接受 CGN 的患者预期寿命较短，因此其可能并非必要方案。
- 早期 CPN 治疗，即在细针抽吸时（FNA）时就进行 CPN，对于因局部进展而无法接受手术切除的患者可能是有益的。
- 告知患者 CPN 治疗后可能的并发症非常重要。主要并发症为缺血及神经系统并发症，而这些并发症很可能会是终身性的。

一、概述

　　慢性胰腺炎及胰腺癌患者经常会出现传统药物（如非甾体类镇痛药）无法控制的明显疼痛。阿片类药物是常规使用的镇痛药，但严重的不良反应使得此类药物的使用受到限制。腹腔神经从阻滞术（CPB）及溶解术（CPN）已应用于胰腺癌疼痛治疗及改善患者生活质量，同时可减少使用阿片类药物的使用，从而有效避免其不良反应。

　　CPB 与 CPN 的不同之处主要在于注射的药物不同。前者主要是注射类固醇类药物且通常混合局部麻醉药物（如布比卡因及利多卡因）来介导阻滞效应，提供立即的疼痛缓解效果。后者则是注射神经溶解剂（如无水乙醇或苯酚）使神经溶解。由于注射神经溶解药会导致永久性的神经纤维化，因此 CPN 仅适用于无法手术切除的胰腺癌患者。CPB 可用于非生命威胁性疾病的患者（如慢性胰腺炎）中。既往研究表明，CPB 在慢性胰腺炎患者中的作用有限，因此本章主要侧重阐述 CPN 在胰腺癌患者中的应用。

二、相关解剖

进行 CPB/CPN 前了解相关的解剖是必要的。尽管术语"腹腔神经丛"与"内脏神经"经常互换使用，但实际上它们却代表着不同的解剖结构[1-3]。内脏神经位于腹膜后隔膜头侧，T12 椎体前方；而腹腔神经丛位于隔膜尾侧前部，围绕腹腔干的起始处，是由神经节及相互连接的纤维组成的致密网状结构。腹腔神经节的数量（通常为 1～5 个）、大小（最大径 0.5～2.0cm）及位置（T12～L2 椎体水平）均较为多变。腹腔神经丛接受来自胰腺及大部分腹腔内脏（左半结肠及盆腔器官除外）神经元的疼痛感觉，并将其传递至丘脑及大脑皮层，在那里被转换为疼痛信号[4, 5]。

三、阻滞／溶解术操作步骤

EUS 引导下 CPB/CPN 通常在患者中度或深度镇静下以门诊治疗。治疗前，必须确认患者疼痛的强度、部位及性质，并详细回顾患者的过敏史、用药史及实验室检查结果。总体而言，其禁忌证包括无法纠正的凝血功能障碍 [（国际标准化比值）INR ＞ 1.5]、血小板＜ 50 000/L、镇静不足、局部解剖结构改变（如胃旁路手术后、肿瘤广泛浸润或淋巴结疾病）导致无法显示或接近神经节区域、无法获得该患者的知情同意书。在知情同意谈话时，最重要的是需要进一步明确操作目标以及可能发生的并发症（包括脓肿形成、严重出血、器官缺血及不可逆的麻痹）。

治疗前先予患者 500～1000ml 的生理盐水静脉滴注，以最大程度减少腹腔注射后发生体位性低血压的风险。在整个治疗过程中及术后至少 2h 内，需持续监测患者的生命体征。出院前，应检查立位生命体征，以评估是否需要追加补液等对症治疗。

（一）EUS 引导下腹腔神经丛注射（图 14-1）

腹腔神经丛注射，即向腹腔神经丛的整个区域进行扩散性注射，目前该技术技术临床应用广泛。通过线阵 EUS 可从胃底后小弯纵向观察主动脉，并向远端追踪主动脉并识别腹腔干，为横膈膜下主动脉的第一个主要分支。必要时，可使用多普勒超声协助血管评估。

EUS 引导下腹腔神经丛注射通常使用 22G 穿刺针进行注射。注射药物的种类及用量各不相同，我们通常使用包含有 4.0ml 0.25% 布比卡因与 20ml 无水乙醇的预混溶液进行 CPN。也有学者推荐注射等量的布比卡因及无水乙醇，但这样做会过度稀释乙醇，使其无法达到诱发神经溶解所需的阈值（阈值为 70%），而较高的乙醇浓度也会引起多种的短期不适感，但这些不适通常会在 1～2h 内消失。

将药物注入穿刺针内，经配件孔道进针，在 EUS 引导下推入针尖，直至针尖位于距离腹腔干

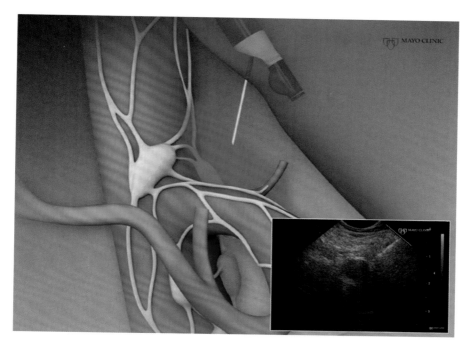

▲ 图 14-1　内镜超声引导下腹腔神经丛注射

起点约 5～10mm 处。可将所有的药物沿中线位置注入（单侧入路），也可分别将 50% 的药物注入腹腔神经丛起始的两侧（双侧入路）。为最大限度减少不慎注射而导致的脏器或血管的风险，需要精确定位针尖。一旦开始注射，乙醇产生的云雾状高回声可能会影响 EUS 显像。

（二）EUS 引导下腹腔神经节注射（图 14-2）

神经节是神经细胞体与胶质细胞的集合，通过密集的神经网络及结缔组织隔膜相互连接。神经节通常位于腹腔动脉附近及主动脉前方。在 EUS 图像上，神经节表现为椭圆形或杏仁形低回声团（深色），边缘不规则，大小不一（最大径 2～20mm）。中央有高回声线状或点灶状结构，并且可见从神经节延伸的低回声线状结构（可能是神经纤维）。前期研究表明，通过 EUS 扫查可在 81% 的患者中发现神经节，不同检查者（4 名检查者）进行 EUS 对神经节的检出率有所不同（检出率 65%～97%，P=0.007）。以细胞学作为金标准，通过超声内镜引导下细针抽吸（EUS-FNA）来区分神经节与腹腔淋巴结的敏感度及特异度分别为 93.3% 及 93.7%[6-9]。

神经节注射技术尚未标准化。我们的方法是，将预先注入药物的穿刺针推进至神经节中心（＜1cm 的神经节）或神经节最深处（＞1cm 的神经节），然后在注射时缓慢拔出针头；对每个识别出的神经节均可进行单独注射。由于通常只有几毫升注射液可注射入指定的神经节中，且一般最多注射 5 个神经节，因此会剩余一部分注射液，通常我们会将剩余体积注入腹腔神经丛。

一项基于尸体标本的研究发现，与小剂量注射（1ml）相比，神经节内大剂量注射（4ml）可引起更广范围的神经溶解，包括一些未识别的神经节区域[10]。尽管我们推荐使用大剂量，但仍需随机对照研究验证该方法是否能够增强疼痛缓解效果、改善患者的生存质量和（或）提高其生存率。

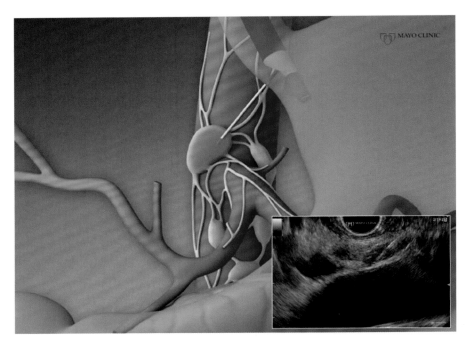

▲ 图 14-2　内镜超声引导下腹腔神经节注射

（三）EUS 引导下广泛神经丛注射

这项技术是将注射剂注射至肠系膜上动脉（靠近隔膜下方主动脉的第二个主要分支）起始处的主动脉侧方附近及前方，首先由 Sakamoto 等[11] 提出。由于该技术在操作上需要的穿刺针道较长，因此通常使用 25G 穿刺针，其余操作过程类似于 EUS 引导下腹腔神经丛注射。

四、超声内镜引导下腹腔神经丛溶解术的临床效果

（一）总体疗效

Wiersema 等[12] 最先将 EUS 引导下 CPN 应用于临床，在对 30 例腹腔恶性肿瘤患者中进行治疗后，82%～91% 的患者需要服用低剂量或标准剂量的镇痛药来辅助控制其疼痛，79%～88% 的患者疼痛评分得到持续改善。此后，有多项随机对照研究采用不同的技术及研究终点对 EUS 引导下 CPN 进行了分析。

两项有关 EUS 引导下 CPN 疗效的 Meta 分析值得关注[13, 14]。Puli 等[13] 纳入 8 项针对胰腺癌患者进行的 CPN 研究进行 Meta 分析发现，疼痛缓解率为 80.12%（95%CI 74.47～85.22）。在 Kaufman 等[14] 的 Meta 分析中仅纳入了 3 项研究，结果显示疼痛缓解率为 72.54%。在这两项 Meta 分析之后发表的个案报道中也显示出类似的止痛率[15-17]。

有研究报道，49% 的患者在 EUS 引导下 CPN 术中药物注射期间会出现 15 次 / 分钟的心率变

化，持续至时间＞30s；相比于没有发生心率改变的患者，这些患者术后具有更好的疼痛缓解效果（$P=0.042$）、更少的恶心及呕吐症状（$P=0.04$）、更小的经济负担（$P=0.02$）、更少的体重下降（$P=0.007$）及更高的形体满意度（$P=0.035$）[18]。然而，两组患者间术后阿片类药物使用及生存期方面差异并无统计学意义。

（二）腹腔神经丛溶解术 vs. 腹腔神经节溶解术

腹腔神经节溶解术（CGN）的可行性及有效性最先由 Levy 等[19]在 2008 年报道，17 例患者中有 16 例在 CGN 治疗后局部疼痛得到了缓解。一项涉及 34 例患者的随机对照研究对比分析了 CPN 与 CGN 的疗效[20]，CGN 组患者完全应答率（疼痛评分＜1 分，50% vs. 18.2%，$P=0.010$）及部分应答率（疼痛评分＜3 分，73.5% vs. 45.5%，$P=0.026$）均显著高于 CPN 组，两组间并发症发生率及疼痛缓解持续时间差异无统计学意义。

尽管 CGN 可能具有缓解疼痛的优势，但接受 CGN 的患者预期生存期较短[21, 22]。既往一项研究对比分析了不同途径下的神经消融方法（EUS 引导下、经皮及经手术途径）并设立不同的对照组进行匹配，结果显示接受 EUS 引导下 CPN 的患者相比于接受 EUS 引导下 CGN 的患者具有更长的生存期（200 天 vs.154 天，$P=0.03$）[21]。在另一项涉及 60 例接受 EUS 引导下 CPN（CPN 组）及 EUS 引导下 50 例接受 CGN（CGN 组）的不可切除胰腺癌患者的随机双盲研究中也得了相似的结果[22]，在疼痛缓解应答率、生活质量及并发症等方面，两组间差异无统计学意义；然而，CGN 组患者中位生存期（5.59 个月）显著短于 CPN 组（10.46 个月，CGN 的 HR 为 1.49，95%CI 1.02～2.19）。虽然我们假设实施 CGN 可增强神经溶解的程度并可增加临床获益；但有数据表明，与传统 CPN 相比，CGN 技术可能反而会使有害效应放大，其结果是导致患者的生存期显著缩短，其他方面的改善不良。目前普遍认为 CPN 能够在疼痛管理中发挥作用，而 CGN 的作用仍受到一定的质疑。

在由 EUS 专家制订的临床指南中，不建议使用 EUS 引导下 CGN[23]。

（三）腹腔神经丛溶解术 vs. 广泛神经丛溶解术

一项涉及 112 例患者的单中心回顾性研究报道了广泛神经丛溶解术（BPN）[24]与 EUS 引导下 CGN 联合可显著缓解患者疼痛。理论上，通过 BPN 技术可使神经溶解剂分布更广泛，但由于该研究为单中心研究，因此该结论尚缺乏说服力，尚需进一步验证。

（四）双侧注射 vs. 单侧注射

近期一项 Meta 分析比较了双侧与单侧 CPN 在胰腺癌患者中的疗效[25]。该 Meta 分析共纳入了6 项研究，其中包括 3 项随机对照研究，共涉及 437 例患者。在短期疼痛改善程度（SMD 为 0.31，95%CI 0.20～0.8）及治疗反应（RR 为 0.99，95%CI 0.77～1.41）方面，两组间差异均无统计学意义。有研究评估了患者的生存质量[26-27]，结果显示接受双侧与单侧 CPN 的患者其术后生存质量差异无统计学意义。然而，与单侧注射相比，双侧注射与术后镇痛药物使用量减少显著相关（RR 0.66，

95%CI 0.47～0.94）[25]。双侧注射比单侧注射（45.99%，95%CI 37.33～54.78）具有更高的疼痛缓解率（84.54%，95%CI 72.15～93.77）[13]。在一项较早的 Meta 分析[23]中，将腹腔神经溶解及阻滞结合起来，这可能造成了研究结果的偏倚。EUS 引导下 CPN 相关临床实践指南建议使用双侧注射，也提到中央注射是可接受的选择。

（五）注射量

一项研究比较了 EUS 引导下 CPN 过程中 20ml 及 10ml 注射量的疗效差异[28]，不同注射量下患者疼痛缓解程度、疼痛缓解时间及并发症并无显著差异。该研究表明，使用 20ml 注射量进行 CPN 是安全的，且这个结论也得到了大多数研究的支持。

（六）早期神经溶解术

曾有随机对照试验对早期 EUS 引导下 CPN 进行分析[29]，将 48 例经 EUS–FNA 证实存在不可切除的胰腺癌的患者随机分为两组，对其中一组进行早期 EUS 引导下 CPN 治疗，另一组进行常规的疼痛管理。发现早期 CPN 组患者在术后 1 个月（疼痛评分平均百分比差异 –28.9，95%CI –67.0～2.6）及 3 个月（疼痛评分平均百分比差异 –60.7，95%CI –86.6～–25.5）的疼痛缓解程度均非常显著。考虑到存在未接受化疗及放射治疗（也可以改善疼痛）的患者，两组间的实际差异可能更为明显，两组患者术后 1 个月时的吗啡消耗量（但在 3 个月时早期 CPN 组吗啡消耗量有更低的趋势）、生存质量及生存率差异均无统计学意义。因此，建议在确诊为有疼痛症状的不可切除胰腺癌时马上进行早期 EUS 引导下 CPN 治疗[23]。

五、超声内镜引导下神经丛阻滞术的临床效果

CPB 是在腹腔神经丛中注射混合或不混合类固醇类药物（如曲安奈德）的局部麻醉药物（如布比卡因或利多卡因）。这种治疗通常在慢性胰腺炎患者中进行。在既往一项 Meta 分析中，未将注射溶解药物缓解慢性胰腺炎患者疼痛的病例纳入分析[14]，而纳入了其余 6 项研究，EUS 引导下 CPB 在治疗慢性胰腺炎患者疼痛方面的有效率仅为 51.46%。但这种疼痛的缓解被认为是暂时的，只可持续数周至数月。因此，不推荐将 CPB 作为这些患者首选的疼痛疗法。

与 CPB 相似，同样也不建议采用 EUS 引导下 CPN 治疗慢性胰腺炎[23]。由于 EUS 引导下 CPN 在此类患者中缺乏疗效且曾有严重并发症（见下文）的报道，对于慢性胰腺炎患者应避免使用神经溶解疗法。

六、腹腔神经阻滞术及溶解术的并发症

在一项关于治疗性 EUS 的系统评价中，661 例接受 EUS 引导下 CPN 的患者中有 21% 发生了

并发症 [30]，但大部分并发症较轻微，并且可在 48h 内自行恢复，主要为暂时性腹泻及与交感传出神经阻滞有关的体位性低血压。所有的轻微并发症大多均可通过静脉输液来治疗。在 2% 的 EUS 引导下 CPB 及 4% 的 EUS 引导下 CPN 病例中发生了 > 48h 的短暂性疼痛，这些患者通过增加镇痛药物的剂量大多可有效控制疼痛，很少有患者需要住院治疗来控制疼痛。

较严重的并发症仅在 0.6% 的 EUS 引导下 CPB 及 0.2% 的 EUS 引导下 CPN 病例中发生。有研究报道，EUS 引导下 CPB 后可能发生腹膜后脓肿等感染性并发症 [31-33]。对于这些患者需要进行引流及经静脉使用抗生素治疗。有研究报道了 1 例慢性胰腺炎患者在 EUS 引导下 CPN 治疗 3 周后被诊断为巨大枝孢子菌及星状链球菌脑脓肿 [34]，微生物可能是在注射过程中，从上消化道通过血管直接播散至大脑的。该患者还患有淋巴细胞减少症的，这也促进了血源性播散。

缺血性并发症可能继发于神经溶解剂引起的血管痉挛、药物本身的破坏作用及注射引起的动脉栓塞。有研究报道了 3 例在 EUS 引导下 CPN 后出现了缺血性事件的慢性胰腺炎患者 [35-37]。1 例患者在 EUS 引导下 CPN 后出现了胰腺、脾脏及胃窦梗死，由于广泛的胃坏死，患者最终需要接受胃大部切除术及 Roux-en-Y 胃空肠吻合术 [35]；1 例接受 EUS 引导下 CPN 的患者死于由腹腔广泛血栓的形成继发的肝、肾及脾梗死 [36]；另 1 例患者在 4 年内接受了 13 次 EUS 引导下 CPN 治疗 [37]，但出现了广泛的胃坏死及穿孔，最终因在腹腔干上方出现 5cm 的腹主动脉出血坏死区导致失血而造成该患者死亡。虽然这些报道集中在慢性胰腺炎患者中，但可以推测，如果对胰腺癌患者进行 CPN，也可能会发生缺血性并发症。

在 EUS 引导下 CPN 后有 3 例发生了永久性下肢麻痹 [38-40]。普遍认为神经系统的并发症是由于局部缺血或直接损伤脊髓或体神经而导致的。脊髓缺血可能由于 Adamkiewicz 动脉血栓形成或痉挛引起，该动脉位于 $T_8 \sim L_4$ 水平脊柱左侧，为脊髓的下 2/3 供血 [41, 42]。另有研究报道了 1 例在 EUS 引导下 CPN 后出现神经并发症的患者，由于神经溶解药物扩散至膈及膈下神经导致双侧膈肌麻痹，最后因急性呼吸衰竭而死亡 [43]。

七、结论

EUS 引导下 CPN 为患有无法切除的胰腺癌并继发顽固性疼痛的患者提供了有效的暂时性疼痛缓解策略。有趣的是，CPN 并不能持续改善这一患者群体的生活质量或生存率。在 EUS-FNA 进行细胞学诊断时早期 CPN 可能是进行这项治疗的最佳时间，但需要更多的信息来证实其作用，如关于最佳注射量、药物类型及注射位置等。尽管目前业界对 CGN 的研究热情很高，但近期研究数据显示接受 CGN 的患者生存期较短，且相对于 CPN，CGN 并没有显示出明显的临床优势。因此，对于 CGN 的有效性及可行性目前仍存有很多疑问。尽管 CPN 已应用于无法手术切除的胰腺癌患者中，但必须强调的是，不建议将 CPB 及 CPN 用于慢性胰腺炎的患者的常规治疗中，尤其是在需要考虑到可能出现并发症的情况下。基于已有研究，相信未来的研究方向包括在同一手术中将 EUS 引导下 CPN 与肿瘤消融术结合起来或进行 EUS 引导下腹腔神经节射频消融术 [44-46]。

参 考 文 献

[1] Ward EM, Rorie DK, Nauss LA, Bahn RC. The celiac ganglia in man: normal anatomic variations. Anesth Analg. 1979;58(6):461–5.

[2] Brown DL, Moore DC. The use of neurolytic celiac plexus block for pancreatic cancer: anatomy and technique. J Pain Symptom Manag. 1988;3(4):206–9.

[3] Ischia S, Ischia A, Polati E, Finco G. Three posterior percutaneous celiac plexus block techniques. A prospective, randomized study in 61 patients with pancreatic cancer pain. Anesthesiology. 1992;76(4):534–40.

[4] Plancarte R, Velasquez R, Patt R. In: Pratt RB, editor. Neurolytic blocks of the sympathetic axis. Philadelphia: Lippincott; 1993.

[5] Gebhardt GF. In: Chapman CR, Foley KM, editors. Visceral pain mechanisms. New York: Raven Press; 1993.

[6] Levy M, Rajan E, Keeney G, Fletcher JG, Topazian M. Neural ganglia visualized by endoscopic ultrasound. Am J Gastroenterol. 2006;101(8):1787–91.

[7] Levy MJ, Topazian M, Keeney G, Clain JE, Gleeson F, Rajan E, et al. Preoperative diagnosis of extrapancreatic neural invasion in pancreatic cancer. Clin Gastroenterol Hepatol. 2006;4(12):1479–82.

[8] Malikowski T, Lehrke HD, Henry MR, Gleeson FC, Topazian MD, Harmsen WS, et al. Accuracy of endoscopic ultrasound imaging in distinguishing celiac ganglia from celiac lymph nodes. Clin Gastroenterol Hepatol. 2019;17(1):148–55.e3.

[9] Gleeson FC, Levy MJ, Papachristou GI, Pelaez-Luna M, Rajan E, Clain JE, et al. Frequency of visualization of presumed celiac ganglia by endoscopic ultrasound. Endoscopy. 2007;39(7):620–4.

[10] Kappelle WFW, Bleys R, van Wijck AJM, Siersema PD, Vleggaar FP. EUS-guided celiac ganglia neurolysis: a clinical and human cadaver study (with video). Gastrointest Endosc. 2017;86(4):655–63.

[11] Sakamoto H, Kitano M, Kamata K, Komaki T, Imai H, Chikugo T, et al. EUS-guided broad plexus neurolysis over the superior mesenteric artery using a 25-gauge needle. Am J Gastroenterol. 2010;105(12):2599–606.

[12] Wiersema MJ, Wiersema LM. Endosonography-guided celiac plexus neurolysis. Gastrointest Endosc. 1996;44(6):656–62.

[13] Puli SR, Reddy JB, Bechtold ML, Antillon MR, Brugge WR. EUS-guided celiac plexus neurolysis for pain due to chronic pancreatitis or pancreatic cancer pain: a meta-analysis and systematic review. Dig Dis Sci. 2009;54(11):2330–7.

[14] Kaufman M, Singh G, Das S, Concha-Parra R, Erber J, Micames C, et al. Efficacy of endoscopic

ultrasound-guided celiac plexus block and celiac plexus neurolysis for managing abdominal pain associated with chronic pancreatitis and pancreatic cancer. J Clin Gastroenterol. 2010;44(2):127–34.

[15] Seicean A, Cainap C, Gulei I, Tantau M, Seicean R. Pain palliation by endoscopic ultrasound-guided celiac plexus neurolysis in patients with unresectable pancreatic cancer. J Gastrointest Liver Dis. 2013;22(1):59–64.

[16] Si-Jie H, Wei-Jia X, Yang D, Lie Y, Feng Y, Yong-Jian J, et al. How to improve the efficacy of endoscopic ultrasound-guided celiac plexus neurolysis in pain management in patients with pancreatic cancer: analysis in a single center. Surg Laparosc Endosc Percutan Tech. 2014;24(1):31–5.

[17] Wiechowska-Kozlowska A, Boer K, Wojcicki M, Milkiewicz P. The efficacy and safety of endoscopic ultrasound-guided celiac plexus neurolysis for treatment of pain in patients with pancreatic cancer. Gastroenterol Res Pract. 2012;2012:503098.

[18] Bang JY, Hasan MK, Sutton B, Holt BA, Navaneethan U, Hawes R, et al. Intraprocedural increase in heart rate during EUS-guided celiac plexus neurolysis: clinically relevant or just a physiologic change. Gastrointest Endosc. 2016;84(5):773–9.e3.

[19] Levy MJ, Topazian MD, Wiersema MJ, Clain JE, Rajan E, Wang KK, et al. Initial evaluation of the efficacy and safety of endoscopic ultrasound-guided direct ganglia neurolysis and block. Am J Gastroenterol. 2008;103(1):98–103.

[20] Doi S, Yasuda I, Kawakami H, Hayashi T, Hisai H, Irisawa A, et al. Endoscopic ultrasound-guided celiac ganglia neurolysis vs. celiac plexus neurolysis: a randomized multicenter trial. Endocopy. 2013;45(5):362–9.

[21] Fujii-Lau LL, Bamlet WR, Eldrige JS, Chari ST, Gleeson FC, Abu Dayyeh BK, et al. Impact of celiac neurolysis on survival in patients with pancreatic cancer. Gastrointest Endosc. 2015;82:46–56.

[22] Levy MJ, Gleeson FC, Topazian MD, Fujii-Lau LL, Enders FT, Larson JJ, et al. Combined celiac ganglia and plexus Neurolysis shortens survival, without benefit, vs plexus Neurolysis alone. Clin Gastroenterol Hepatol. 2018;17(4):728–38.

[23] Wyse JM, Battat R, Sun S, Saftoiu A, Siddiqui AA, Leong AT, et al. Practice guidelines for endoscopic ultrasound-guided celiac plexus neurolysis. Endosc Ultrasound. 2017;6(6):369–75.

[24] Minaga K, Kitano M, Sakamoto H, Miyata T, Imai H, Yamao K, et al. Predictors of pain response in patients undergoing endoscopic ultrasound-guided neurolysis for abdominal pain caused by pancreatic cancer. Ther Adv Gastroenterol. 2016;9(4):483–94.

[25] Lu F, Dong J, Tang Y, Huang H, Liu H, Song L, et al. Bilateral vs. unilateral endoscopic ultrasound-guided celiac plexus neurolysis for abdominal pain management in patients with pancreatic malignancy: a systematic review and meta-analysis. Support Care Cancer. 2018;26(2):353–9.

[26] Bhatnagar S, Joshi S, Rana SP, Mishra S, Garg R, Ahmed SM. Bedside ultrasound-guided celiac

plexus neurolysis in upper abdominal cancer patients: a randomized, prospective study for comparison of percutaneous bilateral paramedian vs. unilateral paramedian needle-insertion technique. Pain Pract. 2014;14(2):E63–8.

[27] LeBlanc JK, Al-Haddad M, McHenry L, Sherman S, Juan M, McGreevy K, et al. A prospective, randomized study of EUS-guided celiac plexus neurolysis for pancreatic cancer: one injection or two? Gastrointest Endosc. 2011;74(6):1300–7.

[28] Leblanc JK, Rawl S, Juan M, Johnson C, Kroenke K, McHenry L, et al. Endoscopic ultrasound-guided celiac plexus Neurolysis in pancreatic cancer: a prospective pilot study of safety using 10 mL versus 20 mL alcohol. Diagn Ther Endosc. 2013;2013:327036.

[29] Wyse JM, Carone M, Paquin SC, Usatii M, Sahai AV. Randomized, double-blind, controlled trial of early endoscopic ultrasound-guided celiac plexus neurolysis to prevent pain progression in patients with newly diagnosed, painful, inoperable pancreatic cancer. J Clin Oncol. 2011;29(26):3541–6.

[30] Alvarez-Sanchez MV, Jenssen C, Faiss S, Napoleon B. Interventional endoscopic ultrasonography: an overview of safety and complications. Surg Endosc. 2014;28(3):712–34.

[31] Gress F, Schmitt C, Sherman S, Ciaccia D, Ikenberry S, Lehman G. Endoscopic ultrasound-guided celiac plexus block for managing abdominal pain associated with chronic pancreatitis: a prospective single center experience. Am J Gastroenterol. 2001;96(2):409–16.

[32] Muscatiello N, Panella C, Pietrini L, Tonti P, Ierardi E. Complication of endoscopic ultrasound-guided celiac plexus neurolysis. Endoscopy. 2006;38(8):858.

[33] O'Toole TM, Schmulewitz N. Complication rates of EUS-guided celiac plexus blockade and neurolysis: results of a large case series. Endoscopy. 2009;41(7):593–7.

[34] Lalueza A, Lopez-Medrano F, del Palacio A, Alhambra A, Alvarez E, Ramos A, et al. Cladosporium macrocarpum brain abscess after endoscopic ultrasound-guided celiac plexus block. Endoscopy. 2011;43(Suppl 2):E9–10.

[35] Ahmed HM, Friedman SE, Henriques HF, Berk BS. End-organ ischemia as an unforeseen complication of endoscopic-ultrasound-guided celiac plexus neurolysis. Endoscopy. 2009;41(Suppl 2):E218–9.

[36] Gimeno-Garcia AZ, Elwassief A, Paquin SC, Sahai AV. Fatal complication after endoscopic ultrasound-guided celiac plexus neurolysis. Endoscopy. 2012;44(Suppl 2):E267.

[37] Loeve US, Mortensen MB. Lethal necrosis and perforation of the stomach and the aorta after multiple EUS-guided celiac plexus neurolysis procedures in a patient with chronic pancreatitis. Gastrointest Endosc. 2013;77(1):151–2.

[38] Fujii L, Clain JE, Morris JM, Levy MJ. Anterior spinal cord infarction with permanent paralysis following endoscopic ultrasound celiac plexus neurolysis. Endoscopy. 2012;44(Suppl 2):E265–6.

[39] Minaga K, Kitano M, Imai H, Miyata T, Kudo M. Acute spinal cord infarction after EUS-guided celiac plexus neurolysis. Gastrointest Endosc. 2016;83(5):1039–40. discussion 40.

[40] Koker IH, Aralasmak A, Unver N, Asil T, Senturk H. Spinal cord ischemia after endoscopic ultrasound guided celiac plexus neurolysis: case report and review of the literature. Scand J Gastroenterol. 2017;52(10):1158–61.

[41] van Dongen RT, Crul BJ. Paraplegia following coeliac plexus block. Anaesthesia. 1991;46(10):862–3.

[42] De Conno F, Caraceni A, Aldrighetti L, Magnani G, Ferla G, Comi G, et al. Paraplegia following coeliac plexus block. Pain. 1993;55(3):383–5.

[43] Mulhall AM, Rashkin MC, Pina EM. Bilateral diaphragmatic paralysis: a rare complication related to endoscopic ultrasound-guided celiac plexus Neurolysis. Ann Am Thorac Soc. 2016;13(9):1660–2.

[44] Facciorusso A, Maso MD, Barone M, Muscatiello N. Echoendoscopic ethanol ablation of tumor combined to celiac plexus neurolysis improved pain control in a patient with pancreatic adenocarcinoma. Endosc Ultrasound. 2015;4(4):342–4.

[45] Facciorusso A, Di Maso M, Serviddio G, Larghi A, Costamagna G, Muscatiello N. Echoendoscopic ethanol ablation of tumor combined with celiac plexus neurolysis in patients with pancreatic adenocarcinoma. J Gastroenterol Hepatol. 2017;32(2):439–45.

[46] Bang JY, Sutton B, Hawes RH, Varadarajulu S. EUS-guided celiac ganglion radiofrequency ablation versus celiac plexus neurolysis for palliation of pain in pancreatic cancer: a randomized controlled trial (with videos). Gastrointest Endosc. 2019;89(1):58–66.e3.

第 15 章　超声内镜引导下血管介入治疗

EUS–Guided Vascular Interventions

Andrew Nett　Kenneth F. Binmoeller　**著**

吕顺莉　**译**

张敏敏　金震东　**校**

内容要点

- 通过超声内镜（EUS）探查纵隔及腹腔血管结构，可进行血管疾病诊断及介入治疗。
- EUS 引导下介入治疗对于静脉曲张及非静脉曲张出血是安全、有效的。
- EUS 引导下置入血管内弹簧圈可起到辅助止血的作用，并可降低静脉曲张治疗期间氰基丙烯酸酯（CYA）栓塞的风险。
- EUS 的应用使得多种诊断性及治疗性门静脉介入操作（包括门静脉压力梯度测量、门静脉血栓活检、循环肿瘤细胞检测、选择性门静脉栓塞及放化疗的实施）成为可能，亦使得 EUS 介导下门体分流术成为可能。
- EUS 引导下血管介入治疗的适应证不断拓展，但这有赖于新设备、新技术的发展，且需更多前瞻性研究进一步验证。

一、概述

纵隔及腹腔血管曾作为诊断性及治疗性超声内镜（EUS）术中的定位标志，EUS 易于识别的血管结构包括心脏、主动脉、腹腔干、门静脉、肝静脉、肠系膜血管以及与门静脉高压相关的脾肾分流。即使是较小的血管结构（如十二指肠动脉、脾血管、肝动脉及门静脉分支）也可通过 EUS 进行识别及追踪。目前与血管通路相关的治疗正在成为 EUS 引导下介入治疗的新目标。在本章中，将回顾性介绍有关 EUS 引导下血管介入治疗技术，包括非静脉曲张及静脉曲张消化道出血的治疗、EUS 引导下门静脉通路介入治疗及 EUS 引导下心脏通路介入治疗等。

二、非静脉曲张消化道出血的治疗

EUS 引导下治疗非静脉曲张消化道出血（包括 Dieulafoy 病、肿瘤出血、溃疡出血及假性动脉瘤）是安全、可行的。EUS 引导下治疗的显著优势在于，可直接显示并靶向定位出血血管，随后还可通过实时多普勒超声确认止血效果。这些优势有助于成功治疗难治性复发性非静脉曲张破裂出血的患者。

首个关于 EUS 引导下治疗的报道是在环扫 EUS 引导下进行肾上腺素 / 聚桂醇注射治疗 Dieulafoy 病 [1]，但该研究穿刺针在超声成像中仅显示为强回声点。线阵 EUS 的出现使得细针抽吸（FNA）穿刺针可沿长轴显影。有研究使用线阵 EUS 对 5 例难治性胰管出血、十二指肠溃疡、Dieulafoy 病及胃肠道间质瘤（GIST）的患者进行 EUS 引导下血管介入治疗 [2]，这些患者均至少出现过 3 次出血且需要多个单位红细胞输注、反复内镜及数字减影血管造影（DSA）/ CT 引导下血管介入治疗无效。EUS 引导下无水乙醇和（或）氰基丙烯酸酯治疗可通过 22G FNA 穿刺针直接将药物注射至出血血管。多普勒超声实时监测证实出血血管内无进一步可见的血流时，即可确认注射治疗完成。在所有这些难治性病例中，经过平均 12 个月的随访，未发现任何并发症与再出血。另一项研究报道了 5 例胃肠道出血的患者 [3]，内镜下止血均无效，出血原因包括 Dieulafoy 病、胰腺肿瘤、继发于急性胰腺炎的假性动脉瘤及胰十二指肠切除术后的动脉异常，在 EUS 引导下（并使用多普勒超声实时监测）进行 CYA 或硬化药物注射完成后，出血即刻得到控制，除 1 例患者因出现再出血而需重复进行 EUS 引导下治疗外，其余患者随访 9 个月均未发生再出血。另有研究报道了 1 例 EUS 引导下假性囊肿引流术术中出现严重的脾脏假性动脉瘤损伤出血，在 EUS 引导下进行脾动脉远端注射 CYA 成功止血的病例 [4]。此外，其他研究还报道了假性动脉瘤 [5-7]、Dieulafoy 病 [8, 9] 及 GIST 出血的 EUS 引导下血管介入治疗 [10]。

在一项涉及 17 例非静脉曲张出血患者的研究中 [11]，采用 EUS 引导下的多种治疗方法进行止血，包括弹簧圈栓塞、圈套结扎，以及注射肾上腺素、无水乙醇、透明质酸或 CYA 等。在圈套结扎前，需在 EUS 下标记上皮下血管部位。在进行 EUS 诊疗前，这 17 例患者中有 16 例曾接受了平均 2.5 次的上消化道内镜检查，4 例曾接受 DSA 引导下介入治疗但未成功，3 例曾接受外科手术；10 例有输血史的患者平均输注了 11 个单位的红细胞悬液。术后无并发症发生，17 例患者的 15 例在随访期间（中位随访时间 12 个月）并未发生再出血，1 例胃 Dieulafoy 病患者在 38 个月后再次接受 EUS 引导下的治疗，另 1 例患者术后因浸润性前列腺癌引起直肠持续出血。

三、食管静脉曲张破裂出血的治疗

圈套结扎是治疗食管静脉曲张的首选方法 [12]，套扎后再出血发生率为 15%～65%[13, 14]，再出血是由于未能处理曲张静脉的穿通静脉及侧支血管导致的 [15, 16]。

Lahoti 等 [17] 首次报道了 EUS 引导下穿通静脉及侧支靶向硬化治疗的方法。将鱼肝油酸钠注射至穿通血管中，直至血管内血流停止，在经过平均 2.2 次治疗后，5 例接受治疗的患者均实现了静脉曲张闭塞。在 15 个月随访期内未再出现再出血及并发症。De Paulo 等 [18] 将 50 例食管静脉曲张破裂出血患者随机分为两组，分别接受 EUS 下硬化治疗与 EUS 引导下硬化疗法。两组间血管闭塞、再出血率无显著差异，再出血发生率均与侧支血管的存在显著相关。

理论上，EUS 引导下食管静脉曲张治疗的优势在于，能够识别并靶向定位穿通的"滋养"血管。因此需要有研究对套扎术与 EUS 引导下硬化治疗进行比较，无论是血管闭塞所需疗程次数的减少还是再出血率的降低，以确定实际的临床益处。

四、胃静脉曲张破裂出血的治疗

胃静脉曲张比食管静脉曲张少见，但约 20% 的门静脉高压患者存在胃静脉曲张。高达 65% 的胃静脉曲张患者在 2 年内会发生出血[19]。胃静脉曲张可为食管静脉曲张进展而来，即胃食管静脉曲张（GOV），可分为沿胃小弯延续的胃食管静脉曲张（GOV1）及沿胃底方向延续的胃食管静脉曲张（GOV2）。孤立性胃静脉曲张（IGV）则可分为位于胃底的孤立性胃静脉曲张（IGV1），或散在胃窦或幽门周围的孤立性胃静脉曲张（IGV2）。不推荐内镜下硬化治疗胃静脉曲张，因为其并发症（包括胃溃疡、穿孔及再出血）发生率高达 37%～53%[19, 20]。此外，由于胃静脉曲张较大且胃黏膜较厚，难以将整个曲张的静脉吸入套扎器中，IGV 的套扎术也不推荐使用。如未能捕获到对侧曲张静脉，则套扎后可能形成溃疡而导致严重出血[21]。

首例内镜下注射 CYA 胃静脉曲张治疗于 1986 年报道[22]，此后该技术作为一线治疗方案被广泛应用[23]，有效止血率及术后再出血率分别为 58%～100% 及 0%～40%[24]。多数情况下，可使用 N-丁基 2-氰基丙烯酸酯来治疗胃静脉曲张。Rengstorff 及 Binmoeller[25] 使用 2-辛基氰基丙烯酸酯治疗 25 例胃静脉曲张，止血率与既往报道相似，11 个月内再出血率为 4%。

五、超声内镜引导下氰基丙烯酸酯注射

EUS 引导下氰基丙烯酸盐注射相比内镜下注射在理论上具有很多诊断和治疗的优势。第一，正如 Boustiere 等[26] 报道的那样，胃静脉曲张的检出率增加（增加了 6 倍）的原因之一是胃静脉曲张位于黏膜下层深处，因此内镜检查会误认为是增厚的黏膜皱襞。第二，多普勒超声可实时确认治疗后的血流消失，这种优势对预后有非常重要的临床价值，因为已证明治疗后曲张静脉的残余通畅状态与再出血风险相关[27]。第三，EUS 引导下治疗不依赖于静脉曲张的直接可视性，因为胃内残留血液或食物会影响观察。第四，在 EUS 引导下能够准确地将止血剂注入曲张静脉腔内，避免注射静脉旁，这种情况的发生率高达 60%[28]。第五，EUS 可清楚显示深层"滋养"血管，准确定位可在保证疗效的前提下减少药物使用（如 CYA），从而降低栓塞风险。

有研究[29] 采用 CYA 与碘造影剂按 1∶1 混合后在 EUS 引导下注入穿支血管，结果显示碘造影剂有助于观察药物注入的准确路径，该研究中无再出血及并发症发生。

六、超声内镜引导下弹簧圈栓塞治疗

CYA 治疗相关的最严重的并发症是全身性栓塞[30]，其中以肺栓塞最常见，但实际上不同器官栓塞均有报道[31]。卵圆孔未闭或肺动静脉分流会发生可导致中风及多器官梗塞的动脉栓塞，为避免发生全身性栓塞的风险，可将弹簧圈作为组织胶的替代方法。弹簧圈广泛应用于介入放射领域，由金属合金制成，具有径向延伸的合成纤维，可引起血凝块形成并止血。弹簧圈长度为 2~15mm，直径为 2~20mm。根据曲张静脉直径来选取弹簧圈的尺寸，不同尺寸弹簧圈可通过 22G（0.018in 弹簧圈）或 19G（0.035in 弹簧圈）穿刺针。可通过导丝将弹簧圈推送并释放至曲张静脉内。

有研究[32]报道，在 1 例难治性异位胆总管空肠静脉曲张出血的病例中，经 22G 穿刺针递送弹簧圈进行栓塞，将 2 个弹簧圈置入单独的曲张静脉中，尽管置入弹簧圈后经 EUS 反复确定已完全栓塞，但该患者仍出现再出血，后经再次置入弹簧圈治疗。在另一项研究中，对 4 例胃静脉曲张患者中 3 例成功实施线圈闭塞术[33]，经 19G 穿刺针置入弹簧圈闭塞曲张静脉。线圈直径为 0.035in，长度为 50~150mm，直径为 8~15mm。但对于另 1 例胃肾分流的患者，尽管置入了 13 枚线圈，仍未能达到消除胃静脉曲张的目的，遂将 9 个弹簧圈送入穿通的滋养静脉中。

一项将 EUS 引导下弹簧圈置入术与 CYA 注射术进行比较的回顾性研究[34]发现，经不同方法治疗的两组患者在 17 个月的随访中，闭塞率、治疗次数及再出血率均无显著性差异。CYA 注射组 19 例患者中有 11 例发生并发症，显著高于弹簧圈置入组（58% vs. 9%，$P=0.01$），其中 9 例术后常规 CT 发现无症状性肺栓塞。弹簧圈置入组的治疗费用明显高于 CYA 注射组，而 CYA 注射组患者住院时间更长。值得注意的是，弹簧圈置入组中 20% 的患者需要额外注射组织胶以实现曲张静脉闭塞，这些患者常规 CT 检查均未发现组织胶引起的栓塞。

七、超声内镜引导下氰基丙烯酸酯注射术及弹簧圈置入术

在体外研究中，我们在一个含有肝素化血液的容器中展开了一个弹簧圈，随后注射 1ml CYA 胶。组织胶迅速黏附在弹簧圈上的合成纤维上，弹簧圈及黏附的组织胶从容器中被整个取出，在容器外，组织胶仍牢固地黏附在线圈上，在容器中未发现残留的组织胶。我们假设，在 CYA 注射前先置入弹簧圈，可以将其作为在注射部位保留 CYA 的支架，从而减少（并可能消除）组织胶栓塞的风险。联合使用弹簧圈有两方面的潜在优点。一方面，将组织胶集中在弹簧圈展开的位置，减少闭塞所需的 CYA 使用量；另一方面，两者合用更有助于曲张静脉的闭塞，提高疗效。

我们曾报道过 1 例胃底静脉曲张（GFV）大量出血的病例，在标准内镜引导下 CYA 治疗失败后，使用弹簧圈置入及 CYA 注射作为"抢救"治疗的方法[35]。在随后的研究中，我们对 30 例不适合行经颈静脉肝内门体分流术（TIPS）但又合并近期出血的胃静脉曲张患者使用单个弹簧圈治疗后联合 CYA 注射[36]。弹簧圈展开后，对每例患者平均注射 1.4ml 的 CYA，再出血率为 16.6%，其中 1 例为胃静脉曲出血。随访结果显示，24 例患者中 23 例经一次治疗后曲张静脉消失，无并发症发生。

此后我们又进行了大样本研究，涉及 152 例患者，平均随访时间为 436 天[37]。在接受 EUS 随访的 100 例患者中，明确曲张静脉闭塞的为 93%；125 例患者中有 10 例因胃静脉曲张引起复发性出血，其中 5 例重复接受了 EUS 引导下治疗。研究对象中 40 例评估为高风险但无出血史的胃静脉曲张患者接受了预防性治疗。最终 96% 的患者成功消除了靶向胃静脉曲张（图 15-1），2 例新发静脉曲张出血患者经内镜治疗均成功止血。今后尚需更多有关联合使用 EUS 引导下弹簧圈置入及组织胶栓塞对高危胃静脉曲张进行预防性研究。

从技术上讲，超声内镜的局限性主要为操控并使其翻转后直视观察胃底曲张静脉的难度较大。但在 EUS 引导下进行治疗无须内镜直视观察，将探头置于食管远端，可通过 EUS 很好地观察胃底。因此，我们在工作中将 EUS 置于直镜身位置，"经食管"治疗胃静脉曲张。除了可通过 EUS 来引导治疗胃静脉曲张外，这种"经食管"的方法还不受胃底积聚的血流及食物的影响。曲张静脉上方的胃黏膜也不会受到破坏，而这些黏膜通常十分菲薄，在曲张静脉穿刺后会易出现"回血"的危险。通过"经食管"的方法还可观察食管与胃底之间的膈肌。我们有意尝试将膈肌纳入胃静脉曲张的穿刺路径中，通过厚约 1cm 的膈肌来起到稳定胃静脉曲张的支撑作用。

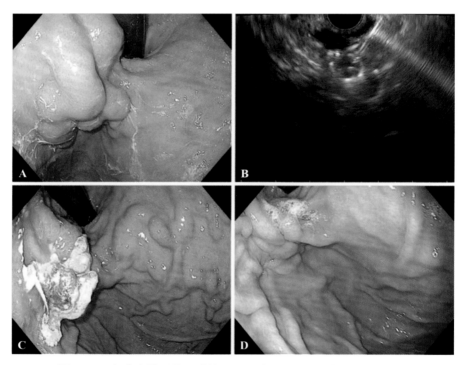

▲ 图 15-1　超声内镜引导下弹簧圈置入联合组织胶栓塞治疗胃静脉曲张
经治疗后，胃静脉曲张消失

八、异位静脉曲张破裂出血的治疗

异位静脉曲张出血在所有静脉曲张出血中占 1%～5%[38]，最常见的出血部位是十二指肠，尤其是十二指肠球部，死亡率高达 40%[39]，其他异位静脉曲张出血的解剖部位包括小肠、结肠、直肠及肛周。

（一）十二指肠静脉曲张

在 2014 年的一篇综述中，回顾了十二指肠静脉曲张的治疗方法，包括 TIPS 治疗（11 例）、逆行经静脉球囊栓塞（BRTO）治疗（14 例）、乙醇胺硬化治疗（1 例）、内镜下圈套结扎治疗（6 例）及 CYA 注射治疗（16 例）[40]。同一研究团队还报道过难治性十二指肠出血经内镜下硬化治疗后再行 EUS 引导下弹簧圈联合 CYA 治疗的病例，以及采用 EUS 引导下弹簧线联合或单用 CYA 治疗十二指肠静脉曲张出血的病例[41, 42]。

（二）直肠静脉曲张

44%～89% 的肝硬化患者会出现直肠静脉曲张。尽管与胃十二指肠静脉曲张出血相比，直肠静脉曲张出血风险小[43-45]，但其仍是门静脉高压患者下消化道出血的主要原因。据报道，大出血的发生率为 0.5%～3.6%[46-48]。研究表明，EUS 比常规内镜检查可以更好地用于判定直肠静脉曲张的有无及曲张静脉的数量[49]。通过 EUS 可清楚地观察到直肠壁内静脉曲张、直肠周围侧支及交通静脉[50]。Sharma 等[51] 报道了 5 例下消化道出血的病例，其中 2 例需行 EUS 明确出血的曲张静脉。

我们及其他研究团队都曾报道过 EUS 引导下弹簧圈和（或）CYA 注射治疗直肠静脉曲张的病例[52-54]。此外，EUS 引导下 CYA 注射也已用于肛周静脉曲张的临床治疗[55]。EUS 可清晰显示曲张静脉及穿支静脉，并可精准进行血管内治疗，同时不受管腔内容物的影响，多普勒超声还可根据血流情况明确治疗效果。

九、超声内镜引导下经门静脉通路建立及治疗

（一）门静脉通路建立及压力测定

通过门静脉血管造影可进行压力测定，为慢性肝病和门静脉高压患者的治疗提供指导信息。由于直接进入门静脉路径通路受限，且并发症发生率高[56]，因此经皮门静脉造影及压力测定未能在临床实践中进行。取而代之的是通过肝门静脉楔形压力梯度间接测量门静脉压力。

通过 EUS 可以很容易地从胃或十二指肠观察到门静脉，并可通过标准 FNA 穿刺针穿刺进行造影剂注射及压力测定。此类技术首先通过十二指肠 – 肝外路径在猪模型中进行实验[57]，使用 22G 穿刺针进行，15% 的测压失败，可能与穿刺针径小、难于在门静脉内保持稳定进行持续监测有关。有研究[58] 报道，19 例中有 1 例发生腹腔出血，19 例均发生浆膜下血肿。然而，采用 ERCP 导管连接测压器经肝操作，呼吸运动及内镜操作均不会影响门静脉内导管的稳定性，可在 1h 内连续进行门静脉压力测量，且测量结果的一致高，变异性小。对于围绕导管的肝脏实质可在导管拔除后进行

压塞，预防术后出血。

门静脉与下腔静脉 / 肝静脉之间的门静脉压力梯度（PPG）可通过类似的方式来测量（图 15-2）。有学者[59] 在 28 例患者中使用标准的 25G 穿刺针与改良的手持式压力计相连，获得了 100% 的成功率，且患者术后均无并发症发生。肝硬化患者 PPG 明显升高，且 PPG 升高与静脉曲张、门静脉高压性胃病、血小板减少的存在密切相关。

（二）EUS 引导下门静脉血栓 FNA

门静脉血栓形成（PVT）是肝细胞癌（HCC）的常见并发症，静脉栓塞也是胆胰肿瘤的常见并发症，发生率为 20%～36%[60-62]。目前无法通过影像学准确识别癌栓与血栓栓塞。检测血管内血栓的常见方法为超声检查，但该方法也不能准确鉴别两者[63]。如果穿过肝肿瘤组织经腹部超声引导下对门静脉栓塞部位进行取材可能会导致假阳性结果，因为会出现 HCC 弥漫性浸润而并无明显肿块等情况，且经腹采样还可能导致严重的胆管或血管损伤。在 EUS 引导下对 PVT 进行 FNA 可通过直接进入门静脉来克服这些限制（图 15-3）。既往研究[64-67] 报道，EUS 引导下 PVT FNA 是安全、可行的，且可为 HCC 的病理分期提供足量的组织标本。经十二指肠肝外穿刺门静脉的路径无须穿过肝组织即可直接进入门静脉。EUS 引导下 PVT FNA 在非 HCC 肿瘤患者中应用也有报道[68]。除 EUS 引导下 PVT FNA 的报道外，还有应用 EUS 引导下 FNA 技术对 IVC 栓塞患者进行检查，从而检出肾上腺皮质腺癌的报道[69]；也有在肺动脉栓塞患者中通过 EUS 引导下 FNA 检出肺腺癌（该患者同时合并胰腺癌）的报道[70]。

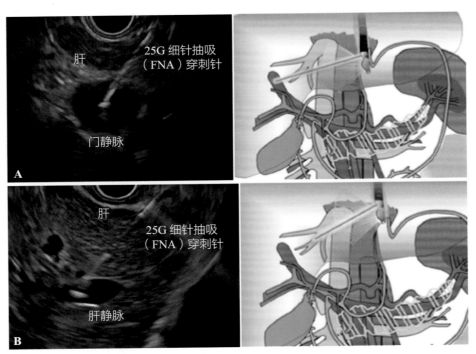

▲ 图 15-2　超声内镜引导下门静脉压力梯度测量[59]
A. 经胃经肝门静脉穿刺；B. 经胃经肝肝静脉穿刺

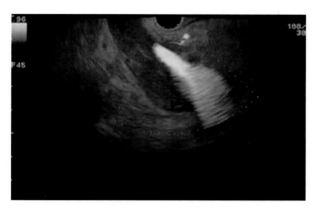

▲ 图 15-3　门静脉血栓超声内镜图像，多普勒超声显示门静脉腔内可见部分血流信号

在一项关于 EUS 引导下远端癌栓 FNA 的大样本研究[68]中，17 例患者中有 12 例细胞学检查为阳性或可疑阳性，3 例患者肿瘤分期上升，另 2 例患者则从可手术切除转变为不可切除。该研究结果表明，EUS 有助于检测及诊断隐匿性癌栓，并影响肿瘤分期。

（三）EUS 引导下门静脉采血

EUS 引导下诊断性操作的另一个重要作用是从门静脉血中收集循环肿瘤细胞（CTCs），这在胆胰肿瘤的诊断中备受关注。理论上，可将 CTCs 隔离在门静脉循环中，并在肝脏中过滤，其检测结果可能会与外周血取样检测不一致[71]。既往研究[72]已证实门静脉血中 CTCs 的检出数量显著高于外周血，足以进行 CTCs 基因组学及蛋白组学分析。

（四）EUS 引导下门静脉栓塞

对右肝切除的患者进行数字减影血管造影（DSA）引导下选择性门静脉右支栓塞会造成左肝代偿性增大。在动物实验[73, 74]中，肝叶切除前在 EUS 引导下使用不可吸收聚合物（Enteryx）进行选择性门静脉栓塞，可诱导相关肝叶萎缩及残余有功能的肝叶代偿性增大。此外，在活体猪的模型[75]中也成功地在 EUS 引导下联合使用弹簧圈植入术及 CYA 注射术进行了选择性门静脉栓塞（图 15-4）。这些动物实验表明，在 EUS 引导下置入不同装置或化合物均可诱导肝脏代偿性增大。

（五）EUS 引导下肝脏定向化疗及放射治疗

临床对于弥漫性肝转移患者，大多会在有限的治疗方案中选择姑息性全身化疗，但肝组织内的药物浓度水平很难达到理想状态，且全身化疗易产生全身不良反应。开展靶向肝脏治疗，经肝动脉注入载药微珠，不仅可使肝脏有较高药物浓度水平，还可减少全身不良反应，但依赖于肝动脉供血的胆管则会存在缺血性狭窄的风险。在动物模型中已开展 EUS 引导下门静脉注射化疗法（EPIC）方面的实验[76, 77]，局部注射药物洗脱微珠或纳米微粒后肝脏药物浓度水平显著高于常规全身化疗

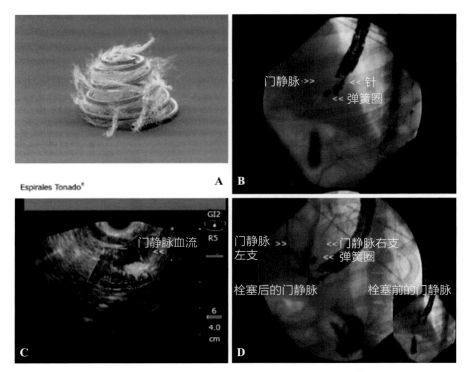

▲ 图 15-4　超声内镜引导下选择性门静脉栓塞 [74]

A. 弹簧圈；B. 透视下可见通过线阵超声内镜（EUS）置入弹簧圈；C.EUS 图像显示弹簧圈位于门静脉右支；D. 置入弹簧圈后透视下可见门静脉右支无显影

的药物浓度水平，且全身不良反应更少。这些实验结果为临床弥漫性肝转移患者的治疗带来了新的希望。

在放射治疗方面，已有通过 CT 引导下 [125]I 粒子植入治疗门静脉癌栓的报道 [78]。经治疗，10 例继发于 HCC 的门静脉癌栓患者中有 4 例完全缓解，5 例部分缓解，1 例病情稳定。EUS 引导下近距离放射治疗具有理论上的优势，可更加准确地进行放射性粒子植入，并减少血管损伤及辐射暴露，降低恶性细胞种植转移的风险。

（六）EUS 引导下肝内门体静脉分流术（TIPS）

TIPS 是门静脉高压及其并发症的常用治疗方法，可预防急性或复发性静脉曲张破裂出血及难治性腹水 [79-81]。Buscaglia 等 [82] 首次报道了在活体猪模型中进行 EUS 引导下肝内门体分流术的实验。在 EUS 引导下依次穿刺肝静脉及门静脉，注射造影剂后观察并确定门静脉内针尖位置，再通过穿刺针置入导丝至门静脉，拔除穿刺针后沿导丝置入支架，支架远端在门静脉内，近端在肝静脉内。2 头实验猪在术后 2 周的生存期中，均未出现并发症 。

我们曾采用类似技术在猪模型中置入了全覆膜双蘑菇头金属支架（LAMS）[83]。尸检证实支架被成功地放置于门静脉与肝静脉之间，无支架相关组织损伤或血肿形成（图 15-5）。Schulman 等 [84] 也成功地使用 LAMS 在 5 头猪体内完成 TIPS，LAMS 具有两端带凸缘的设计，可有效防止支架移位；

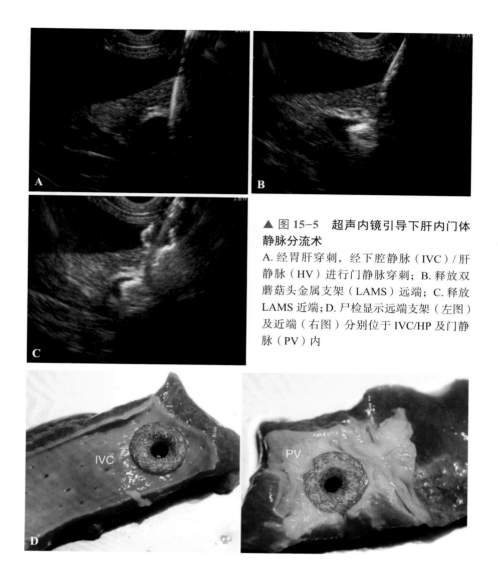

▲ 图 15-5　超声内镜引导下肝内门体静脉分流术

A. 经胃肝穿刺，经下腔静脉（IVC）/肝静脉（HV）进行门静脉穿刺；B. 释放双蘑菇头金属支架（LAMS）远端；C. 释放 LAMS 近端；D. 尸检显示远端支架（左图）及近端（右图）分别位于 IVC/HP 及门静脉（PV）内

该研究中，技术成功率为 100%，5 头实验猪均未发生术后严重出血，但有 2 头实验猪出现支架内血栓。Poincloux 等 [85] 在 EUS 引导下为对 21 头活体猪进行了 TIPS，结果显示对其中 19 头实验猪顺利完成 TIPS 治疗，术后 17 头实验猪体内支架通畅。该技术应用于临床之前，尚需大量实验数据的支持，以及相关治疗设备、器材的进一步发展。

十、EUS 引导下心脏介入治疗

心脏毗邻食管，这为 EUS 引导下进行心脏介入治疗提供了基础。目前已有使用标准 FNA 穿刺针在 EUS 引导下对猪模型的左心房、左心室、冠状动脉、主动脉瓣进行穿刺的报道 [86]。在心电监护下行主动脉瓣射频消融术、起搏器置入术，术中、术后未发现心律失常、出血或其他心脏异常。

此外，在 EUS 引导下心脏介入治疗的相关临床研究中，已有对心包积液患者（2 例）进行的穿刺引流术，以及对左心房肿瘤（大小约 5cm）患者（1 例）进行 FNA 的报道，患者术后均无并发症发生。还有 EUS 引导下心包囊肿引流术的报道[87]，且患者术后亦无并发症发生。另有研究报道，EUS 引导下心包肿瘤 FNA[88]穿刺过程中虽未发生心律失常，但穿刺后在穿刺部位可见一稳定的 6mm 大小高回声区，考虑为穿刺引起的血肿（图 15-6）。还有 1 例 EUS 引导下右心房肿瘤穿刺进行 FNA 的报道[89]，该患者在术后 72h 内未发生并发症。

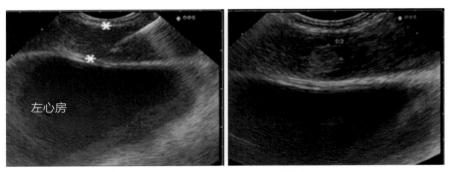

▲ 图 15-6　超声内镜引导下心包肿瘤 FNA，穿刺部位可见 6mm 大小的血肿

十一、结论

上消化道为纵隔及腹腔血管内介入治疗提供了独特的"窗口"，可使用 FNA 标准穿刺针进入血管内进行治疗性 EUS 操作，可在出血血管内注射硬化药物、CYA 及置入弹簧圈，还可进行门静脉压力测量、血管栓塞部位活检，以及采血进行 CTCs 检查，甚至能够进行心脏介入治疗。EUS 引导下静脉曲张治疗在很大程度上已成为难治性出血的重要治疗手段，理论上优于传统内镜下介入治疗。虽然 EUS 引导下血管介入治疗的适应证不断拓展，但尚需进一步验证。目前的研究主要局限在小样本临床研究或动物实验，尚缺乏多中心的前瞻性队列研究来进一步证实临床应用在人体的有效性及安全性。此外，用于 EUS 引导下血管介入治疗的器械设计研发也具有广阔的前景。

参 考 文 献

[1] Fockens P, et al. Dieulafoy's disease: endosonographic detection and endosonography-guided treatment. Gastrointest Endosc. 1996;44(4):437–42.

[2] Levy M, Wong Kee Song L, Farnell M. Endoscopic ultrasound (EUS)-guided angiotherapy of refractory gastrointestinal bleeding. Am J Gastrenterol. 2008;103:352–9.

[3] Gonzalez JM, et al. Endoscopic ultrasound-guided vascular therapy: is it safe and effective?

Endoscopy. 2012;44(5):539–42.

[4]　Gonzalez JM, et al. Endoscopic ultrasound treatment of vascular complications in acute pancreatitis. Endoscopy. 2009;41(8):721–4.

[5]　Chaves DM, et al. Splenic artery pseudoaneurysm treated with thrombin injection guided by endoscopic ultrasound. Endoscopy. 2012;44(Suppl 2 UCTN):E99–E100.

[6]　Lameris R, et al. A visceral pseudoaneurysm: management by EUS-guided thrombin injection. Gastrointest Endosc. 2011;73(2):392–5.

[7]　Roach H, et al. Endoscopic ultrasound-guided thrombin injection for the treatment of pancreatic pseudoaneurysm. Endoscopy. 2005;37(9):876–8.

[8]　Folvik G, et al. Endosonography-guided endoscopic band ligation of Dieulafoy's malformation: a case report. Endoscopy. 2001;33(7):636–8.

[9]　Ribeiro A, Vazquez-Sequeiros E, Wiersema MJ. Doppler EUS-guided treatment of gastric Dieulafoy's lesion. Gastrointest Endosc. 2001;53(7):807–9.

[10]　Kumbhari V, et al. Endoscopic ultrasound-guided angiotherapy of a large bleeding gastrointestinal stromal tumor. Endoscopy. 2013;45(Suppl 2 UCTN):E326–7.

[11]　Law R, et al. Efficacy of endoscopic ultrasound-guided hemostatic interventions for resistant nonvariceal bleeding. Clin Gastroenterol Hepatol. 2015;13(4):808–12 e1.

[12]　Helmy A, Hayes PC. Review article: current endoscopic therapeutic options in the management of variceal bleeding. Aliment Pharmacol Ther. 2001;15(5):575–94.

[13]　Hou MC, et al. Recurrence of esophageal varices following endoscopic treatment and its impact on rebleeding: comparison of sclerotherapy and ligation. J Hepatol. 2000;32(2):202–8.

[14]　Krige JE, et al. Variceal rebleeding and recurrence after endoscopic injection sclerotherapy: a prospective evaluation in 204 patients. Arch Surg. 2000;135(11):1315–22.

[15]　Irisawa A, et al. Role of para-esophageal collateral veins in patients with portal hypertension based on the results of endoscopic ultrasonography and liver scintigraphy analysis. J Gastroenterol Hepatol. 2003;18(3):309–14.

[16]　Irisawa A, et al. Endoscopic recurrence of esophageal varices is associated with the specific EUS abnormalities: severe periesophageal collateral veins and large perforating veins. Gastrointest Endosc. 2001;53(1):77–84.

[17]　Lahoti S, et al. Obliteration of esophageal varices using EUS-guided sclerotherapy with color Doppler. Gastrointest Endosc. 2000;51(3):331–3.

[18]　de Paulo GA, et al. Treatment of esophageal varices: a randomized controlled trial comparing endoscopic sclerotherapy and EUS-guided sclerotherapy of esophageal collateral veins. Gastrointest Endosc. 2006;63(3):396–402; quiz 463

[19] Sarin SK, et al. Prevalence, classification and natural history of gastric varices: a long-term follow-up study in 568 portal hypertension patients. Hepatology. 1992;16(6):1343–9.

[20] Trudeau W, Prindiville T. Endoscopic injection sclerosis in bleeding gastric varices. Gastrointest Endosc. 1986;32(4):264–8.

[21] Rios Castellanos E, et al. Endoscopic injection of cyanoacrylate glue versus other endoscopic procedures for acute bleeding gastric varices in people with portal hypertension. Cochrane Datab Syst Rev. 2015;5:CD010180.

[22] Soehendra N, et al. Endoscopic obliteration of large esophagogastric varices with bucrylate. Endoscopy. 1986;18(1):25–6.

[23] Garcia-Tsao G, et al. Prevention and management of gastroesophageal varices and variceal hemorrhage in cirrhosis. Hepatology. 2007;46(3):922–38.

[24] de Franchis R, Primignani M. Endoscopic treatments for portal hypertension. Semin Liver Dis. 1999;19(4):439–55.

[25] Rengstorff D, Binmoeller K. A pilot study of 2-octyl cyanoacrylate injection for treatment of gastric fundal varices in humans. Gastointest Endosc. 2004;59:553–8.

[26] Boustiere C, et al. Endoscopic ultrasonography classification of gastric varices in patients with cirrhosis. Comparison with endoscopic findings. J Hepatol. 1993;19(2):268–72.

[27] Iwase H, et al. Color Doppler endoscopic ultrasonography for the evaluation of gastric varices and endoscopic obliteration with cyanoacrylate glue. Gastrointest Endosc. 1995;41(2):150–4.

[28] Sarin SK, Kumar A. Sclerosants for variceal sclerotherapy: a critical appraisal. Am J Gastroenterol. 1990;85(6):641–9.

[29] Romero-Castro R, et al. EUS-guided injection of cyanoacrylate in perforating feeding veins in gastric varices: results in 5 cases. Gastrointest Endosc. 2007;66(2):402–7.

[30] Seewald S, et al. A standardized injection technique and regimen ensures success and safety of N-butyl-2-cyanoacrylate injection for the treatment of gastric fundal varices (with videos). Gastrointest Endosc. 2008;68(3):447–54.

[31] Cameron R, Binmoeller KF. Cyanoacrylate applications in the GI tract. Gastrointest Endosc. 2013;77(6):846–57.

[32] Levy MJ, et al. EUS-guided coil embolization for refractory ectopic variceal bleeding (with videos). Gastrointest Endosc. 2008;67(3):572–4.

[33] Romero-Castro R, et al. Endoscopic ultrasound (EUS)-guided coil embolization therapy in gastric varices. Endoscopy. 2010;42(Suppl 2):E35–6.

[34] Romero-Castro R, et al. EUS-guided coil versus cyanoacrylate therapy for the treatment of gastric varices: a multicenter study (with videos). Gastrointest Endosc. 2013;78(5):711–21.

[35] Sanchez-Yague A, Shah J, Nguyen-Tang T, Binmoeller KF. EUS-guided coil embolization of gastric varices after unsuccessful endoscopic glue injection. Gastrointest Endosc. 2009;69:A–6.

[36] Binmoeller KF, et al. EUS-guided transesophageal treatment of gastric fundal varices with combined coiling and cyanoacrylate glue injection (with videos). Gastrointest Endosc. 2011;74(5):1019–25.

[37] Bhat YM, et al. EUS-guided treatment of gastric fundal varices with combined injection of coils and cyanoacrylate glue: a large U.S. experience over 6 years (with video). Gastrointest Endosc. 2016;83(6):1164–72.

[38] Rana SS, et al. Endoscopic ultrasound-guided treatment of bleeding duodenal varix. Indian J Gastroenterol. 2011;30(6):280–1.

[39] Kakizaki S, et al. Clinical characteristics and treatment for patients presenting with bleeding duodenal varices. Dig Endosc. 2010;22(4):275–81.

[40] Kinzel J, et al. Bleeding from a duodenal varix: a unique case of variceal hemostasis achieved using EUS-guided placement of an embolization coil and cyanoacrylate. J Clin Gastroenterol. 2014;48(4):362–4.

[41] Fujii-Lau LL, et al. Endoscopic ultrasound (EUS)-guided coil injection therapy of esophagogastric and ectopic varices. Surg Endosc. 2016;30(4):1396–404.

[42] Mukkada RJ, et al. EUS-guided coiling for bleeding duodenal collateral vessel. Gastrointest Endosc. 2016;84(6):1057–8.

[43] Hosking SW, et al. Anorectal varices, haemorrhoids, and portal hypertension. Lancet. 1989;1(8634):349–52.

[44] Chawla Y, Dilawari JB. Anorectal varices--their frequency in cirrhotic and non-cirrhotic portal hypertension. Gut. 1991;32(3):309–11.

[45] Goenka MK, et al. Rectosigmoid varices and other mucosal changes in patients with portal hypertension. Am J Gastroenterol. 1991;86(9):1185–9.

[46] McCormack TT, et al. Rectal varices are not piles. Br J Surg. 1984;71(2):163.

[47] Johansen K, Bardin J, Orloff MJ. Massive bleeding from hemorrhoidal varices in portal hypertension. JAMA. 1980;244(18):2084–5.

[48] Wilson SE, et al. Massive lower gastrointestinal bleeding from intestinal varices. Arch Surg. 1979;114(10):1158–61.

[49] Dhiman RK, et al. Endoscopic ultrasonographic evaluation of the rectum in cirrhotic portal hypertension. Gastrointest Endosc. 1993;39(5):635–40.

[50] Sato T, et al. The value of the ultrasonic microprobe in the detection and treatment of rectal varices: a case report. Hepatol Res. 2003;27(2):158–62.

[51] Sharma M, Rai P, Bansal R. EUS-assisted evaluation of rectal varices before banding. Gastroenterol

Res Pract. 2013;2013:619187.

[52] Weilert F, et al. EUS-guided coil and glue for bleeding rectal varix. Gastrointest Endosc. 2012;76(4):915–6.

[53] Connor EK, Duran-Castro OL, Attam R. Therapy for recurrent bleeding from rectal varices by EUS-guided sclerosis. Gastrointest Endosc. 2015;81(5):1280–1.

[54] Storm AC, et al. EUS-guided angiotherapy. Gastrointest Endosc. 2014;80(1):164–5.

[55] Tsynman DN, et al. Novel use of EUS to successfully treat bleeding parastomal varices with N-butyl-2-cyanoacrylate. Gastrointest Endosc. 2014;79(6):1007–8; discussion 1008

[56] Armonis A, Patch D, Burroughs A. Hepatic venous pressure measurement: an old test as a new prognostic marker in cirrhosis? Hepatology. 1997;25(1):245–8.

[57] Lai L, et al. EUS-guided portal vein catheterization and pressure measurement in an animal model: a pilot study of feasibility. Gastrointest Endosc. 2004;59(2):280–3.

[58] Giday SA, et al. EUS-guided portal vein catheterization: a promising novel approach for portal angiography and portal vein pressure measurements. Gastrointest Endosc. 2008;67(2):338–42.

[59] Huang JY, et al. EUS-guided portal pressure gradient measurement with a simple novel device: a human pilot study. Gastrointest Endosc. 2017;85(5):996–1001.

[60] Ansari D, et al. Pancreatic cancer and thromboembolic disease, 150 years after Trousseau. Hepatobiliary Surg Nutr. 2015;4(5):325–35.

[61] Epstein AS, et al. Analysis of incidence and clinical outcomes in patients with thromboembolic events and invasive exocrine pancreatic cancer. Cancer. 2012;118(12):3053–61.

[62] Larsen AC, et al. Venous thrombosis in pancreaticobiliary tract cancer: outcome and prognostic factors. J Thromb Haemost. 2015;13(4):555–62.

[63] Lai L, Brugge WR. Endoscopic ultrasound is a sensitive and specific test to diagnose portal venous system thrombosis (PVST). Am J Gastroenterol. 2004;99(1):40–4.

[64] Lai R, Stephens V, Bardales R. Diagnosis and staging of hepatocellular carcinoma by EUS-FNA of a portal vein thrombus. Gastrointest Endosc. 2004;59(4):574–7.

[65] Michael H, et al. Endoscopic ultrasound -guided fine-needle aspiration of a portal vein thrombus to aid in the diagnosis and staging of hepatocellular carcinoma. Gastroenterol Hepatol (N Y). 2011;7(2):124–9.

[66] Moreno M, et al. EUS-FNA of a portal vein thrombosis in a patient with a hidden hepatocellular carcinoma: confirmation technique after contrast-enhanced ultrasound. Endoscopy. 2014;46(Suppl 1 UCTN):E590–1.

[67] Kayar Y, et al. EUS-guided FNA of a portal vein thrombus in hepatocellular carcinoma. Pan Afr Med J. 2015;21:86.

[68] Rustagi T, et al. Remote malignant intravascular thrombi: EUS-guided FNA diagnosis and impact on cancer staging. Gastrointest Endosc. 2017;86(1):150–5.

[69] Sisman G, Erzin YZ, Senturk H. Diagnosis of adrenocortical carcinoma via endosonography-assisted fine-needle aspiration of inferior vena cava thrombosis: first case in the literature. Dig Endosc. 2013;25(3):338–9.

[70] Gincul R, et al. Endoscopic ultrasound-guided fine-needle aspiration of a pulmonary artery malignant thrombus. Endoscopy. 2015;47(Suppl 1):E547–9.

[71] Allard WJ, et al. Tumor cells circulate in the peripheral blood of all major carcinomas but not in healthy subjects or patients with nonmalignant diseases. Clin Cancer Res. 2004;10(20):6897–904.

[72] Catenacci DV, et al. Acquisition of portal venous circulating tumor cells from patients with pancreaticobiliary cancers by endoscopic ultrasound. Gastroenterology. 2015;149(7):1794–1803 e4.

[73] Matthes K, et al. Feasibility of endoscopic ultrasound-guided portal vein embolization with Enteryx. Acta Gastroenterol Belg. 2005;68(4):412–5.

[74] Vazquez-Sequeiros E, Olcina JR. Endoscopic ultrasound guided vascular access and therapy: a promising indication. World J Gastrointest Endosc. 2010;2(6):198–202.

[75] Park TY, et al. Feasibility and safety of EUS-guided selective portal vein embolization with a coil and cyanoacrylate in a live porcine model. Endosc Ultrasound. 2018;7(6):389–94.

[76] Faigel DO, et al. EUS-guided portal injection chemotherapy for treatment of hepatic metastases: feasibility in the acute porcine model. Gastrointest Endosc. 2016;83(2):444–6.

[77] Faigel D, et al. Endoscopic ultrasonography-guided portal injection chemotherapy for hepatic metastases. Endosc Ultrasound. 2014;3(Suppl 1):S1.

[78] Zhang FJ, et al. CT guided 125iodine seed implantation for portal vein tumor thrombus in primary hepatocellular carcinoma. Chin Med J (Engl). 2008;121(23):2410–4.

[79] Colombato L. The role of transjugular intrahepatic portosystemic shunt (TIPS) in the management of portal hypertension. J Clin Gastroenterol. 2007;41(Suppl 3):S344–51.

[80] D'Amico G, Pagliaro L, Bosch J. The treatment of portal hypertension: a meta-analytic review. Hepatology. 1995;22(1):332–54.

[81] Gines P, et al. Transjugular intrahepatic portosystemic shunting versus paracentesis plus albumin for refractory ascites in cirrhosis. Gastroenterology. 2002;123(6):1839–47.

[82] Buscaglia JM, et al. A new alternative for a transjugular intrahepatic portosystemic shunt: EUS-guided creation of an intrahepatic portosystemic shunt (with video). Gastrointest Endosc. 2009;69(4):941–7.

[83] Binmoeller KF, Shah JN. Sa1428 EUS-guided transgastric intrahepatic portosystemic shunt using the axios stent. Gastrointest Endosc. 2011;73(4):AB167.

[84] Schulman AR, et al. EUS-guided intrahepatic portosystemic shunt with direct portal pressure

measurements: a novel alternative to transjugular intrahepatic portosystemic shunting. Gastrointest Endosc. 2017;85(1):243–7.

[85] Poincloux L, et al. Interventional endoscopic ultrasound: a new promising way for intrahepatic portosystemic shunt with portal pressure gradient. Endosc Ultrasound. 2017;6(6):394–401.

[86] Fritscher-Ravens A, et al. Transesophageal endoscopic ultrasound-guided access to the heart. Endoscopy. 2007;39(5):385–9.

[87] Larghi A, et al. EUS-guided drainage of a pericardial cyst: closer to the heart (with video). Gastrointest Endosc. 2009;70(6):1273–4.

[88] Romero-Castro R, et al. Pericardial tumor diagnosed by EUS-guided FNA (with video). Gastrointest Endosc. 2009;69(3 Pt 1):562–3.

[89] Gornals JB, et al. EUS cardiac puncture-guided right atrial tumor. Gastrointest Endosc. 2015;82(1):165.

第 16 章　超声内镜引导下胃空肠吻合术

EUS Guided Gastrojejunostomy

Payal Saxena　Yervant Ichkhanian　Kia Vosoughi　Mouen A. Khashab　**著**

苏晓菊　**译**

张敏敏　金震东　**校**

内容要点

- 对于有症状的恶性胃流出道梗阻（GOO）患者而言，超声内镜引导下胃空肠吻合术（EUS-GJ）已逐渐成为常规胃空肠吻合术及肠内支架置入术的有效替代方法。
- 尽管目前 EUS-GJ 尚未在临床广泛使用，但已经开发出了其专用的双气囊导管。
- 直接 EUS-GJ 技术及气囊辅助技术似乎都是安全、可行的。
- 由于有继发性腹膜炎、穿刺部位渗漏及穿孔的风险，最好避免在大量腹水的患者中使用 EUS-GJ。
- 与接受肠内支架治疗的患者相比，接受 EUS-GJ 的患者术后复发及再干预率均明显降低。
- 接受 EUS-GJ 的患者其临床结局与接受外科 GJ 的患者相似。
- 双蘑菇头金属支架（LAMS）错置是 EUS-GJ 最常见的并发症，可通过放置桥接支架或拔除支架、闭合瘘管来处理。

一、概述

胃流出道梗阻（GOO）是胰腺及上消化道恶性肿瘤的常见并发症之一。既往的姑息治疗方法主要包括外科手术下胃空肠吻合术及肠内支架置入。患者往往由于营养不良导致手术时身体状况较差，因此外科手术下胃空肠吻合术具有一定挑战性，术后恢复时间一般较长且可能导致伤口愈合不良，从而影响化疗的时机。外科手术下胃空肠吻合术的其他不足之处还包括胃排空延迟、住院治疗时间长及治疗费用高 [1, 2]。肠内支架置入亦有其不足之处，由于肿瘤可向腔内生长、炎性增生或两者兼有之，会导致支架堵塞，平均支架通畅时间为 2～3 个月，因此肠内支架置入术后可能需要再次介入治疗 [3, 4]。有学者 [5] 认为，对于预期生存期 > 3 个月的患者，胃空肠吻合术比肠内支架置入术更可取。

化疗方案的不断完善及更新有效延长了恶性肿瘤患者的预期寿命，微创介入治疗技术的飞速发展也为此类患者 GOO 的有效对症处理提供了保证。超声内镜引导下胃空肠吻合术（EUS-GJ）即为缓解 GOO 的介入治疗方法之一。在 EUS 引导下，于胃与十二指肠或空肠之间放置一个双蘑菇头金属支架（LAMS）。EUS-GJ 可使支架及管腔保持长期通畅，且没有外科手术下胃空肠吻合术的限制。

二、适应证与禁忌证

2002 年，Fritscher-Ravens 等[6] 首次报道了在猪模型中使用特殊压缩扣进行 EUS-GJ 的实验研究。Binmoeller 等[7] 于 2012 年在猪模型中使用新型腔内金属支架进行了 EUS-GJ 实验。此后该技术逐渐应用于临床，Itoi 等于 2013 年报道了在人体内使用腔内支架进行 EUS-GJ 的临床研究[8]。支架被设计为在两个管腔之间产生吻合；此外，支架完全被覆薄膜，且为双蘑菇头结构，可有效防止穿刺部位的渗漏及支架移位。

EUS-GJ 的主要适应证为恶性 GOO，无论有无外科手术指征的恶性肿瘤所致 GOO（即恶性 GOO）患者均可接受 EUS-GJ 治疗。目前有关 EUS-GJ 在不适合或难以进行标准内镜治疗的良性 GOO 病例中的临床应用及相关研究仍很有限。

尽管对于大多数恶性 GOO 患者适合进行 EUS-GJ，但必须考虑到一些解剖特点及内镜操作要求，以确保治疗成功[9]。

术前进行 CT 检查有助于合理规划穿刺路径。在 EUS 引导下，支架远端的目标位置与胃壁之间的距离应保持在 1～2cm。如距离 > 2cm 可能会导致两个消化道内腔并置（译者注：此处为一种侧侧吻合的概念）不完全，从而产生穿刺部位渗漏、支架移位或穿孔。建议避开肿瘤进行穿刺，否则可能会导致出血及支架释放不完全。一些 EUS-GJ 操作要求气囊穿过肠腔狭窄部位，因此严重狭窄的患者可能不适合进行该手术。需要注意的是，必须确保空肠穿刺部位远端无梗阻。在腹膜转移癌或广泛性淋巴结疾病的患者中，可能会出现多部位梗阻，使用支架进行单个部位的旁路可能无法缓解症状。

对于胃周静脉曲张的患者不应进行 EUS-GJ 治疗，因此在进行 EUS-GJ 前应通过腹部影像学检查仔细筛选患者。由于可能有继发性腹膜炎、穿刺部位渗漏及穿孔的风险，最好避免在大量腹水的患者中使用 EUS-GJ。此外，对于可疑或已知有广泛腹腔粘连的患者，我们更建议采用十二指肠支架置入术而非进行 EUS-GJ。但使用支架将空肠拉向胃并永久使其保持在目标位置上是不可能的，存在迟发性支架移位及穿刺部位渗漏的风险。

三、操作步骤

EUS-GJ 作为一种新兴的技术，目前仍在不断发展中，已有多种 EUS-GJ 治疗技术。无论采用何种技术，术前准备都是十分必要且常规的。EUS-GJ 治疗过程中，患者取仰卧位，需进行气管插管、麻醉，经静脉注射抗生素。可间歇使用胰高血糖素或丁溴东莨菪碱，以减轻治疗过程中的肠蠕动。

（一）EUS-GJ 治疗技术

1. 传统气囊辅助 EUS-GJ（图 16-1）

在常规胃镜下使用坚硬的导丝通过梗阻部位并进入远端空肠肠腔，退出胃镜留置导丝。在透视下将大直径（18～20mm）扩张（CRE）球囊或取石球囊沿导丝通过狭窄部位。建议先放置外套管，使其前端通过幽门，避免气囊及导丝在胃穹窿部打结。气囊扩张后将线阵超声内镜送入胃中，在 EUS 引导下使用 19G FNA 穿刺针刺破气囊，以确认针尖所在的位置。在透视下，将第二根导丝（0.025in 或 0.035in）经 19G 穿刺针送入空肠。然后将 LAMS 经导丝在空肠及胃中释放，形成胃空肠吻合。

2. 交会法气囊辅助 EUS-GJ

在常规胃镜下将硬导丝经梗阻部位送入远端空肠。退回胃镜，保留好导丝，经导丝将气囊送进空肠肠腔，注射造影剂。注意将圈套器或取石网篮也放置于气囊附近。使用线阵 EUS 定位气囊后，使用 19G 针进行穿刺。将第二根导丝沿穿刺针头置入肠腔。使用圈套器 / 取石网篮捕获导丝后，将导丝从患者的嘴中拉出，以确保胃及空肠通路。然后，沿导丝送入 LAMS 进行 EUS-GJ。

3. EUS 引导下双气囊封堵旁路胃空肠吻合术（EPASS）

该技术（图 16-2）由 Itoi 等[8] 首次报道，使用双气囊小肠镜（DBE）将导丝置入空肠后，撤回 DBE，使外套管及导丝保持在原位。将专用的双气囊导管（Create Medic 公司）经导丝穿过外套管送入小肠。该导管远端含有 6 个不透射 X 线的标记物及 2 个相距 20cm 的气囊。当气囊膨胀时，2 个气囊之间固定的小肠段充满造影剂。然后，使用带有烧灼头的 LAMS 导管穿刺进入充满液体的肠腔，沿导丝推入支架，并以标准方式进行支架释放。

4. 直接法 EUS-GJ

该技术由 Khashab 等首次报道[10]，可使 EUS-GJ 的步骤简单化。将造影剂及亚甲蓝注入十二指肠及空肠肠腔内，在 EUS 引导下经胃选择与相邻小肠的最佳穿刺点，将 19G 穿刺针刺入小肠，如抽吸出蓝色液体则可确认穿刺部位准确。拔出穿刺针后，保持 EUS 的探头位置及图像稳定，经导丝置入带有烧灼头的 LAMS，支架释放后形成胃空肠吻合。

（二）双蘑菇头金属支架

目前市售的两类 LAMS 规格各不相同。AXIOS 支架（Boston Scientific 公司）有直径为 10mm、15mm 及 20mm 的不同型号，长度均为 10mm，鞘管直径均为 10.8Fr，头端具有烧灼功能；而 Spaxus 支架（Taewoong Medical 公司）有直径为 8mm、10mm 及 16mm 的不同型号，长度均为 20mm，鞘管直径均为 10Fr，头端无烧灼功能。与肠内支架相比，LAMS 的长度较短，可最大程度减少支架阻塞的风险。支架宽大的双蘑菇头及内腔可降低移位的风险，且支架完全覆膜，可有效防止穿刺部位渗漏，必要时可将支架取出。

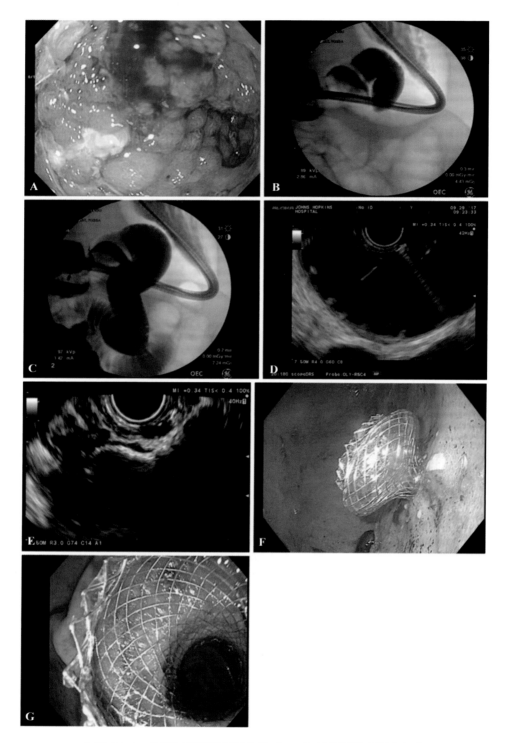

▲ 图 16-1　传统气囊辅助超声内镜（EUS）引导下胃空肠吻合术

A. 内镜下可见导致管腔梗阻的肿块位于在十二指肠近端；B 和 C. 向位于梗阻近端注入生理盐水、亚甲蓝及造影剂的混合液，透视下梗阻远端的小肠袢显示不清；D. 用 19G 穿刺针刺破与 EUS 前端相邻的扩张 / 充满液体的小肠，如抽出蓝色液体则可确认穿刺针已准确刺入空肠；E. 退出穿刺针内芯，并使用直接法（无导丝放置），用电灼刀扩张并将双蘑菇头金属支架（LAMS）置入空肠；F 和 G. 在 EUS 引导下释放 LAMS 的近端及远端，再次进行内镜检查以确认支架位置良好

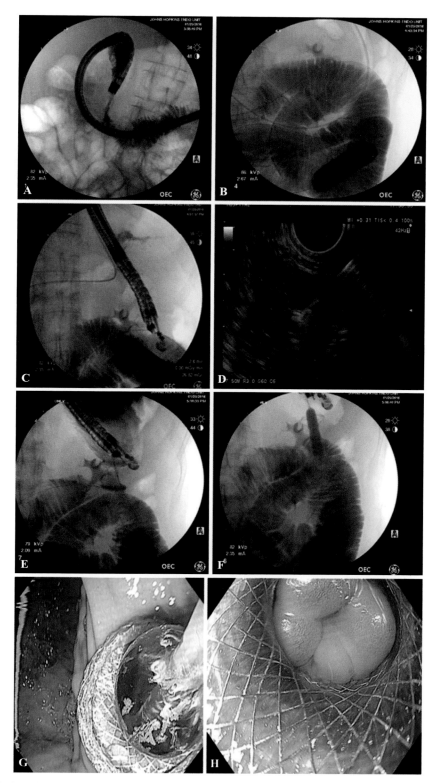

▲ 图 16-2　超声内镜（EUS）引导下气囊辅助（间接法）胃空肠吻合术（**73 岁女性，恶性胃流出道梗阻患者**）
A. 进镜至十二指肠近端梗阻部位，注射造影剂与生理盐水的混合液后，观察十二指肠降部狭窄管腔；B. 将 0.035in 导丝置入空肠，同时注入造影剂与生理盐水的混合液，使肠腔进一步扩张，通过导丝将扩张气囊置入近端空肠，并将其直径扩张至 20mm；C. 透视下可见线阵 EUS 朝向相邻空肠内的 CRE 球囊；D. 在 EUS 引导下，使用 19G 穿刺针经胃刺入 CRE 球囊，以确认其位置是否正确；E. 沿导丝推入 LAMS 支架，形成吻合；F 和 G. 扩张支架至直径 12mm；H. LAMS 置入后的内镜图像

（三）术后护理

目前尚无 EUS-GJ 术后护理的统一标准，通常要求患者术后第一天留院观察并禁食。除围手术期静脉使用抗生素外，术后 3 天还需连续口服抗生素。患者术后消化道症状改善情况可在第二天进食前获知。可进食后，患者应首先进食流质，如可耐受则进一步予以少渣饮食。但尚证据表明该护理方案为 EUS-GJ 术后护理的最佳方案。

（四）临床效果

1. EUS-GJ

Khashab 等[10]进行回顾性分析发现，对 10 例进行直接法（1 例）或气囊辅助法（9 例）EUS-GJ，平均手术时间 96min（范围 45～152min），技术成功率为 90%，临床成功率为 100%，且在 21 周的随访期内未出现并发症。

Itoi 等对 20 例接受 EPASS 的患者进行前瞻性研究，治疗过程中使用带有烧灼头的 Axios 支架（Boston Scientific 公司），结果亦显示技术成功率为 90%，临床成功率为 100%[11]。值得注意的是，一步法（建立胃空肠吻合时无须导丝引导）的技术成功率高于两步法（100%vs.82%），这可能与导丝过针头时会将空肠推离胃腔有关，而内腔之间的距离增加可能会导致支架释放错误。该研究中 2 例患者出现了支架置放不当的情况，但未经手术干预，保守治疗后患者症状得以改善。

Tyberg 等回顾分析了 26 例接受直接法、气囊辅助法 EUS-GJ 及经自然腔道内镜手术（NOTES）的患者[12]，结果显示技术成功率为 92%，临床成功率为 85%，并发症发生率为 11.5%。出现并发症的 3 例患者中，1 例术后出现腹痛，影像学检查提示气腹，该患者遂接受外科手术治疗，术中发现 LAMS 与全覆膜自膨式金属支架（FCSEMS）桥接准确；另有 1 例腹膜转移癌患者支架远端释放错误，尽管使用止血夹进行夹闭，但患者仍出现了腹膜炎症状；还有 1 例并发出血，予以输血治疗。

既往研究表明，EUS-GJ 具有较高的技术成功率及临床成功率。需要注意的是，这些研究中的 EUS-GJ 大多具有丰富治疗性 EUS 专业知识及操作经验的内镜专家来进行的，在一定程度上会造成偏倚。

2. 直接 EUS-GJ 技术 vs. 气囊辅助 EUS-GJ 技术

在 Chen 等[13]的一项回顾性研究中，52 例患者接受直接法 EUS-GJ 治疗，22 例患者接受气囊辅助法 EUS-GJ 治疗。两组间技术成功率（94.9% vs. 90.9%，$P=0.63$）及临床成功率（92.3% vs. 90.9%，$P=1.0$）差异均无统计学意义，但直接法的手术时间明显短于气囊辅助法 [（35.7±32.1）min vs.（89.9±33.3）min，$P < 0.001$]。

3. EUS-GJ 治疗 vs. 肠内支架置入

在 Chen 等[14]的另一项回顾性研究中，对比分析了 EUS-GJ（30 例）与肠内支架置入（52 例）治疗恶性 GOO 的技术成功率（86.7% vs. 94.2%，$P=0.2$）及临床成功率（83.3% vs. 67.3%，$P=0.12$），结果显示差异均无统计学意义，但 EUS-GJ 术后再干预率更低（4.0% vs. 28.6%，

P=0.015）。在多变量分析中，肠内支架置入术后再干预率比 EUS-GJ 高 12.8 倍（P=0.027）。

4. EUS-GJ 治疗 vs. 外科胃空肠吻合术

有两项研究将 EUS-GJ 与外科胃空肠吻合术进行了比较。在 Khashab 等[15]的一项多中心回顾性研究中，对 93 例接受 EUS-GJ（30 例）或外科胃空肠吻合术（63 例）的患者进行对比分析，结果显示外科手术组技术成功率明显高于 EUS-GJ 组（100% vs. 87%，P=0.009），而 EUS-GJ 组与外科手术组间临床成功率（87% vs. 90%，P=0.18）及复发率（3% vs. 14%，P=0.08）差异均无统计学意义；平均 155 天的随访结果显示，两组间并发症发生率差异并无统计学意义（16% vs. 25%，P=0.3）。外科手术组中，有部分患者出现了并发症，包括感染（8 例）、吻合口瘘（4 例）、肠梗阻（1 例）、昏迷（2 例）及肺栓塞（1 例）；EUS-GJ 组中，则有部分患者出现了支架移位（3 例）及腹痛（2 例）。该研究表明，EUS-GJ 与外科胃空肠吻合术具有相似的疗效。但在该研究中，EUS-GJ 组大多数患者接受了 E-PASS 手术，而术中使用的双气囊导管无法目前无法广泛应用于临床。

Perez-Miranda 等[16]进行回顾性多中心研究对 EUS-GJ 与腹腔镜下胃空肠吻合术（lap-GJ）进行比较，54 例患者接受 EUS-GJ（25 例）或 lap-GJ（29 例），两组间技术成功率（88% vs. 100%，P=0.11）及临床成功率（84% vs. 90%，P=0.11）差异均无统计学意义，但 lap-GJ 组的并发症发生率高于 EUS-GJ 组（41% vs. 12%，P=0.039）。lap-GJ 组中并发症包括吻合口瘘（2 例）、肠梗阻（3 例）、吻合口水肿（1 例）、菌血症（1 例）、肺炎（1 例）及尿路感染（2 例）及脾出血（1 例，最终导致患者死亡）。EUS-GJ 组中并发症包括出血（2 例，经输血治疗）及腹膜炎（1 例，最终导致患者死亡）。此外，EUS-GJ 组中 9 例患者（36%）存在支架释放不当，对其中 6 例采用桥接支架或二次放置 LAMS 进行补救，但 Perez-Miranda 等[16]并未将其纳入 EUS-GJ 组的并发症，因此 lap-GJ 组与 EUS-GJ 组间并发症发生率的差异可能存在偏倚。

总体而言，接受 EUS-GJ 的患者与接受外科胃空肠吻合术的患者其临床结局相似，EUS-GJ 术后并发症风险相对较低。

（五）并发症

EUS-GJ 最常见的并发症是 LAMS 的错位，例如可因错误释放支架一侧的膨大蘑菇头使得整个支架脱落至肠腔中或支架一侧在肠腔中，而另一端在腹腔中。其他并发症包括由于组织过度生长或食物堵塞而引起的支架阻塞及术后出血。

Chen 等[17]认为，如支架远端的蘑菇头发生错位，可通过胃部造口处行腹腔镜检查，识别小肠穿孔部位后将导丝经穿孔部位置入小肠，然后沿导丝释放另一个 LAMS 将小肠固定在胃壁上。

在 Tyberg 等[12]的研究中，26 例手术中有 7 例（27%）发生了支架错位，其中 3 例为近端膨大蘑菇头移位，采用桥接 FCSEMS 进行治疗，将导丝保留在原处，通过 LAMS 在空肠与胃之间放置 FCSEMS，FCSEMS 的近端通过内镜缝合固定在胃中，无须使用止血夹治疗。另有 4 例远端蘑菇头错位的患者，2 例接受了腹腔镜检查，通过腹腔镜进入远端小肠后放置了第二个 LAMS 桥接错位的 LAMS；对其余 2 例患者中的 1 例取出 LAMS 并使用止血夹夹闭创面，1 例放置肠内自膨胀金属支架（SEMS）而未夹闭创面。术后 1 例患者并发腹膜炎；1 例患者并发严重出血，需输血治疗。此 7 例患者均无须外科手术干预。

在 Itoi 等[11] 的研究中，2 例患者发生远端蘑菇头错位，在透视下可见气腹形成，在内镜下经 LAMS 可以观察到腹腔，支架被取出后 2 例患者均接受了保守治疗。

一项对比分析直接法与气囊辅助法 EUS-GJ 的多中心研究[13] 显示，5 例出现支架释放错误的患者中，最终 3 例通过更换支架进行补救，1 例于内镜下闭合创面，另 1 例接受外科手术治疗。该研究中，9.5% 的患者需要再次干预，3 例接受经皮内镜下胃造瘘术（PEG），1 例接受外科手术下旁路造瘘，另 1 例患者接受桥接 LAMS 治疗以防止组织增生及支架阻塞。

在另一项多中心研究[15] 中，对 EUS-GJ 与外科胃空肠吻合术进行了比较，3 例支架释放错位的患者均接受支架拔除及抗生素治疗。1 例患者在 EUS-GJ 术后 88 天因食物堵塞导致支架梗阻，后经内镜下清理治疗。另有研究[16] 报道，2 例患者术后出现出血，1 例患者死于腹膜炎。

术中发现支架错位时，可通过放置桥接支架或拔除支架及闭合瘘管进行处理。术后需评估患者有无腹膜炎或出血风险。对于因食物堵塞或组织向内增生而导致的支架梗阻可通过内镜下清理治疗或拔除支架并二次放置 LAMS 来治疗。

四、结论

对于有症状恶性 GOO 患者而言，EUS-GJ 作为一种有效的治疗手段正逐渐替代外科胃空肠吻合术及肠道支架置入治疗。尽管尚未广泛应用有临床，但已研发出专用于 EUS-GJ 的双气囊导管，并可通过直接法及气囊辅助法进行 EUS-GJ 操作，在一定程度上促进了该技术的普及。目前 EUS-GJ 仍是一项具有挑战性的技术。虽然已有研究表明该技术非常有前景，但相关研究主要为回顾性研究，且基本来自于具有高度专业性的 EUS 诊疗中心，仍需进一步进行前瞻性随机对照研究以证实 EUS-GJ 的有效性及安全性。

参 考 文 献

[1] Doberneck RC, Berndt GA. Delayed gastric emptying after palliative gastrojejunostomy for carcinoma of the pancreas. Arch Surg. 1987;122:827–9.

[2] Khashab M, Alawad AS, Shin EJ, et al. Enteral stenting versus gastrojejunostomy for palliation of malignant gastric outlet obstruction. Surg Endosc. 2013;27:2068–75.

[3] Jeurnink SM, Steyerberg EW, van Hooft JE, et al. Surgical gastrojejunostomy or endoscopic stent placement for the palliation of malignant gastric outlet obstruction (SUSTENT study): a multicenter

randomized trial. Gastrointest Endosc. 2010;71:490–9.

[4]　Dormann A, Meisner S, Verin N, et al. Self-expanding metal stents for gastroduodenal malignancies: systematic review of their clinical effectiveness. Endoscopy. 2004;36:543–50.

[5]　Committee ASoP, Fukami N, Anderson MA, et al. The role of endoscopy in gastroduodenal obstruction and gastroparesis. Gastrointest Endosc. 2011;74:13–21.

[6]　Fritscher-Ravens A, Mosse CA, Mills TN, et al. A through-the-scope device for suturing and tissue approximation under EUS control. Gastrointest Endosc. 2002;56:737–42.

[7]　Binmoeller KF, Shah JN. Endoscopic ultrasound-guided gastroenterostomy using novel tools designed for transluminal therapy: a porcine study. Endoscopy. 2012;44:499–503.

[8]　Itoi T, Itokawa F, Uraoka T, et al. Novel EUS-guided gastrojejunostomy technique using a new double-balloon enteric tube and lumen-apposing metal stent (with videos). Gastrointest Endosc. 2013;78: 934–9.

[9]　Amin SSA. Endoscopic ultrasound-guided gastrojejunostomy. Gastrointest Endosc Clin N Am. 2017;27:707–13.

[10]　Khashab MA, Kumbhari V, Grimm IS, et al. EUS-guided gastroenterostomy: the first U.S. clinical experience (with video). Gastrointest Endosc. 2015;82:932–8.

[11]　Itoi T, Ishii K, Ikeuchi N, et al. Prospective evaluation of endoscopic ultrasonography-guided double-balloon-occluded gastrojejunostomy bypass (EPASS) for malignant gastric outlet obstruction. Gut. 2016;65:193–5.

[12]　Tyberg A, Perez-Miranda M, Sanchez-Ocana R, et al. Endoscopic ultrasound-guided gastrojejunostomy with a lumen-apposing metal stent: a multicenter, international experience. Endosc Int Open. 2016;4:E276–81.

[13]　Chen YI, Kunda R, Storm AC, et al. EUS-guided gastroenterostomy: a multicenter study comparing the direct and balloon-assisted techniques. Gastrointest Endosc. 2018;87:1215–21.

[14]　Chen Y-IIT, Baron TH, et al. EUS-guided gastroenterstomy is comparable to enteral stenting with fewer re-interventions in malignant gastric outlet obstruction. Surg Endosc. 2017;31:2946–52.

[15]　Khashab MA, Bukhari M, Baron TH, et al. International multicenter comparative trial of endoscopic ultrasonography-guided gastroenterostomy versus surgical gastrojejunostomy for the treatment of malignant gastric outlet obstruction. Endosc Int Open. 2017;5:E275–81.

[16]　Perez-Miranda M, Tyberg A, Poletto D, et al. EUS-guided Gastrojejunostomy versus laparoscopic Gastrojejunostomy: an international collaborative study. J Clin Gastroenterol. 2017;51:896–9.

[17]　Chen YI, Haito-Chavez Y, Bueno RP, et al. Displaced endoscopic ultrasound-guided Gastroenterostomy stent rescued with natural orifice Transluminal endoscopic surgery. Gastroenterology. 2017;153:15–6.

第 17 章　治疗性超声内镜技术未来展望

Future Perspectives of Therapeutic EUS

Adrian Săftoiu　Alina Constantin　Victor Tomulescu　Cătălin Copăescu　**著**

陈　燕 **译**

张敏敏　金震东 **校**

内容要点

- 治疗性超声内镜（EUS）辅助及引导下介入操作扩大了内镜介入治疗的范围。
- 对于复杂病例可行治疗性 EUS 与自然腔道内镜手术（NOTES）联合治疗，但仍需进一步研究。
- 图像导航是一种辅助技术，通过 CT/MR 重建图像来辅助完成复杂介入治疗。

　　自 20 世纪 90 年代早期开展首例内镜超声（EUS）引导下细针抽吸（FNA）以来，治疗性 EUS 领域不断发展 [1-3]。EUS-FNA 已成为 EUS 引导下介入治疗的重要组成部分，因为多种 EUS 引导下的介入操作都与 EUS-FNA 具有相似的操作步骤，即先将穿刺针穿过胃肠道壁，然后再开始下一步操作。目前已开展的治疗性 EUS 治疗包括假性囊肿引流及胰腺坏死清创术等。与传统外科手术相比，治疗性 EUS 术后复发率、患者死亡率及治疗费用成本均有所降低 [4-6]；尤其是对于内镜下逆行胰胆管造影（ERCP）引导下治疗失败的患者（胆胰十二指肠吻合术或肝肠吻合术），已有 EUS 引导下采用不同胆管引流方法治疗成功的报道 [7-9]。胆囊引流是治疗性 EUS 技术之一，适用于急性胆囊炎高危患者。此外，对胃出口梗阻患者，通过治疗性 EUS 可实施胃空肠吻合术 [13-16]。目前一些复杂的治疗性 EUS 也已相继开展，例如 EUS 引导下胃造瘘可用于辅助 ERCP 对 Roux-en-Y 术后患者进行治疗 [17]。

　　自可越过胃肠道屏障的柔性经胃腹腔镜问世以来，经自然腔道内镜手术（NOTES）改变了胃肠病学和外科手术的定义 [18-19]。在过去的几年中，医学同道已经尝试了不同的 NOTES 手术方法，包括内镜下胰腺坏死组织清创 [20]，腹腔镜下经胃、腹膜检查诊断胰腺肿块并进行分期 [21]，以及胰腺切除术（远端胰腺摘除术）[22]。临床首例经胃阑尾切除术 [23] 及经阴道胆囊切除术 [24] 的成功实施再次证明拓展了 NOTES 的手术范围，这种治疗范围的宽泛性尤其体现在将 NOTES 与腹腔镜手术联合时。此外，机械手 NOTES 的开发，特别是柔性机械手 [27, 28]，进一步增强了 NOTES 的有效性及安全性 [25, 26]。基于磁悬浮机器人相机等设备研发方面的技术积累，开发用于 NOTES 手术的微型外科机器人的梦想必定会在不久的将来现实[29, 30]。

EUS 最初被用来引导或协助 NOTES 手术[31, 32]。曾有研究对有无 EUS 引导时经猪食道（使用纵隔镜/胸腔镜）或经胃 NOTES 手术（胃空肠吻合术或肾上腺切除）进行对比分析[33]，发现仅使用普通内镜易造成腔内损伤（出血或器官损伤）或定位不准；而在 EUS 引导下进行 NOTES 则可有效避免这些情况。该研究结构提示，经食管纵隔入路、经胃入路肾上腺切除术或胃空肠吻合术使用 EUS 引导可能有助于提高初次经自然腔道入路的操作安全性。另一项研究评估了 EUS 引导下经胃窦、胃后壁或直肠进行手术的安全性，结果显示与易导致严重并发症的盲入路手术相比，在 EUS 引导下进行手术有效避免了重要血管及其他器官损伤[34]。在 EUS 引导下腹膜穿刺术通常不会产生明显的并发症[35]。EUS 还可用于辅助并提高腹膜后入路 NOTES 手术的安全性[36]。采用 EUS 引导使得手术风险显著降低，但并不能完全消除风险。

有实验研究分析了非活体猪模型中经胃或经结肠 NOTES 腹腔镜联合腹膜内 EUS 检查的可行性[37]，在对 12 个重要部位进行系统性腹腔镜检查后，使用线阵 EUS 在腹膜腔内显示肝脏。这与术中 EUS 检查[38]相似，可定位模拟的肝脏病变。另一项基于猪模型的实验研究评估了经胃单纯 NOTES 腹腔镜检查与联合消化道内、腹腔内 EUS 检查进行胃肠道癌症分期的优劣[39]。同时有研究证实了 EUS 引导下前入路（腹腔镜）或后入路（朝向胰腺体和尾部）NOTES 及胃壁闭合术的安全性[40]。对于腹腔镜联合 EUS 腹腔器官内镜活检、EUS 引导下 FNA 或射频消融（RFA），使用前视 EUS 设备可能更为合适[41]。

就像在猪模型实验中已初步证实的那样，治疗性 EUS 和（或）NOTES 均可用于复杂手术，例如使用双膨覆膜金属支架的胃空肠吻合术（图 17-1 和图 17-2）[42]。在一项将治疗性 EUS 应用于 79 例患者的临床研究中，技术成功率为 91.1%，临床成功率为 97.2%，且经 EUS 与经 NOTES 这两种手术方法在技术成功率及临床成功率方面的差异并无统计学意义[43]。此外，当治疗性 EUS（肝胃切除术或胃肠吻合术）操作中发生支架移位或支架放置不当时，可将 NOTES 作为补救方法[44-47]。

由于具备空间定位或病理识别相关的实时信息，图像导航可用于辅助 NOTES[48]。基于 CT 图像匹配的导航系统已通过测试。有研究[49]利用该导航系统，在 30 头猪体内完成了 30 次安全的 NOTES 探查并识别出腹膜内结构。类似的以内镜检查腹腔内器官为目的且基于 CT 的 NOTES 导航增强现实系统也经过了测试[50]。基于实时 CT 重建的融合成像也已被用于纵隔 NOTES 导航[51]。此外，基于电磁导航，EUS 可与术前 3D 重建 CT 图像进行共配准对比、匹配，并从中改进，从而改善内镜在困难解剖位置的探查及定位[52]。具体而言，可通过精确定义 EUS 标志物来增强胰腺 EUS 成像[53]。

综上所述，在结合其他创新性内镜手术（如 NOTES）的基础上，EUS 辅助或引导下微创手术的前景非常光明。相信在不久的将来，柔性 EUS 系统会进一步发展为实时 3D 超声成像，并具有与断层 CT 图像进行实时共配准的增强导航能力。针对特定 NOTES 手术开发的全新内镜配件系列也有助于进一步扩大内镜微创手术的治疗范围。此外，机器人技术的发展也将为柔性内镜手术带来机遇。在未来几年内，治疗性 EUS 与 NOTES 联合治疗很可能发生重大变化，而所有这些微创手术、内镜检查及放射学诊疗技术将在降低并发症发生率、死亡率，以及改善患者预后方面发挥更大作用[54]。

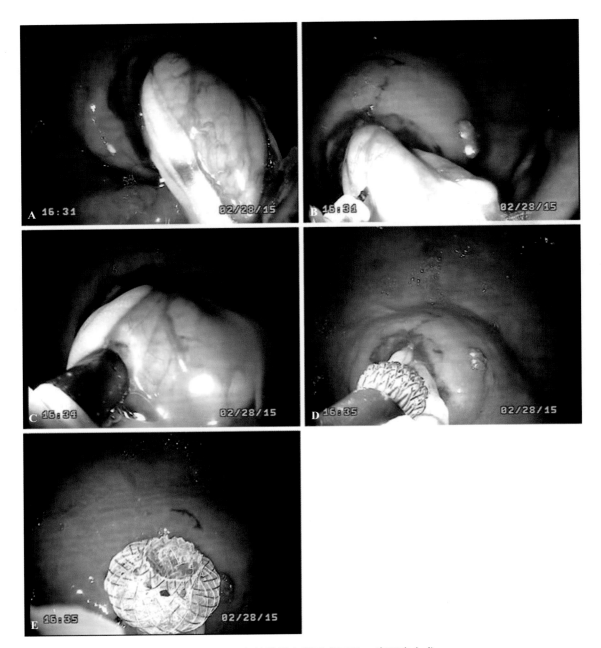

▲ 图 17-1 自然腔道内镜手术下胃 - 空肠吻合术

A. 通过双孔道胃镜直接进入腹膜，找到空肠环并将其拉向胃壁；B. 用针刀刺穿胃壁与空肠管壁；C. 置入自膨式金属支架；D. 打开位于空肠端的支架远端；E. 打开位于胃内的支架近端

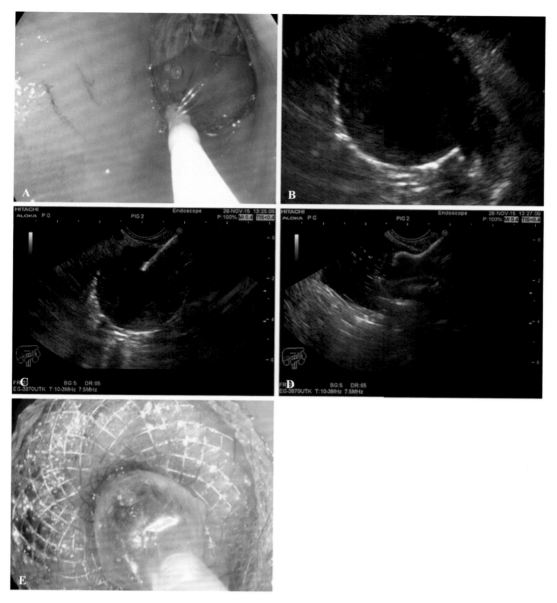

▲ 图 17-2　超声内镜引导下胃 - 空肠吻合术

A. 在空肠内放置一个球囊；B. 经胃进行 EUS 观察；C. 使用带有自膨式金属支架的穿刺针刺入水囊；D. 打开位于空肠端的支架远端；E. 打开位于胃内的支架近端，并用直径 10mm 的气囊进行扩张

参 考 文 献

[1]　Vilmann P, Jacobsen GK, Henriksen FW, et al. Endoscopic ultrasonography with guided fine needle aspiration biopsy in pancreatic disease. Gastrointest Endosc. 1992;38:172–3.

[2]　Costache MI, Iordache S, Karstensen JG, Săftoiu A, Vilmann P. Endoscopic ultrasound-guided fine

needle aspiration: from the past to the future. Endosc Ultrasound. 2013;2:77–85.

[3]   Cazacu IM, Luzuriaga Chavez AA, Saftoiu A, Vilmann P, Bhutani MS. A quarter century of EUS-FNA: progress, milestones, and future directions. Endosc Ultrasound. 2018;7:141–60.

[4]   Vilmann P, Hancke S, Pless T, Schell-Hincke JD, Henriksen FW. One-step endosonography-guided drainage of a pancreatic pseudocyst: a new technique of stent delivery through the echo endoscope. Endoscopy. 1998;30:730–3.

[5]   Saftoiu A, Vilmann A, Vilmann P. Endoscopic ultrasound-guided drainage of pancreatic pseudocysts. Endosc Ultrasound. 2015;4(4):319–23.

[6]   Guo J, Saftoiu A, Vilmann P, Fusaroli P, Giovannini M, Mishra G, Rana SS, Ho S, Poley JW, Ang TL, Kalaitzakis E, Siddiqui AA, De L, Mora-Levy JG, Lakhtakia S, Bhutani MS, Sharma M, Mukai S, Garg PK, Lee LS, Vila JJ, Artifon E, Adler DG, Sun S. A multi-institutional consensus on how to perform endoscopic ultrasound-guided peri-pancreatic fluid collection drainage and endoscopic necrosectomy. Endosc Ultrasound. 2017;6:285–91.

[7]   Giovannini M, Moutardier V, Pesenti C, Bories E, Lelong B, Delpero JR. Endoscopic ultrasound-guided bilioduodenal anastomosis: a new technique for biliary drainage. Endoscopy. 2001;33:898–900.

[8]   Giovannini M, Dotti M, Bories E, Moutardier V, Pesenti C, Danisi C, Delpero JR. Hepaticogastrostomy by echo-endoscopy as a palliative treatment in a patient with metastatic biliary obstruction. Endoscopy. 2003;35(12):1076–8.

[9]   Law R, Baron TH. Endoscopic ultrasound-guided biliary interventions: an update on recent developments. Curr Opin Gastroenterol. 2016;32:232–7.

[10] Kwan V, Eisendrath P, Antaki F, Le Moine O, Devière J. EUS-guided cholecystenterostomy: a new technique (with videos). Gastrointest Endosc. 2007;66:582–6.

[11] Lee SS, Park DH, Hwang CY, Ahn CS, Lee TY, Seo DW, Lee SK, Kim MW. EUS-guided transmural cholecystostomy as rescue management for acute cholecystitis in elderly or high-risk patients: a prospective feasibility study. Gastrointest Endosc. 2007;66(5):1008–12.

[12] Han D, Inamdar S, Lee CW, Miller LS, Trindade AJ, Sejpal DV. Lumen Apposing Metal Stents (LAMSs) for drainage of pancreatic and gallbladder collections: a meta-analysis. J Clin Gastroenterol. 2018;52(9):835–44.

[13] Khashab MA, Kumbhari V, Grimm IS, Ngamruengphong S, Aguila G, El Zein M, Kalloo AN, Baron TH. EUS-guided gastroenterostomy: the first U.S. clinical experience (with video). Gastrointest Endosc. 2015;82(5):932–8.

[14] Itoi T, Ishii K, Ikeuchi N, Sofuni A, Gotoda T, Moriyasu F, Dhir V, Teoh AY, Binmoeller KF. Prospective evaluation of endoscopic ultrasonography-guided double-balloon-occluded gastrojejunostomy bypass (EPASS) for malignant gastric outlet obstruction. Gut. 2016;65(2):193–5.

[15] Tyberg A, Perez-Miranda M, Sanchez-Ocaña R, Peñas I, de la Serna C, Shah J, Binmoeller K, Gaidhane M, Grimm I, Baron T, Kahaleh M. Endoscopic ultrasound-guided gastrojejunostomy with a lumen-apposing metal stent: a multicenter, international experience. Endosc Int Open. 2016;4(3):E276–81.

[16] Perez-Miranda M, Tyberg A, Poletto D, Toscano E, Gaidhane M, Desai AP, Kumta NA, Fayad L, Nieto J, Barthet M, Shah R, Brauer BC, Sharaiha RZ, Kahaleh M. EUS-guided Gastrojejunostomy versus laparoscopic Gastrojejunostomy: an International Collaborative Study. J Clin Gastroenterol. 2017;51:896–9.

[17] Bukhari M, Kowalski T, Nieto J, Kunda R, Ahuja NK, Irani S, Shah A, Loren D, Brewer O, Sanaei O, Chen YI, Ngamruengphong S, Kumbhari V, Singh V, Aridi HD, Khashab MA. An international, multicenter, comparative trial of EUS-guided gastrogastrostomy-assisted ERCP versus enteroscopy-assisted ERCP in patients with Roux-en-Y gastric bypass anatomy. Gastrointest Endosc. 2018;88:486–94.

[18] Kalloo AN, Singh VK, Jagannath SB, Niiyama H, Hill SL, Vaughn CA, Magee CA, Kantsevoy SV. Flexible transgastric peritoneoscopy: a novel approach to diagnostic and therapeutic interventions in the peritoneal cavity. Gastrointest Endosc. 2004;60:114–7.

[19] ASGE; SAGES. ASGE/SAGES Working Group on natural orifice translumenal endoscopic surgery white paper October 2005. Gastrointest Endosc. 2006;63:199–203.

[20] Voermans RP, Bruno MJ, van Berge Henegouwen MI, Fockens P. Review article: Translumenal endoscopic debridement of organized pancreatic necrosis--the first step towards natural orifice translumenal endoscopic surgery. Aliment Pharmacol Ther. 2007;26(Suppl 2):233–9.

[21] Hazey JW, Narula VK, Renton DB, Reavis KM, Paul CM, Hinshaw KE, Muscarella P, Ellison EC, Melvin WS. Natural-orifice transgastric endoscopic peritoneoscopy in humans: initial clinical trial. Surg Endosc. 2008;22:16–20.

[22] Gillen S, Kleeff J, Kranzfelder M, Shrikhande SV, Friess H, Feussner H. Natural orifice transluminal endoscopic surgery in pancreatic diseases. World J Gastroenterol. 2010;16(31):3859–64.

[23] Moreira-Pinto J, Lima E, Correia-Pinto J, Rolanda C. Natural orifice transluminal endoscopy surgery: a review. World J Gastroenterol. 2011;17:3795–801.

[24] Marescaux J, Dallemagne B, Perretta S, Wattiez A, Mutter D, Coumaros D. Surgery without scars: report of transluminal cholecystectomy in a human being. Arch Surg. 2007;142:823–6.

[25] Azizi Koutenaei B, Wilson E, Monfaredi R, Peters C, Kronreif G, Cleary K. Robotic natural orifice transluminal endoscopic surgery (R-NOTES): literature review and prototype system. Minim Invasive Ther Allied Technol. 2015;24:18–23.

[26] Shen T, Hennings D, Nelson CA, Oleynikov D. Performance of a multifunctional robot for natural

orifice transluminal endoscopic surgery. Surg Innov. 2018;25(4):364–73.

[27] Iwasa T, Nakadate R, Onogi S, Okamoto Y, Arata J, Oguri S, Ogino H, Ihara E, Ohuchida K, Akahoshi T, Ikeda T, Ogawa Y, Hashizume M. A new robotic-assisted flexible endoscope with single-hand control: endoscopic submucosal dissection in the ex vivo porcine stomach. Surg Endosc. 2018;32:3386–92.

[28] Yeung BP, Chiu PW. Application of robotics in gastrointestinal endoscopy: a review. World J Gastroenterol. 2016;22:1811–25.

[29] Zygomalas A, Kehagias I, Giokas K, Koutsouris D. Miniature surgical robots in the era of NOTES and LESS: dream or reality? Surg Innov. 2015;22:97–107.

[30] Di Lorenzo N, Cenci L, Simi M, Arcudi C, Tognoni V, Gaspari AL, Valdastri P. A magnetic levitation robotic camera for minimally invasive surgery: useful for NOTES? Surg Endosc. 2017;31:2529–33.

[31] Fritscher-Ravens A. EUS-guided NOTES interventions. Gastrointest Endosc Clin N Am. 2008;18:297–314.

[32] Chak A. EUS and natural orifice transluminal endoscopic surgery. Gastrointest Endosc. 2009;69(Suppl):S210–1.

[33] Fritscher-Ravens A, Ghanbari A, Cuming T, Kahle E, Niemann H, Koehler P, Patel K. Comparative study of NOTES alone vs. EUS-guided NOTES procedures. Endoscopy. 2008;40:925–30.

[34] Elmunzer BJ, Schomisch SJ, Trunzo JA, Poulose BK, Delaney CP, McGee MF, Faulx AL, Marks JM, Ponsky JL, Chak A. EUS in localizing safe alternate access sites for natural orifice transluminal endoscopic surgery: initial experience in a porcine model. Gastrointest Endosc. 2009;69:108–14.

[35] Elmunzer BJ, Chak A, Taylor JR, Trunzo JA, Piraka CR, Schomisch SJ, Rising GM, Elta GH, Scheiman JM, Ponsky JL, Marks JM, Kwon RS. Hydroperitoneum-facilitated EUS-guided peritoneal entry and closure of alternate access sites for NOTES. Surg Innov. 2010;17(2):101–7.

[36] Moran EA, Bingener J, Murad F, Levy MJ, Gostout CJ. The challenges with NOTES retroperitoneal access in humans. Surg Endosc. 2011;25:1096–100.

[37] Voermans RP, van Berge Henegouwen MI, Bemelman WA, Fockens P. Feasibility of transgastric and transcolonic natural orifice transluminal endoscopic surgery peritoneoscopy combined with intraperitoneal EUS. Gastrointest Endosc. 2009;69:e61–7.

[38] Fyock CJ, Kirtane TS, Forsmark CE, Wagh MS. Intraoperative NOTES endosonography and identification of mock hepatic lesions. Surg Laparosc Endosc Percutan Tech. 2012;22:e1–4.

[39] Donatsky AM, Vilmann P, Meisner S, Jørgensen LN, Rosenberg J. Transgastric pure-NOTES peritoneoscopy and endoscopic ultrasonography for staging of gastrointestinal cancers: a survival and feasibility study. Surg Endosc. 2012;26:1629–36.

[40] Saftoiu A, Bhutani MS, Vilmann P, Surlin V, Uthamanthil RK, Lee JH, Bektas M, Singh H, Gheonea

DI, Pactrascu S, Gupta V, Katz MH, Fleming JB. Feasibility study of EUS-NOTES as a novel approach for pancreatic cancer staging and therapy: an international collaborative study. Hepato-Gastroenterology. 2013;60:180–6.

[41] Jeong SU, Aizan H, Song TJ, Seo DW, Kim SH, Park DH, Lee SS, Lee SK, Kim MH. Forward-viewing endoscopic ultrasound-guided NOTES interventions: a study on peritoneoscopic potential. World J Gastroenterol. 2013;19:7160–7.

[42] Ungureanu BS, Pătraşcu Ş, Drăgoescu A, Nicolau C, Copăescu C, Şurlin V, Săftoiu A. Comparative study of NOTES versus endoscopic ultrasound Gastrojejunostomy in pigs: a prospective study. Surg Innov. 2018;25(1):16–21.

[43] Jain D, Chhoda A, Sharma A, Singhal S. De-novo gastrointestinal anastomosis with lumen apposing metal stent. Clin Endosc. 2018;51:439–49.

[44] De Moura DT, Mestieri LH, Cheng S, Rodela GL, De Moura EG, Sakai P, Oliveira JF, Artifon EL. Natural orifice transluminal endoscopic surgery to salvage a migrated stent during EUS-guided hepaticogastrostomy. Gastrointest Endosc. 2016;83:656–7.

[45] Pham KD, Hoem D, Horn A, Dimcevski GG. Salvage of a dislodged hepaticogastrostomy stent in the peritoneum with NOTES. Endoscopy. 2017;49:919–20.

[46] Tyberg A, Saumoy M, Kahaleh M. Using NOTES to salvage a misdeployed lumen-apposing metal stent during an endoscopic ultrasound-guided gastroenterostomy. Endoscopy. 2017;49:1007–8.

[47] Chen YI, Haito-Chavez Y, Bueno RP, Bukhari M, Gutierrez OB, Sanaei O, Khashab MA. Displaced endoscopic ultrasound-guided gastroenterostomy stent rescued with natural orifice Transluminal endoscopic surgery. Gastroenterology. 2017;153:15–6.

[48] Coughlin G, Samavedi S, Palmer KJ, Patel VR. Role of image-guidance systems during NOTES. J Endourol. 2009;23:803–12.

[49] Fernández-Esparrach G, San José Estépar R, Guarner-Argente C, Martínez-Pallí G, Navarro R, Rodríguez de Miguel C, Córdova H, Thompson CC, Lacy AM, Donoso L, Ayuso-Colella JR, Ginès A, Pellisé M, Llach J, Vosburgh KG. The role of a computed tomography-based image registered navigation system for natural orifice transluminal endoscopic surgery: a comparative study in a porcine model. Endoscopy. 2010;42:1096–103.

[50] Azagury DE, Ryou M, Shaikh SN, San José Estépar R, Lengyel BI, Jagadeesan J, Vosburgh KG, Thompson CC. Real-time computed tomography-based augmented reality for natural orifice transluminal endoscopic surgery navigation. Br J Surg. 2012;99:1246–53.

[51] Córdova H, San José Estépar R, Rodríguez-D'Jesús A, Martínez-Pallí G, Arguis P, Rodríguez de Miguel C, Navarro-Ripoll R, Perdomo JM, Cuatrecasas M, Llach J, Vosburgh KG, Fernández-Esparrach G. Comparative study of NOTES alone versus NOTES guided by a new image registration

system for navigation in the mediastinum: a study in a porcine model. Gastrointest Endosc. 2013;77:102–7.

[52] Gruionu LG, Saftoiu A, Gruionu G. A novel fusion imaging system for endoscopic ultrasound. Endosc Ultrasound. 2016;5:35–42.

[53] Bonmati E, Hu Y, Gibson E, Uribarri L, Keane G, Gurusami K, Davidson B, Pereira SP, Clarkson MJ, Barratt DC. Determination of optimal ultrasound planes for the initialisation of image registration during endoscopic ultrasound-guided procedures. Int J Comput Assist Radiol Surg. 2018;13:875–83.

[54] Marescaux J, Diana M. Inventing the future of surgery. World J Surg. 2015;39:615–22.